Buzzed

The Straight Facts about the Most Used
and Abused Drugs from Alcohol to Ecstasy

致命药瘾

让人沉迷的食品和药物

[美] 辛西娅·库恩 斯科特·斯沃茨韦德
威尔基·威尔逊 等著

林慧珍 关莹 译

生活·讀書·新知 三联书店

图书在版编目（CIP）数据

致命药瘾：让人沉迷的食品和药物 ／（美）辛西娅·库恩等著；林慧珍，关莹译 . -- 北京：生活·读书·新知三联书店，2025. 1. --（新知文库精选）.
ISBN 978-7-108-07963-3

Ⅰ. R969.3
中国国家版本馆 CIP 数据核字第 202453AE07 号

责任编辑　曹明明
装帧设计　康　健
责任印制　李思佳

出版发行　**生活·讀書·新知**三联书店
　　　　　（北京市东城区美术馆东街 22 号　100010）
网　　址　www.sdxjpc.com
图　　字　01-2019-5185
经　　销　新华书店
印　　刷　北京隆昌伟业印刷有限公司
版　　次　2025 年 1 月北京第 1 版
　　　　　2025 年 1 月北京第 1 次印刷
开　　本　889 毫米 × 1194 毫米　1/32　印张 14.5
字　　数　311 千字　图 45 幅
印　　数　0,001 - 6,000 册
定　　价　79.00 元
（印装查询：01064002715；邮购查询：01084010542）

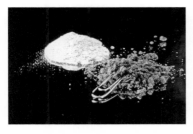

墨西哥的棕色海洛因和东南亚的海洛因

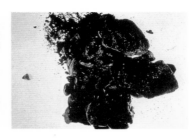

墨西哥黑焦油海洛因

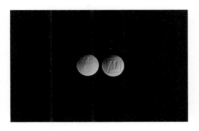

得马诺（哌替啶）

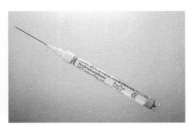

氢吗啡酮

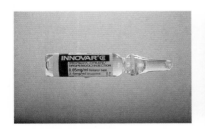

依诺瓦（芬太尼）

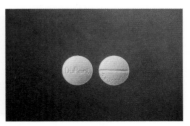

扑克丹（羟考酮）

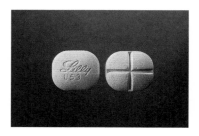

美沙酮

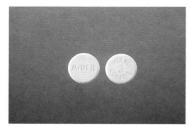

含有可待因 3 号的泰诺

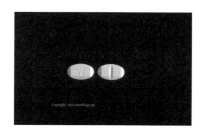

维可丁（氢可酮）

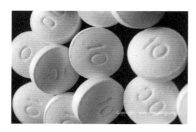

羟考酮

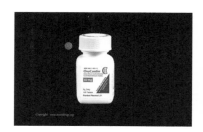

奥斯康定（羟考酮）

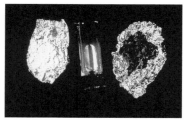

PCP（天使尘）最常以粉末（左）或
液体（中）的形式售卖，通常抹在叶子，
如奥勒冈叶（右）上吸食

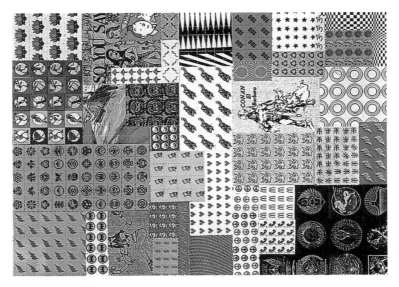

各种吸食 LSD 用的吸墨纸

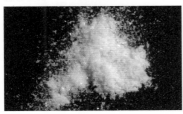

色胺

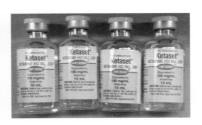

开他敏，又叫 K 他命

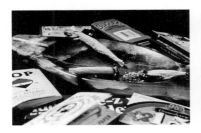

卷成烟卷状的大麻

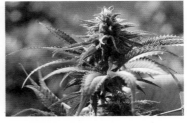

大麻滥用者特别偏爱所谓的 cola，也就是大麻植物的苞，因为它的 THC 含量较高，大麻叶则被丢弃或用作填料

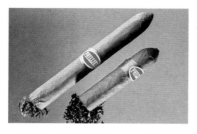

把雪茄内部挖空后填入大麻的大麻烟

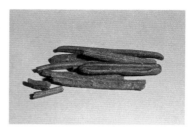

印度大麻的黑色树脂棒

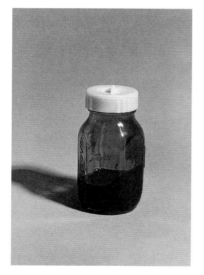

黏稠的哈希油，又叫琥珀

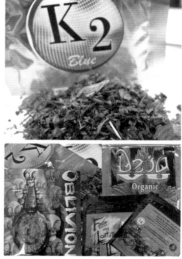

香料（合成大麻）

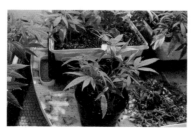

大麻植物幼株

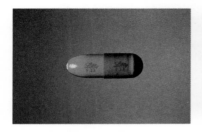

阿米妥（异戊巴比妥）

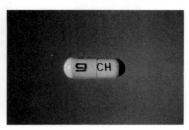

内布特（戊巴比妥）

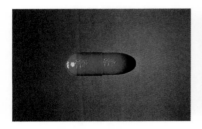

速可眠（司可巴比妥）

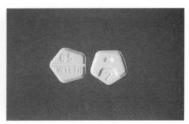

安定文（劳拉西泮）

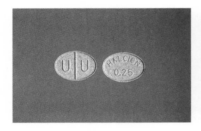

海西恩（三唑仑）

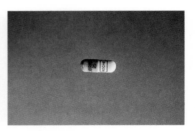

利眠宁（氯二氮䓬）

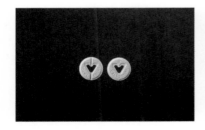

安定（地西泮）

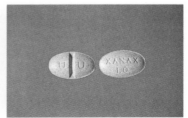

赞安诺（阿普唑仑）

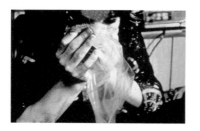

把浸泡过吸入剂的抹布放进塑料袋中嗅闻

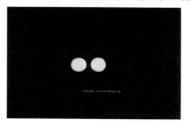

罗眠乐（氟硝西泮），黑市代号
"Roofies"，在墨西哥非常廉价，被
毒贩走私到美国。近年已成为青少年
群体的一大问题，并迅速从西南部蔓
延到美国其他地区

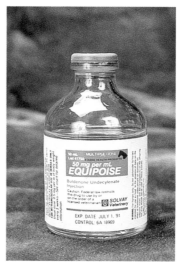

在黑市售卖的禁药仿制品的包装瓶

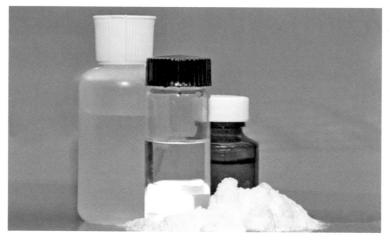

GHB 通常是无色无味的液体或白色粉末

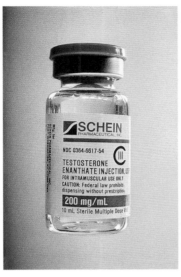

睾酮

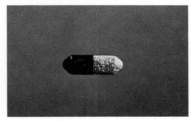

利他能（哌醋甲酯）

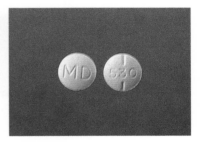

迪西卷（安非他命）

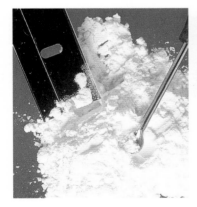

可卡因粉末

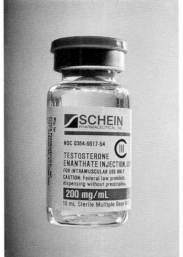

哌醋甲酯

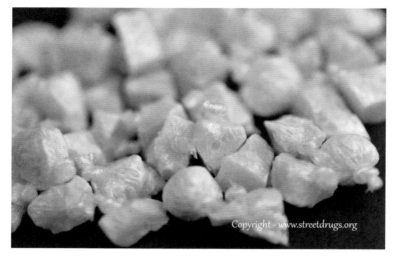

快克（可吸食可卡因）

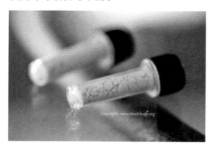

"浴盐"

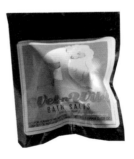

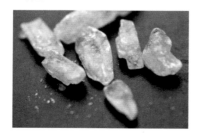

冰毒,因外观类似冰块而得名,
是可吸食的甲基安非他命

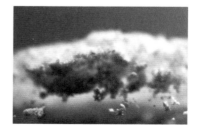

甲基卡西酮,俗称"猫"

致我们的家人

目录

Contents

新版出版说明

《致命药瘾》中文版第一版出版于 2016 年，至今也将近 10 年了。英文原版书于 1998 年首次出版，又分别在 2003 年和 2008 年修订过；林慧珍女士将第三版译成中文，出版了繁体版。2014 年原书又修订了第四版，中科院古脊椎动物与古人类研究所的关莹女士在台译本的基础上进行了补译。今天大家拿在手里的精装版，是根据原书 2019 年最新修订版第五版的最新版本，由编辑在 2016 年中文版的基础上补译更新的。无论从内容还是装帧设计上，都是与时俱进的。

"Buzzed"，作为英文版的书名非常有趣，它生动形象地表现了一种"断片儿"状态。它让我们联想到远古时代古老部落的酋长喝下酒之后开始通神的状态，也想到喝醉的人，还会想到可怕的"瘾君子"吸毒后的样子。我们生活中常见的酒精、咖啡、香烟，影视作品中出现的大麻、迷幻药、鸦片、可卡因等，还有平时并不熟悉的吸入剂、类固醇、兴奋剂和草本药等，有些一看就知道是毒品，令人望而却步，也有一些司空见惯，我们不知不觉地被它们影响，改变了生活习惯。本书作者深感科学研究与普通大众认知中间存在的巨大鸿沟，决定用权威的数据、靠谱的知识和简单的语言，打破壁垒，让大家认识到日常生活中已经或者将会面临的上瘾问题。书中收录了 12 种致瘾的食品和药品，对它们的使用历史、常见类型、致瘾原理、对人的影响、戒断症状、与其他药物并用的危险以及致死风险都进行了严谨的介绍。新型毒品和药品层出不穷，是这本书不断修订的重要原因之一，和第四版相比，第五版又收录了许多新的致瘾产品和对原来已知药物的新研究成果。

比如在关于酒的讨论中，增加了对青少年时期饮酒对未来影响的观察，还有对后代以及后代的后代的影响；关于咖啡，明确了孕妇摄取咖啡因对胎儿的影响，怀孕期间对咖啡因的分解能力降低，导致胎儿长期暴露在咖啡因中，出生时体重偏轻。但是咖啡因的益处也是明确的，能够提升运动表现力，适度饮用有助于预防癌症和神经退行性疾病如阿尔茨海默病，还可以调节肠道菌群平衡。

MDMA 临床使用的益处在过去存在很大的争议，近年来的研究则显示了在监督之下使用，可以治疗创伤后应激障碍等临床疾病，或者用于临终关怀。特别强调，自从摇头丸被美国缉毒局列入"附表一"之后，"合法替代品"不断出现，多种并用，产生了"放心药"的特征，其急性作用和长期潜在影响目前还没有定论，但它们都是非法的。关于致幻剂（LSD）对人体的影响，瑞士一家实验室通过观察实验描述了"意识的改变状态"三阶段。关于氯胺酮的使用，单剂量可以迅速缓解严重的抑郁症，这激发了人们将它用于临床医疗的兴趣。

在"草本药"一章中，有一项关于减肥产品的新研究值得关注：50% 的减肥药含有西布曲明，而西布曲明因使用者出现心血管问题而被 FDA 禁用。新发现的藤黄、大豆磷脂、红景天、藏红花等植物提取物，其标榜的提升运动表现、让体重下降、抗抑郁等效果都有待研究，且都具有让血压升高的潜在风险。关于近年来广受关注的人参、银杏叶片治疗和预防老年痴呆的效果，相关实验目前符合标准者寥寥，而且多是产品公司资助的，因此尚无定论。

电子烟是近年来的新兴产品，成为年轻人的新宠。几个章节都有针对它的新研究，对其安全性人们也非常关心。最新的研究提示，即便是可以放入口袋的"小魔笛"，也要小心里面是否含有过量的 THC，不同的电子烟可能含量不同，且不同大麻素混合产生的影响也大为不同。"尼古丁"一章中有一个新增加的小节专门讲电子烟，讲述它的成瘾原理和危害性。电子烟最初作为戒烟工具诞生，帮助戒烟者缓解戒断不适。它作为吸烟的替代品好处是含有较少尼古丁甚至不含尼古丁，坏处是可能含有某些调味剂和有损肺功能的微量金属，而且容易成为不吸烟人士通往吸烟道路的"门径"，也有可能成为复吸人士的"敲门砖"。由于电子烟外形炫酷而且体型较小，所以对年轻人有着极大的吸引力，但是青少年应该避免吸食，因为少量尼古丁也会对发育中的大脑产生影响，而且极有可能成为他们吸烟的开始。还有，电子烟中各种成分的具体含量是不受标准控制的，比如尼古丁的含量差异就很大，从 1.2% 到 5% 不等，目前有 8000 多种口味，每种香料都有独特的化学性质，其安全性很难把控。

关于大麻，此次新增了它对胃肠系统的影响。吸食大麻导致的"大麻素剧吐综合征"非常危险，患者会连续恶心呕吐，而且病因的探索和疗法的开发进展缓慢。年轻时期吸食大麻会增加日后出现心理障碍的概率，但是否会导致精神疾病则要具体分析，与吸食的量、最初吸食的年龄以及遗传易感性都有关系。此外大麻的医疗用途也有所更新，例如它可以用来治疗急性恶心，对正在化疗的病人有很大帮助；掌握用量的大麻产品对痉挛患者是安全的，可以适度使用。截至2019年美国有九个州和哥伦比亚特区将医用和娱乐大麻合法化了，19个州将医用大麻合法化了。阿片类药物近年来也产生了很大变化，以往过量服用致死率的上升，目前的有效处方量开始减少，由此导致人们转向黑市购买海洛因和芬太尼及其替代品。这里还介绍了新出现的药，如曲马多、他喷他多、"鳄鱼"，以及泰国"土方"克拉托姆树等。

"镇静剂"一章中增加了苏沃雷生和加巴喷丁，前者是一种特殊的安眠药，上市时间短；加巴喷丁直到2010年之前都被当成治疗带状疱疹感染后的神经疼痛的良性药物，处方量不断增多，有滥用风险，近年来美国有的州已将其列为管制药物。

关于合成代谢类固醇和兴奋剂也有新内容，相信健身人士和运动达人应该比较关注。近年来宣称可提升运动表现的药品不断增多，新出现的兴奋剂给运动员带来的健康风险目前也不好评估。随着网络售卖渠道的发达，很多违禁药品都可以在网上买到。

关于成瘾的认识，新版汇集了一些新角度的讨论。在有关大脑知识的章节，讲解了创伤后应激障碍和癫痫的原理和治疗与成瘾的相似之处。在增加的"以毒攻毒"小节中，介绍了用药物来治疗上瘾的机制，以及我们如何看待这种方法。很多人认为使用药物抑制成瘾是"维持成瘾",但其实这种方法是慢慢让病人回归正常生活的有效途径。成瘾药物的法律问题也是争议颇多的话题之一。全球范围内关于"娱乐医疗用毒品"合法化的讨论都在进行,从实践上看,合法化的国家毒品致死率不高,极端禁毒的国家药物致死率也不低。所以很难用一刀切的法律条文来对待毒品。

本书初版至今 26 年,历经四次修订,突显了世界顶尖学者对成瘾药品和食品的客观分析、理性观察和科研报告,既是关于致瘾药物的"研究史",也是一部致瘾药物的"发展史"。最新版中关于电子烟、医疗和娱乐用途的药物管控使用上,都有不同于以往传统认知的新内容,值得关注。提醒一点,本书对药物的管控标准都是基于美国的相关法律、毒品分级和惩罚规定;不同国家针对致瘾药物有自己的管理法规,我们则需要遵照《中华人民共和国药品管理法》来看待和使用它们。

生活·讀書·新知 三联书店编辑部
2024 年 10 月

导　言

有史以来，我们一直相信人类能够超越单纯的意识而存在。我们渴望扩大自己的视野，进入能够感受却又无法触及的宇宙。在这场追寻之旅中，能够影响我们感知世界的化学物质，扮演着相当重要的角色。在某些情况下，人们相信，化学物质本身具有某些灵性力量和神秘特质。

有些人没从灵性层面来看待药物的使用，而是选择了能够减轻痛苦的化学物质。他们用药物来降低焦虑或减轻羞怯感，或以处方药来治疗严重的疾病，例如抑郁症和精神分裂症。有些人追求的是刺激和力量，由于日常得不到这些，因此选择用药物来实现愿望。有些人甚至将药物作为日常用品，根据情况使用，起到刺激和镇静的作用。随着科学的进步，实验室成为许多化学物质的来源，可供人们选择的化学物质大量增加。我们完全有理由相信，这种趋势将继续下去，几乎永无止境。因此，不管人们是为了追寻某种方法来扩展自己的理解力，还是只想减轻日常生活的痛苦，他们都会有很多、很多的化学物质可以选用。

身为科学家，我们花了许多年研究各种药物对大脑及行为的影响，对于这些陪伴人类数千年的化学物质是如何产生作用的，已经有了惊人的了解与研究进展。然而令人惊讶的是，这些信息几乎都没能有效地传达给大众。我们认为，关于酒精及其他药物的影响，目前的教育仍然不足，且往往有误导之虞。针对上瘾及药物的影响，相关科学文献中有许多重要信息，却没有传达给需要知道的人。药物对大脑的影响相当复杂，不但因药物而异，也因人而异，且差异极大，让我们无法用"药物致死"这类笼统的口号去说服任何有用药经验的人。

试想一下，两列火车朝着相反的方向高速行进，一列是我们对药物的作用及成瘾的科学研究，另一列是大众对药物问题的一知半解，这种科学知识与公众认知之间的落差，每分每秒都在扩大。艾伦·莱什纳（Alan Leshner）博士担任美国国家药物滥用研究所（National Institute on Drug Abuse）主任时，就在一场演讲中描绘出这幅景象。依照他的说法，"对于药物滥用及成瘾问题，科学证据与公众的认知之间有一道异常的鸿沟。如果想有任何进展，就必须跨越这道'巨大的鸿沟'"。

我们认为，关键是要让这两列火车朝着同一方向前进。每个人都必须了解各种药物如何影响我们的大脑及意识，以及使用之后可能会对身体造成什么后果。神经科学的新发现，让医学研究与制药公司得以迅速推出改变意识的化学物质。每当有人发现新的大脑回路或新的神经化学物质，就等于提供了一个新机会去开发新药物、以新的方式改变大脑功能。事实证明，其中一些药物可以有效治疗精神疾病，但许多目前滥用的药物（如安非他命、巴比妥类药物以及"迷奸药"）也直接来自这些医学研究。

由于大脑复杂得惊人，大多数能影响大脑的药物，除了发挥原本开发出来的作用之外，也产生了其他影响。危险的药物之所以仍然在处方药市场流通，通常是因为那是治疗某些身体疾病的唯一机会，如果在医疗专业人员的监督下使用，尽管有潜在的不良反应，但仍然值得冒险一试。然而，冒着各种影响健康的已知或未知风险，把这些药物用在娱乐上，就可能不值得了。外科手术常用的速效阿片类药物芬太尼就是很好的例子。如果有医疗专业人员持续监测身体功能，如心跳、血压、大脑的供氧量等，这种化学物质是非常安全且有效的；但只要有一点小小的闪失，就可能变得危险且致命。由此可知，在街弄小巷或宿舍里使用那些以"阿帕契"（Apache）或"头彩奖金"（Jackpot）等名称出售的药物，有多么危险！

我们可以想见，药物的相关知识有多么容易被扭曲。社会大众可能很容易受误导或被操纵。例如，有些人（尤其是那些身处药物文化中的人）会认识一些长期在各种场合以各种组合方式使用各种药物的人，他们似乎没有受到永久伤害或上瘾，也没有出现法律问题。然而，他们可能没有意识到，许多药物的作用可能很微妙，足以在被发现之前，就已经造成了相当的危害。

相反，有些人则为了推行药物教育，不断讲述他们所知道的最恐怖的故事，还常把所有非法物质都归类为"非常危险"。从篮球运动员到音乐家的死亡事件都被用来说明吸毒的危险性。然而，大多数使用可卡因和海洛因一类上瘾药品的人并没有死亡，而这些吸毒者及其朋友当然也都知道。因此，当我们以恐怖的故事来作为药物宣传的主要工具时，人们很快就会发现，这样的故事并不代表全部真相，这些宣传者便失去了公信力。

良好的药物教育需要投入极大心力，对大多数人来说，科学与医学文献往往不容易获取，且艰涩难懂。向大众解释这些文献资料，又总是过于简化、不正确，某些组织为了进一步的政治与道德目的，甚至还会曲解这些研究。

大麻的争论就是很好的例子。一些立场强硬的组织认为大麻会毁了所有使用者，另一些组织则认为大麻是无害的，并支持大麻合法化，可以完全不受管制地使用。在我们看来，事实正好介于两者之间，你将在"大麻"这一章中得知，它会以一种我们不知道的方式损害记忆力，并与免疫系统发生作用。大麻进入人体之后，作用会长达数小时之久，即使吸食者并没有感受到这些影响，但大麻并非无害，只是人们从来不会因为大麻使用过量而死亡（不像饮酒过量可能致死）。任何关于大麻的切实讨论，都必须囊括许多主题，对风险的表述必须符合事实，而这些单靠交流口号是无法完成的。

药物的连续性风险应该抽出来独立审视。本书所检视的各种药物，在化学结构、大脑中作用的目标系统，以及药理、行为及心理作用等方面，都有显著的差异。同时，人们对药物的反应也明显不同。我们已经越来越了解个体对药物反应的差异，例如，针对遗传及遗传倾向对成瘾的影响，相关的文献正在快速扩增当中，而这只是其中的一例。

网络也使药物教育的推行变得更加困难，人们很容易接触到大量易读的药物信息，但那往往错误百出。每个人都能够建立网站，并在上面发表任何言论，精明的读者必须能分辨事实与虚构。另外，天真的读者如果真的依照网站上的建议去做，很可能陷入重大麻烦。例如，俗称"液体迷魂药"的 γ-羟基丁酸酯

（gamma-hydroxybutyrate，GHB）的致死剂量可能与带来快感的剂量相差无几，然而一些网络文章却会让我们相信这种药物不仅安全，还可以治疗酒瘾、失眠、嗜睡症、性功能障碍和抑郁症。我们在 2007 年 10 月看到一个网站上提供了制造 GHB 的方法，并指出"GHB 是人类有史以来最安全的娱乐性药物"。这与事实完全相反，误信该信息的读者已经陷入极大的危险之中。

　　这本书的主要目的是以不偏颇、通俗易懂且详尽的方式，针对最常被滥用的药物提出科学事实。我们希望这本书能发挥最大的作用，影响那些没有上瘾问题但会在聚会时使用药物的人。在青春期与青年阶段，大多数刚从父母掌控中独立的人会发现自己处于很容易接触到药物的环境。大学宿舍往往是活跃而误导人的精神药理学实验室，我们不指望这本书能终结药物滥用问题，但我们希望它能阻止一些不好的经历和严重的悲剧。

　　我们也希望这本书能促进科学家与立法者之间的对话。在美国，非法药物的使用十分猖獗，而社会及法律界对于药物使用的反应，对国家的资源造成了极大的压力。在美国，对药物法规的辩论相当激烈，一部分是由于因滥用药物而入狱的人数大幅增加。将人关在监狱里是非常昂贵的，美国各州及联邦机构中的囚犯人数，已经从 1978 年的 30 万增长至 2016 年的 150 多万 [1]。目前州监狱大约有 46% 的囚犯是犯了与药物相关的罪 [2]。这些数字表明，目前的情况比本书之前的版本中描述的有所改善，似乎此

1　Bureau of Justice Statistics（http://www.bjs.gov）.

2　US Federal Bureau of Prisons（http://www.bop.gov/news/qyick.jsp）.

类犯罪的数量正在减少。

在一个特定的社会中，合法与非法药物的区分，通常不仅基于单纯的科学知识，文化传统、经济、宗教和大众媒体都影响了该社会如何看待药物。一些美洲原住民社会的宗教仪式会使用迷幻药，许多犹太教与基督教共有的传统会饮酒，某些文化则对任何会产生迷醉作用的物质采取非常强硬的态度。即使在同一个文化中，药物合不合法也可能随着时间而改变。在美国，饮酒曾在长达一个多世纪是合法的，到了禁酒期变成非法，现在又再次合法。同样，大麻在 20 世纪 30 年代之前是合法的，之后被禁止，而最近有一些州政府已经允许大麻用在医疗上，因而重燃大麻合法化的辩论。

再次套用莱什纳博士的话："在药物滥用及成瘾的预防、治疗及政策制定上，我们必须以科学而不是意识形态为基础。"发达社会的立法当局必须明白，无论采取什么样的法律行动，市民都有机会接触更多可能致瘾并损害人体功能的化学物质。要有效预防美国此刻正在经历的社会崩解，有赖于每个人都能接受到的良好教育，以及能够解决药物问题的良好科学研究。

我们希望这本书将成为这个过程的一部分。最前面的十二章单独介绍特定几种药物或药物类别。每一章的开头，都有摘要说明该药物的作用及危险性，可以作为快速的参考。接下来则详细介绍该药物的作用方式、如何进入体内和排出体外、对生理和心理功能的影响，以及长期影响。我们尽可能将药物分类，包括大部分读者都非常不熟悉的类别，例如"放心药"，因为归在同一类的药物，通常具有相同的作用机制、影响和风险。然而，本书的目录、章节标题及索引，能让读者很容易决定该查阅哪个章节，才能找到某一特定药物的信息。本书的第二部分探讨了大脑、药物运作原理、上瘾及法律问题。我们建议读者把本书当成综合知识书来使用，而不是快速查阅的参考书。请先阅读这些章节，因为这些章节提供了重要的背景，让我们更能了解与特定药物有关的科学信息。

我们相信，只要提供不偏颇且权威的药物及药物交互作用的信息，人们就能做出正确的决定。

带着知识向药物说不

——大学生的观点*

莉·希瑟·威尔逊（Leigh Heather Wilson）

杰里米·福斯特（Jeremy Foster）

"向药物说不。"少来了，谢谢。在做任何使用药物的决定之前，我们希望获得多一点信息。而当你"向药物说不"的时候，是否想要表达酒精跟可卡因一样危险？在你开始把吸烟、注射海洛因等各种情形混为一谈之前，我们是否可以先有一点了解？"向药物说不"不见得是正确的选择，科学研究不是指出喝一点红酒有益健康吗？光是一句"向药物说不"这样的口号，对许多年轻人来说是不够的。我们社会的基础价值重视的是论述背后的证据、逻辑和事实。请不要要求我们盲目地回应，说服我们吧！

---

* 这部分内容是由大学实习生为本书第一版撰写的。我们认为这些建议始终很好并且切题，因此将它也收录在最新的版本中。

　　我跟希瑟一直是朋友，希瑟的爸爸是神经药理学家，我们从很早以前就了解精神药物。从我们有记忆以来，药物以及药物对大脑某某区域造成什么影响等问题，一直是我们熟悉的话题。

　　我们也和许多孩子一样，上了高中以后，觉得广播和MTV频道的老掉牙节目无聊透顶，只希望能扩大我们的音乐视野，这让我们对一些20世纪60年代与70年代的流行乐团产生了兴趣，因此我们也被当时文化氛围的魅力所吸引。很明确地，无论是哪一种药物，在那些时代都扮演着非常重要的角色。詹妮斯·乔普林、吉姆·莫里森、吉米·亨德里克斯的死亡都与吸毒有关，此外，在药物与这些音乐家或当时其他音乐人的关系中，也充满了浪漫与阴险的气息。

　　大约就在我们意识到这些事情时，对于90年代音乐文化的类似担忧也成了媒体的流行话题。吸毒在年轻族群中再次流行的言论甚嚣尘上，再加上吸食海洛因风潮再度兴起，许多人把我们这代人拿来与20世纪六七十年代的相提并论。所有的风波（更别提用药者对于药物带来良好感觉的描述确实相当诱人），让我们对这个议题感到更加好奇。

　　我们早已过了对药物议题的口号与夸大言论深信不疑的年纪。希瑟开始用各种药物问题连番轰炸她的父亲威尔基，希望能了解药物的作用。这些问题后来演变成一连串与威尔基及他的一些同事间的精彩对话。我们非常感兴趣，因为我们终于能够得到药物作用的第一手信息，而且毫不偏颇。

　　我们听说过很多关于海洛因的事情，这些事仿佛都充满着神秘的吸引力。用药者往往说，海洛因带来的高潮比性高潮还要棒。但是，海洛因也具有几项重大风险：上瘾、过量、因共用针头感染艾滋病。我们了解到，药物过量的风险是很难预知的，因为每个人对毒品的反应不同，毒贩销售的化合物纯度也不一样，而用来中断海洛因作用的特定化合物也可能是危险的。因此，显然使用海洛因就跟使用其他许多药物一样，牵涉非常复杂的安全问题。而且药物的危险往往不限于药物本身的特定作用，可能还包括许多其他周边的问题。以海洛因来说，这种药物衍生的问题包括经济方面，昂贵的价格与稀有的货源，使毒贩得以用许多无法预期的方式来中断供给。

我们与希瑟的父亲及他的同事进行了多次访谈之后，海洛因似乎变得不那么诱人与神秘了，我们知道要远离这种药物。我们觉得自己何其幸运，能够得知真相，有了这些新的知识之后，我们知道自己已经有了抵御能力。如果我们有机会接触海洛因，我们不会只是"向药物说不"而已，我们是在拥有相关知识的前提下做了决定，保护我们自己远离毒品。

通过认识海洛因，我们意识到并非所有危险都有直接的原因，若能提供给人们完善的信息，有些风险是可以降低的（有些人使用药物时非常粗心）。我们知道，药物的作用可能因为用药者处在陌生的环境而改变，药物纯度参差不齐会增加过量的风险，以及并用某些药物可能致命。让人们了解这些问题，就能够降低一些药物带来的风险。

整体而言，我们缺乏不偏颇且完整的知识，而在学校接受的正规教育，又和我们学到的科学事实有相当大的落差。

我们在中学时已有喝酒的经历，其中许多次感觉是很不错的。希瑟直到就读大学一年级，才第一次有了跟药物有关的恶劣经历。在家长日的周末，希瑟和她的室友及其父母前往希瑟挚友的房间，他们发现这个朋友倒在满是泪水和血的地板上。希瑟的朋友有抑郁症病史，她喝下一整瓶威士忌，再加上同时服用了太多感冒药，让她开始自残甚至自杀。她不知道酒精与抗组胺药物有协同作用，高剂量并用可能致命。还好他们发现得早，及时救了她，但是她一辈子都将带着割腕留下的伤痕。

希瑟的朋友并不是唯一手腕上有疤痕的女孩，每个经历这类事件的人都受到了影响。她和希瑟及几个非常要好的朋友结成手帕交，她们不知不觉成了彼此的家人，几乎做什么事情都在一起。她们在各自开始适应大学生活的同时，成为彼此的力量与爱的来源。希瑟的朋友回家后，为这个联结留下了一个洞，成为这张安全网失落的部分。在不知道药效及交互作用的情况下使用药物，是不负责任的行为，这起事件改变了所有发现她的人、她所有的朋友以及她家人的生活。

第二次的经历发生在同一栋宿舍的大厅。希瑟和她的朋友被邀请与附近另一所学校的男孩一起分享摇头丸，他们非常兴奋，因为他们听说服用摇头丸的经历非常有趣。但希瑟想起父亲跟她谈论药物问题时曾经说过一段最沉重的话："摇头丸会永久改变你的大脑，希瑟，这是很糟糕的药物。而且，坦白说，这是我绝对不希望你尝试的药物，因为我是你爸爸，我爱你。有些曾经用过摇头丸的孩子后来都深受睡眠障碍、焦虑、抑郁等问题所苦。这些可怜的孩子，他们的大脑已经改变了，他们的生活再也不会和以前一样了。"

刚好在一年之前，辛西娅·库恩借给希瑟一本神经药理学教科书，学生都用这本书来查阅摇头丸的相关知识。在她们对摇头丸如何影响大脑有了明确看法之后，她们大多选择不尝试，但还是有人决定冒险。

这些经历仍然鲜活地存在于我们的脑海中，很明显，学校的反毒教育及预防宣导计划与最新科学研究对药物的了解之间有着极大的落差。我们意识到，在谈到娱乐用药时，我们都被蒙在鼓里。使用这些药物是危险的，但问题远比这更为复杂。每种药物对大脑的作用方式不尽相同，因此要考虑的问题也非常不同。此外，有些毒品带来的风险远比其他毒品更高。当我们试图制造空泛的口号，如"毒品害死人"或"吸毒者是失败者"的时候，其实对我们自己是相当不公平的。

我们意识到，并不是每个人都有机会与科学家谈论这些问题，因此我们需要一本不用恐吓战术，但能提供可靠、深入信息的书，一本不侮辱我们智慧的书。这本书以友好而有益的方式，向你提供药物的药理与心理作用的最新研究信息。我们希望你读得开心，但最重要的是，我们相信，吸收了这些清楚且不偏颇的知识之后，关于使用药物，你能够自己做出更好的决定。

药物知识小测验

问　题

Q01__ 吸食大麻的效果可能持续两天。正确还是错误？

Q02__ 巧克力和大麻刺激大脑中同一种受体，你需要吃下多少巧克力，才能得到一剂大麻的效果？

Q03__ 哪一杯咖啡的咖啡因含量较高？是用办公室的咖啡壶煮超市买来的咖啡豆，还是从新开张的咖啡店买来的昂贵咖啡？

Q04__ 摇头丸得以流行，主要是因为加州的心理治疗师在婚姻辅导中试图使用摇头丸来做"同理心训练"。对还是错？

Q05__ 最初用作哮喘治疗，后来才成为流行的娱乐用药的，是哪一种药物？

Q06__ 哪一种受欢迎的夜店药物其实是动物镇静剂，而且娱乐剂量与致死剂量间仅有微小差距，因此非常危险？

Q07__ 最危险，同时也是 14 岁以下儿童最常使用的药物是什么？

Q08__ 在美国每年有数百万人使用，会损害记忆的处方药物是哪一种？

Q09__ 请将以下药物依照容易成瘾的顺序排列：大麻、尼古丁、海洛因。

Q10__ 你在夜店喝着饮料，或者仍然处在今晚第一杯啤酒的作用下，却突然感到严重醉酒及肢体不协调，可能是发生了什么事情？

Q11__ 电影《低俗小说》（*Pulp Fiction*）散布了哪种错误的药物信息？

Q12__ 电影《猜火车》（*Trainspotting*）描绘了哪些正确的药物作用？

Q13__ 哪种药物发生过量致死的风险较高，酒精还是致幻剂 LSD？

Q14__ 睡前小酌能让你睡得更好吗？

Q15__ 在健康食品店售卖的草本药制剂其实就是药物吗？

Q16__ 为什么人们以注射方式使用某些药物，而不是吞服药丸？

Q17__ 目前美国最流行的非法药物是什么？

Q18__ 如果儿童或动物吃下一整根香烟，会造成伤害吗？

Q19__ 大麻会杀死脑细胞吗？

Q20__ 酒精会杀死脑细胞吗？

Q21__ 怀孕期女性在晚餐时小酌两杯，不安全吗？

Q22__ 咖啡因会让人上瘾吗？

Q23__ 快克婴儿注定会出现智能障碍及行为问题吗？

Q24__ 哪一种在夜店及高中生之间相当流行的药物，会导致啮齿类动物和猴子的脑部损伤？

解　答

A01__ 正确。大麻的活性成分 THC 具有极强的脂溶性，在吸食两天后，仍然能够从脂肪组织进入血液，并对大脑造成影响。在最后一次吸食大麻的几个月后，如果吸食者突然消瘦好几公斤，还能够在血液中检测出 THC 的代谢副产物。（见第七章）

A02__ 大约 11.35 公斤。（见第二章）

A03__ 在办公室煮的咖啡。超市卖的罗布斯塔咖啡豆，咖啡因含量可能是精品咖啡店里较昂贵的阿拉比卡咖啡豆的两倍。此外，你还有可能自行多加了咖啡豆。（见第二章）

A04__ 没错！（见第三章）

A05__ 安非他命。安非他命最初是合成的麻黄素衍生物，麻黄素是中药药材麻黄的有效成分。（见第十二章）

A06__ 学名氯胺酮，又称开他敏。俗称 K 粉（可不是早餐麦片噢）。（见第四章）

A07__ 丙烷、苯、甲苯、强力胶和油漆中的化学溶剂等物质。美国八年级生中有 20% 使用过这类吸入剂。（见第六章）

A08__ 地西泮（安定）和其他类似药物。（见第十章）

A09__ 尼古丁、海洛因、大麻（事实上几乎没有证据显示大麻让人上瘾）。（见第七章）

A10__ 可能有人在你的饮料中掺了镇静剂，如"罗眠乐"

（Rohypnol）或"迷奸药"（GHB）。这些药物可能致命，所以明智的做法是马上离开并迅速就医。（见第十章）

A11__ 电影中的人物对发生海洛因过量问题的患者施以肾上腺素，并且直接对心脏注射，这是毫无帮助且危险的。使用阿片阻断药物纳洛酮才能逆转海洛因过量。（见第九章）

A12__ 主角在海洛因药效过后出现腹泻。海洛因会导致便秘，一旦从体内排出，则发生正好相反的效果。（见第九章）

A13__ 酒精。每年有许多死亡案例都是由饮酒过量引起。致幻剂 LSD 过量致死的危险很小，除非与其他药物并用或混入其他物质。（见第一章）

A14__ 不能。酒精一开始可能会让你感觉想睡觉，但代谢产物可能导致失眠，所以晚上饮酒后或许能够很快入睡，但半夜醒来时会感到焦躁不安。（见第一章）

A15__ 任何为了改变身体功能而服用的物质都是药物，任何来自植物的药物都是草本药物，包括尼古丁、麻黄素与可卡因。"草本制剂"完全不受管制，因此剂量与纯度都无法得知。（见第五章）

A16__ 这是因为药物进入血液以及大脑的速度不同。药物越快进入大脑，越容易出现"高潮"。药物传递速度越快，也意味着过量的机会越高，因为可能在使用者做出任何应对措施之前，药物剂量已经达到了致命的浓度。（见第十三章）

A17__ 使用大麻的人口可能比其他非法药物都来得多：所有非法药物的使用者中有 77% 都吸食大麻，大约 5% 的人过去一个月曾吸食大麻。（见第七章）

A18＿ 会。一根香烟的尼古丁含量足以致儿童或动物重病，甚至死亡。（见第八章）

A19＿ 可能不会，但大麻确实会妨碍学习和记忆。（见第七章）

A20＿ 喝一杯酒不会杀死脑细胞，但长期慢性饮酒可能导致永久的记忆丧失和明显的大脑损伤。（见第一章）

A21＿ 不安全。有研究显示，在怀孕期间即使适量饮酒，也可能对孩子的学习能力和注意力产生永久的伤害。（见第一章）

A22＿ 真的不会。停止喝咖啡的人可能会遇到轻微的戒断症状，包括昏沉、头痛、嗜睡，但很少出现强迫性、重复性喝咖啡的模式，而这是成瘾物质的典型使用模式。光是出现戒断症状还不足以将其定义为上瘾。（见第二章）

A23＿ 未必。事实上，快克婴儿最常见的问题，与妈妈在怀孕期吸烟生下的婴儿一样：出生体重过低，并遭遇相关的健康风险，以及童年期出现复杂的发育迟缓。可卡因可能造成非常严重的问题，包括胎盘过早与子宫分离、早产、子宫内中风，但这些都相当罕见。（见第十二章）

A24＿ 摇头丸（MDMA）。研究显示，使用接近一般使用剂量的摇头丸时，含有神经递质血清素的神经细胞会发生不可逆的严重损害。（见第三章）

Part 1

第一部

第一章

酒 精
Alcohol

药物类别｜镇静催眠类药物。

药物种类｜啤酒（酒精度 3%～7%，也可高达 20%），葡萄酒（酒精度 8%～14%），加烈酒（酒精度 17%～22%），烈酒、香甜酒、威士忌（酒精度 40% 以上）。

俗名｜香甜酒、威士忌、酒精饮料、烈酒、葡萄酒、啤酒、爱尔啤酒、黑啤酒。

迷醉作用｜人们在喝酒后的最初半小时左右会感觉开心和放松，通常也变得多话而外向。但在酒精排出体外时，这些感觉通常会被镇静反应（嗜睡）所取代，之后饮酒者可能变得安静及内向。这种模式往往让他们想喝更多，以保持刚开始微醺时的愉悦感。

过量及其他不良影响｜在大多数情况下，因为饮酒过量而危及生命的可能性很小。然而，如果快速喝下大量酒精，例如拼酒、玩游戏罚酒，或在不知不觉间喝下酒精时（如饮用调酒或果冻酒），就会出状况，空腹饮酒尤其危险。如果有人因此失去意识，无法醒来，或是疑似呼吸困难，就必须送医急救并立即处置。有些醉酒严重的人会呕吐，因而阻塞呼吸道，这可能造成窒息及死亡，应立刻送医急救。

喝醉酒的人昏倒之后，身体会继续吸收刚刚喝下的酒精，血液中的酒精浓度可能因此升高到相当危险的程度，可能导致在睡眠中死去，因此要持续留意因喝醉而睡着的人，不要留他独自一人。

"豪饮"尤其危险，喝酒过量致死大部分都发生在豪饮中。

青少年特有的风险 | 青少年对酒精的反应可能完全不同于成人。酒精会降低他们的学习能力，而让他们昏睡的效果则较不明显。最新的研究表明，就酒精对大脑造成的长期影响，甚至达到细胞级的影响而言，青少年可能比成人承受更大的风险。

与其他药物并用的危险 | 酒精与任何具有催眠效果的药物一起使用都非常危险，某些镇静剂也在此列，例如阿片类药物（如海洛因、吗啡、氧可酮）、巴比妥类［barbiturate，如苯巴比妥（pheno-barbital）］、安眠酮（Quaaludes，如俗称"白板"的甲喹酮）、安定（Valium）、安必恩（Ambien）之类的安眠药，甚至某些感冒药中的抗组胺成分。近年来，一些大麻和大麻类产品中的四氢大麻酚（THC）含量相当高，从而增加了将低剂量酒精与大麻产品一起使用时可能会导致镇静和注意力不集中的危险。

所有镇静类药物都至少有些作用与酒精相似，且能增强彼此的作用。药物互相结合时有可能致命，即使某个剂量的药物在单独使用时并不会导致昏迷或呼吸困难，合并使用后却可能强烈影响身体的活动，如运动、开车和操作机器。

最后，非麻醉性止痛药，如阿司匹林、对乙酰氨基酚〔acetaminophen，泰诺（Tylenol）的止痛成分〕、布洛芬〔ibuprofen，魔特零（Motrin）的止痛成分〕等，与酒精一起使用时，都会产生不良反应。阿司匹林与布洛芬若与酒精一起使用，都可能非常伤胃。在某些情况下，大量酒精与对乙酰氨基酚一起使用，可能会损害肝脏。

酒精简史

人类利用化学药品来改变思维与感觉的历史，与人类本身一样久远。酒精可能就是最早被使用的药物之一，在古老的历史著作中就已经提到饮酒，最早的啤酒厂则可追溯到大约六千年前的古埃及与古巴比伦时代。在中世纪，阿拉伯将蒸馏技术（一种提高饮品酒精含量的方法）引进欧洲，当时人们几乎用酒精来治疗所有疾病。事实上，苏格兰盖尔语"威士忌"（whiskey）一词的最佳翻译就是"生命之水"。

近几年来，酒精饮料显然是许多西方文化的首选药品，只要看看在美国的许多广告，就可以知道酒精饮料仍被当成各种灵丹妙药来售卖。人们用酒精庆贺成功、悼念失败和死亡、庆祝文化节日及宗教节日。这些应用就暗示了人们希望也指望酒精可以放大美好时光，帮助我们度过低潮。

酒类广告往往是非常针对性地以青少年及年轻成年人为诉求对象，尤其是年轻男性，这让他们在同侪压力之下喝得更凶。这类广告确实有效，我们发现，人们在选择酒精饮料时深受广告影响。美国社会的喝酒族群以年轻人为主力，但他们也是最需要大脑发挥最大功能的一群人，因为此时基于教育及生涯准备，他们需要用到脑力。

对大多数人来说，酒精不算非常危险，但却是作用相当强大的药品，必须斟酌使用。如果没有医生的处方，没有人会无故使用强效的抗生素或心脏药物。但酒精几乎是任何人唾手可得的药品，只要想要就可以取得，无须医师处方。美国绝大多数人在高中或大学时代都会面临要不要喝酒、要喝多少的决定，而这些决定都取决于个人。本章将提供有关酒精及其作用的最新信息。

酒精的类型

饮品中使用的酒精称为乙醇，这其实只是许多不同类型的醇类化学药品之一。护士在注射或抽血前，为病患消毒使用的酒精并不是乙醇，而是异丙醇。大多数的醇类都因化学结构的关系，会对人体产生毒害。乙醇是唯一可饮用的醇类，人们却经常用其他醇类来毒害自己。如家庭蒸馏的制作过程中所产出的甲醇可能导致失明。甲醇中毒者必须立即就医。因此，家庭蒸馏所得的酒或"私酒"，还是不碰为妙。

酒精如何在人体内代谢

人体在一定时间内摄取的酒精量多寡，会影响酒精在体内的代谢过程。不过，我们在讨论这件事情时，必须一开始就把饮酒量标准化，这一点很重要，因为啤酒、葡萄酒与烈酒的乙醇浓度相差很大。我们常用的标准，是以喝下一杯350毫升的啤酒所摄取的酒精量作为标准，相当于一杯120毫升的葡萄酒，或含有30毫升烈酒的混合饮品。这些比较曾是估量一个人喝了多少"饮料"的很好的通用指南，但近年来，许多啤酒中的酒精浓度增加了很多，有时达到甚至超过了葡萄酒的浓度。因此，假设一杯啤酒等于一杯标准的"饮料"已不再安全。

进入体内

乙醇的分子相当小，能轻易而快速地被人体吸收。酒一旦下肚，便进入密布着微血管的胃和小肠，因此能立即进入血液中。喝下的酒精量约有20%通过胃吸收，其余80%主要由小肠吸收。酒精分子一旦进入血液，就会跟着流到全身各处，与几乎所有器官的细胞直接接触。

选在傍晚即将享用晚餐之前外出喝酒的人常说，"酒精直冲脑门了"，但事实上，酒精会很快到达全身各处，且在吸收后不久就分布得相当均匀，这个过程称为平衡。但因为在同样时间内，心脏泵入大脑的血液量特别多，加上大脑脂质对酒精的吸收力相当好（酒精能溶解于脂肪和水），因此大脑成为受影响最快、最显著的区域。事实上，在达到平衡之前，大脑中的酒精浓度其实比血液中还高。由于导致中毒的原因来自酒精对大脑的作用，喝下酒后没多久，脑部遭受的损害，可能比血液中酒精浓度所显示的更高，因此，类似"酒精直冲脑门"这种描述确实有些根据。

事实上，影响酒精吸收最大的因素，或许正是胃里有没有食物。空腹时喝酒，酒精会非常快地进入血液，浓度大约在一小时内达到高峰。相较之下，跟着食物一起下肚的等量酒精，在近两小时后还不会完全吸收。食物能稀释酒精，减缓酒精在胃部排空后进入小肠的速度，而小肠吸收酒精相当迅速。空腹饮酒，血液中的酒精浓度高峰可能是饱食后饮酒的三倍。

饮料中的酒精浓度也强烈影响着酒精的吸收，浓度越高，吸收通常就越快。因此，如果是啤酒这类酒精浓度相当低的饮料，酒精进入血液的速度，会比鸡尾酒或果冻酒等酒精浓度高的饮料来得慢。吸收速率越快，通常意味着血液中酒精浓度的高峰值越高，因此，喝一小杯烈酒的人，血液中的酒精浓度可能比喝等量啤酒或葡萄酒的人更高。你可以采用有控制性的科学研究来验证这个理论，研究对象在完全空腹的情况下，饮下研究人员提供的酒精饮品。可是，当人们进行娱乐式的饮酒，即每小时饮酒二至三次的情况下，这种观测效果微乎其微。另外，谁喝酒的时候还顾得上精心地控制？因此，想要知道控制酒徒血液中的酒精度最重要的指标，最保险的假设就是酒徒一小时内的饮酒总量，以及该酒徒是否在饮酒时伴随了进食，而并不是所饮酒的类型。

在很短时间内吸收高浓度酒精可能会抑制大脑的呼吸控制中心，并导致昏迷甚至死亡。因这种情况而必须紧急送医的人，通常是因为接受挑战，在很短的时间内喝下一定量的酒精，或玩喝酒游戏，在短时间内喝下多种饮料，或喝下 Jell-Oshot 这类果冻饮料，而使身体在很短时间内吸收大量的高浓度酒精。不能合法购买酒精饮料的年轻人常会在外出前往舞会之前先喝个痛快。还有些人在前往不准喝酒的场合之前，也会先喝下大量酒精（这些人多半是未成年、不能公开喝酒的大学生，而他们通常把喝酒当成"热身"）。酒精在大脑中迅速累积的情况下，很可能会严重损害开车或清晰思考的能力，尽管饮酒者血液中的酒精含量还不至于造成这种程度的损害。

个人体形也会决定酒精在体内的分布。肌肉特别结实或特别肥胖的人，似乎可能特别"海量"，因为他们有较多的脂肪与肌肉吸收酒精。体重较重的人，血液中的酒精含量会比喝下等量酒精的瘦子来得低。然而，体重较重也减缓了酒精的排除，因此酒精留在体内的时间也较长。

在孕妇体内，酒精能自由输送至胎儿。事实上，由于母体将大量的血液供应至子宫与发育中的胎儿，一些研究显示，胎儿组织的酒精浓度可能比母亲本身还高。在下文中，我们将讨论酒精对胎儿的影响，以及怀孕期间接触酒精对胎儿出生之后的持续影响。目前首先需要了解的是，酒精在体内跑来跑去时，是不会区分母体与胎儿组织的。

排出

呼气酒精测试是测量酒精饮用量的绝佳方法，即使每个人喝下的酒精有 95% 在排出之前就已经被身体代谢掉，只有大约 5% 的酒精原封不动地从尿液或肺部排出，但这就足以成为"酒气"，而酒气呼出的比例也很稳定，足以让我们精确估算血液中的酒精含量。

大部分酒精通过肝脏代谢，肝脏中的乙醇脱氢酶（alcohol dehydrogenose，或称 ADH）能将乙醇分解成乙醛，然后再由一种称为乙醛脱氢酶的酵素分解为乙酸，最后成为细胞能量循环的一部分。其中间产物乙醛是有毒化学物质，会让人感到不舒服。尽管在正常情况下，乙醛的分解相当迅速，然而一旦堆积在体内，还是会造成强烈的恶心与不适。有一种治疗早期酒精成瘾的药物称为二硫龙［disulfiram，或称戒酒硫（Antabuse）］，能让乙醛浓度累积，使人饮酒后感到非常不适，因而不想再喝酒。虽然这个治疗策略初步看来似乎有用，但临床上对于酒精依赖患者却仍未显现一致的正面成果。

世界上大约有 10 亿人因基因而无法分解乙醛。这种人饮酒时，乙醛的积累会引发症状，包括明显的慌乱，就好像在服用双硫龙一样。拥有两个相同基因拷贝的人，症状更严重，被称为"亚洲红脸综合征"（Asian alcohol flushing syndrome），因为大约 40% 的东亚人口至少携带一个该基因拷贝，这与他们较低的酒精滥用和成瘾率有关，尚不清楚酒精代谢的改变是否会成为成瘾风险差异的真正原因，因为还有许多社会和文化因素在起作用。

要了解一个人受到酒精影响的时间有多长，关键在于了解酒精在体内代谢及排出体外的速度。酒精的代谢率是恒定的，不因时间而异。通常，成年人代谢 30 毫升威士忌（酒精浓度约 40%）的时间，通常是一小时左右。肝脏可以有效控制酒精的代谢率，如果饮酒量超过这个量，系统趋于饱和，多余的酒精就会积聚在血液及身体组织中，等着被代谢，结果是导致血液中更高的酒精浓度及更高的毒性。

此外，持续饮酒会使代谢酒精的酶跟着增加，而这些酶的增加，会促进某些药物的代谢，对喝酒的人造成另一种伤害。例如，有些防止血液凝固及治疗糖尿病的药物，在长期饮酒者的体内会较快代谢，因而降低药效。同样，这些酶会加速对乙酰氨基酚的分解，产生对肝脏有毒的物质。最后，对酒精代谢的耐受性，也造成对其他类似镇静药物（如巴比妥类）的耐受性，即使这个人过去从来不曾服用巴比妥类药物，这就是所谓的交叉耐受性，将使饮酒者更可能面临滥用此类药物的风险。

对大脑及行为的影响

酒精一旦被吸收并运送到身体各部位，对大脑及行为会产生许多不同的影响，这些影响主要取决于饮酒模式。因此，我们将分别讨论急性、长期及怀孕期喝酒对身体的影响。

急性暴露

对行为及生理状态的影响

同样剂量酒精对不同个体造成的影响差异极大，而下表列出了在特定酒精剂量范围内常见的影响。

乙醇剂量 （毫升/小时）	血液中乙醇 （毫克/100毫升）	受损的功能	生理状态
30 ～ 120	小于 100	判断力 精细动作协调能力 反应时间	愉悦 健谈 喜欢自我夸耀
120 ～ 360	100 ～ 300	动作协调 肢体反射能力	身体摇晃 口齿不清 恶心、呕吐
360 ～ 480	300 ～ 400	容易对刺激做出反应	体温过低 体温过高 麻木
480 ～ 720	400 ～ 600	知觉 活动 自我保护反射	昏迷
720 ～ 900	600 ～ 900	呼吸 心脏功能	死亡

　　尽管如此，功能受损与疑似受损之间往往有很大的差异。有一项研究是请训练有素的观察员来评判一个人是否喝醉，当血液中的酒精浓度低时（约为法律判定酒醉之酒精浓度下限的一半），只有约 10% 的饮酒者会出现醉态；当浓度非常高时（大于下限的两倍以上），所有饮酒者都出现醉态。然而，在血液酒精浓度介于每 100 毫升 100 ～ 150 毫克（远高于每百毫升 80 毫克的法律限度）的饮酒者当中，只有 64% 被认为出现醉态。因此，在随兴的社交互动中，许多生理功能明显受损的人（也是最可能酒驾肇事者），很可能连训练有素的观察员也看不出异状。

酒精与脑细胞

你可能听过以下这类警语："喝一杯酒精饮料，会杀死一万个脑细胞。"虽然一般人不大可能一次喝下足以直接杀死脑细胞的酒精量，但这个传了好几个世代的警语，确实有那么点道理。

研究人员尝试了解动物大脑中负责控制各种行为的区域时，有一种研究方式是破坏大脑的特定区域，然后以某种特定的行为任务来测试动物的表现。刚开始使用这种技术时，一些研究人员发现，如果把高浓度酒精注入大脑（远高于饮酒者可能达到的浓度），该大脑区域的细胞就会死亡。上述警语还有个地方没说错：长期反复饮酒会损害甚至杀死大脑特定区域的细胞。事实证明，不需长期大量酗酒就可能造成这样的后果。我将在本章稍后的"长期暴露"说明。

化学物质对神经细胞基本上只有两种作用：刺激或抑制。也就是说，各种药物不是增加就是减少特定细胞被活化并与相连的其他细胞沟通的可能。酒精通常会抑制这种沟通，或称突触活性（synapticactivity），因此作用类似于其他镇静药物，如巴比妥类（如苯巴比妥）和苯二氮䓬类药物（benzodiazepine，如安定）。但是，尽管酒精通常具有抑制神经元活动的作用，很多人却指出喝酒能振奋或刺激他们，特别是在刚开始喝酒，血液中酒精浓度增加时。我们不知道酒精为什么能造成刺激感，但有几个可能性：一个是，酒精具有双相作用，低浓度酒精确实能活化某些神经细胞，然而随着酒精浓度增加，这些细胞活化的速率降低，活性受到抑制；也可能是某些神经细胞对相邻的细胞发出兴奋信号，促使后者发出抑制信号，抑制了回路上的下一个细胞活动。因此，如果酒精抑制的是"抑制性"细胞的活性，神经回路的净效应将会是活化。无论确切机制为何，酒精似乎可通过数种管道对神经回路产生活化及抑制的作用。

对特定神经递质的影响

γ- **氨基丁酸**（gamma-aminobutyric acid，GABA）**及谷氨酸** | 多年来，人们普遍认为，酒精对所有神经细胞的作用都是相同的，即单纯通过扰乱细胞膜结构来抑制活性。从这个论点来看，酒精对大脑没什么特殊影响。然而，科学家现在很清楚，酒精对大脑中许多不同类型的细胞有着特殊而巨大的影响，其中两种特别重要的是 GABA 受体及谷氨酸受体。GABA 及谷氨酸都是神经递质，控制大脑中多数细胞的抑制与兴奋作用。当某个神经细胞的突触对下一个神经细胞的 GABA 受体释放 GABA 时，后者的活性便会降低。当谷氨酸与谷氨酸受体结合时，会使神经细胞变得更活跃。大脑神经传导回路正是通过这种方式，在兴奋与抑制之间保持微妙的平衡。只要稍微改变这种平衡，便能改变该神经电路的活性，从而改变大脑的运作。

酒精会增加 GABA 受体的抑制作用，降低谷氨酸受体的兴奋作用，这是酒精抑制大脑活动的两种主要方式。尽管强化 GABA 作用可能是酒精能够带来镇静效果的主要原因，但抑制谷氨酸作用的效果可能更为显著：酒醉时，大脑产生新记忆及复杂思考的能力都会受到影响。我们已知有个亚型谷氨酸受体称为 N- 甲基 -D- 天冬氨酸（N-methyl-D-aspartate，NMDA）受体，只需要很少量的酒精即可强力抑制其活性。目前已知 NMDA 受体对于新记忆的形成相当重要，酒精对 NMDA 受体的强力抑制作用，可能就是饮酒后记忆缺损的原因。

多巴胺（Dopamine） ｜我们已经知道，可卡因与安非他命（amphetamine）等高成瘾性药物之所以激发报偿效应，原因就在于这种神经递质。事实上，我们认为多巴胺是大脑报偿中心传递信号的主要化学物质，能够引发愉悦经验。喝酒会使报偿中心释放更多多巴胺，可能是通过与多巴胺神经元相连的 GABA 神经元的作用。动物实验显示，多巴胺活性只在血液中酒精浓度上升时才会上升，血液中酒精浓度下降时则否。因此，初饮酒时大脑中的愉悦回路受到活化，一旦酒精浓度不再上升，这种"多巴胺高潮"立即消失，这可能会让饮酒者喝更多的酒，来"追高"快乐的感受。问题是，尽管多巴胺高潮已经停止，体内仍含有大量酒精，为了追求愉悦而继续喝酒，可能使血液中的酒精浓度上升到危险程度。

饮酒不仅会增加大脑中多巴胺的活性，甚至只是单纯地"想喝一杯"也会激发多巴胺的活性。这种多巴胺预释放增加了饮酒的动机，特别是在特定一天和不同时间内继续饮酒的动机。最新研究表明，有酒精使用障碍家族史的人在预期饮酒时会比没有酒精使用障碍家庭史的人产生更大的多巴胺冲动。这就部分解释了为什么有酗酒家族史的人患酒精使用障碍的风险更高。

对记忆的影响

酒后常见的经验是无法准确记得饮酒时发生了什么事。更离谱的情况是，大量饮酒的人常声称自己整段酒醉时间大脑根本就是一片空白，完全没有任何记忆。这类失忆通常被称为"断片儿"（blackout），仿佛大脑完全断电。较不极端的情况则称为"部分记忆丧失"（brown out，gray out），好比大脑电压不足，这些人对于酒醉时发生的事，可能只有非常蒙眬或不完整的记忆。若给予提示，饮酒者还是可能记起更多事。过去认为"断片儿"的情形相当少见，因此许多医生视之为判断酗酒状况的重要指标。然而，事实证明"断片儿"其实很普遍，而且不是只有严重酗酒的人才会发生。研究人员目前正在进一步研究"断片儿"的发生原因及时机，并已发现一些令人不安的趋势。首先，"断片儿"在大学生中似乎相当常见，高达40%的大学生表示曾有这样的经历。但令人不安的不是记忆丧失，而是在这段完全没有新记忆产生的期间所发生的事。许多学生在调查中表示，他们往往在一夜豪饮之后被告知发生了性行为、与朋友打架，或酒后开车等，但自己却完全不记得。如此看来，"断片儿"可能对健康构成重大风险，甚至比酒精对大脑的直接影响更严重。遗憾的是，很多人拿"断片儿"开玩笑，觉得这只是豪饮之后的罪有应得。但这并不是一个笑话。请这样想：任何能够影响大脑，以至于使大脑记忆功能受损的物质或行为都是极其危险的。如果造成"断片儿"的原因是对脑部的打击，或是暴露在有毒的化学物质中，或是长期累积的心理压力，那么就要引起人们的重视了。豪饮引起的"断片儿"也绝对不能轻视。同样显而易见的是，即使是相当低剂量的酒精也会损害形成新记忆的能力。因此，在考前K书或准备工作简报时喝几罐啤酒，可能不是好主意。酒精有放松效果，但也会损害学习及记忆能力。

有些人更容易受到酗酒的影响。最近一项针对大学生的研究表明，跨性别者酗酒更有可能产生昏厥等更严重的后果，比如遭到性侵犯或与当局发生冲突。这并不意味着跨性别者的大脑对酒精的反应与众不同——他们可能会喝得更多，而变得更加不理智。这些发现说明了一些群体比其他人更容易受到饮酒的负面影响。

可悲的是，许多人开玩笑说，昏厥只是酗酒造成的尴尬而滑稽的结果。但这可不好笑。这样想吧，任何将大脑损害到足以中断记忆的东西都是非常危险的。如果是头部受到打击、暴露在有毒化学物质中，或者是大脑中压力的积聚导致了断片儿，我们会非常认真地对待。酒精引起的昏厥也应该受到重视。然而，除了昏厥，很明显，即使摄入较低剂量，酒精也会削弱人们的记忆力。因此，在考试或准备演讲时喝几杯啤酒，并不是一个好策略。酒精也许能让你放松，但也会影响你的学习能力和记忆力。

宿醉

宿醉最知名的症状便是如遭重击般的头痛，原因尚不十分清楚，但可能与酒精对血管及体液平衡的影响有关。一般而言，预防疼痛比减缓疼痛容易得多，因此越早使用止痛药越好。有些人晚上喝酒后会在睡前先吃止痛药，如此一来，止痛药里的化学物质就能阻止大脑在酒精开始排出体外时发出疼痛信号。然而，不可以用泰诺来治疗宿醉，因为这种药可能与酒精及其副产品互相作用并造成危险，肝脏可能因此受损。可使用阿司匹林或布洛芬，但这两种药物都可能刺激胃及小肠，与酒精混在一起，可能造成胃部不适。

宿醉引起的胃部不适及恶心通常更难处理，这些症状可能是由酒精代谢过程中产生的副产品所致，也可能是由酒精刺激胃部引起，或两者都有。目前没有特定药物能够治疗这些不适，最好的策略是吃些较温和的食物，多喝水。晚上喝酒之后，次日早晨喝点咖啡可能有助于恢复精神，但是咖啡对胃部的刺激作用也可能让人不舒服。同时咖啡因也是利尿剂，因此也可能使酒后脱水的情况加剧。

长期暴露

每个人都想知道喝多少酒才会伤害身体，有些人则想知道喝多少后停杯就不会损害健康。这个问题让我们想起，过去有人提出"手淫导致失明"的警告时，某些人的反应是只想知道低于多少次就不会伤害视力。

长期饮酒的影响取决于酒精摄取量。虽然成年人适度饮酒似乎对健康有些益处（将在下文讨论），长期酗酒却会严重破坏许多身体系统，包括大脑、肝脏及消化系统等。在极端重度酗酒及轻度饮酒之间，有一片仍无法清楚界定的"灰色地带"，这个灰色地带似乎相当小，也就是说，虽然每天喝半杯到一杯酒可能对心脏有益，但很明显，每天喝两杯酒却会大幅提高死于心脏疾病或癌症的风险。

严重大脑萎缩

脑摄像技术让我们得以窥见酒精对大脑的影响，研究人员利用这类技术观察长期饮酒后脑组织萎缩的现象。一旦停止酗酒并完全戒酒，脑组织体积也可能恢复，因此这种"萎缩"现象似乎不完全是因为脑细胞流失。有趣的是，一些研究显示，大脑的某些部位可能比其他部位更容易受到酒精伤害，例如大脑皮质（即大脑表面曲折、凹凸不平的部位，因外形与树皮相似而得名）。这个部位赋予我们意识，并控制了大部分的心理活动。额叶似乎是皮质中特别脆弱的一区，功能相当独特，如同大脑其他部位的管理者，负责监测并帮助协调其他皮质叶的活动，作用就像公司的高级主管。这项比喻如此贴切，因此额叶的功能常被称为"主管功能"。额叶使我们得以整合各项心智功能，以解决复杂问题、提出行动计划并加以执行、判断。长期饮酒即使未曾被诊断为滥用酒精，也可能造成额叶受损。另一个容易受损的部位是与记忆关系密切的乳头体，这些邻近大脑底部的小型圆形结构之所以有此名称，是因为第一个注意到的神经解剖学家觉得这些结构的外观就像乳房，其实两者天差地远，不得不说神经解剖学家的想象力真的很强！

尽管许多大脑萎缩研究都是以酗酒者为对象，近期有些研究也开始针对社交饮酒者，并发现了类似但较不严重的影响。大脑萎缩的现象发生于仍在饮酒的人，一旦停止喝酒一段时间，大脑就会稍微恢复，但不是因为长出新的神经细胞，而是因为长出了支持细胞或部分剩余的神经细胞。因此，大脑体积恢复并不表示酗酒者只要不再饮酒，心智功能缺损的情形就会消失。

目前并不知道长期饮酒是否有安全界限，许多喝酒的人显然没有心智功能受损的问题。尽管如此，就急性中毒而言，没有明显伤害并不代表完全没有。动物实验比人体实验更能深入探究神经细胞受损的情形，而研究显示，即使接触的酒精浓度较低，也能够破坏并杀死脑细胞。许多相关研究都在大脑的海马回发现大面积的神经细胞受损，而海马回对于新记忆的形成非常重要。或许这就是长期酗酒可能减损记忆功能的原因，当然，这也因个人的饮酒史而异。

另一项动物实验也显示，重度酗酒损伤大脑的速度可能比过去所认为的更快。科学家让动物连续四天暴露在重度"狂饮"之下，结果发现大脑中某些区域的细胞两天后便开始死亡。如果人类的情况也是如此，这意味着就算只是偶有几天连续狂饮，也可能损伤大脑，对处于发育期阶段的动物，此影响尤其显著。青少年酗酒的长远后果比我们过去所认为的更加严重，值得人们加倍重视。

对心智功能的影响

慢性酗酒会持续伤害五大类心智能力：记忆的形成、抽象思维、解决问题、注意力与专注力、情绪感知等。寻求酒精相关问题治疗者，有高达 70% 的人在这方面能力都遭受严重的损害。

记忆的形成｜记忆形成（memory formation）指的是形成新记忆的能力，而不是回想已构成的记忆。也就是说，长期酗酒的人可能可以生动准确地回忆起许久前的事情，却想不起四个小时前的午餐吃了些什么。而且开始喝酒几年后的记忆，很可能远不及更早之前的记忆那么丰富、详细。长期酗酒者在各类心智能力的测验中，通常大部分类别的表现都差强人意，记忆方面却表现不佳。这种选择性且影响深远的记忆丧失可能是大脑特定区域受损所致，如海马回、乳头体或额叶。

抽象思维 | 抽象思维指的是不需要以实体事物来思考的思考方式。当我们解释故事的意义、玩填字游戏或解决几何及代数问题的时候，就是在运用抽象思维。长期酗酒者的这些能力常受到破坏。有一种方法可以测试抽象思维，就是让受试者观看一组物体，并要求受试者依物体的共同特点来为物体分组。长期酗酒者总是会根据物体的具体特征（如大小、形状或颜色）而不是抽象特性（如用途或类别）。长期酗酒者似乎无法随意启动抽象思维。

解决问题 | 人每天都在解决问题，有些问题很简单，例如决定先洗衣服还是先买菜。有些问题比较复杂，例如装配新的电脑或者决定要怎样下订单以应付下个月的生意需求。无论是哪一种情况，都需要心理弹性（mental flexibility）。我们面对问题时（尤其是复杂的问题），需要能够转换策略及方法，才能有效解决问题，但是有长期酗酒史的人往往难以办到。在实验环境下，这些人似乎常常卡在特定的问题解决模式当中，而且比起善于转换策略及尝试新方法的人，他们需要花费更多时间才能找到解决办法。这种困难可能与慢性酗酒对额叶"主管功能"的影响有关。

注意力与专注力 | 慢性酗酒者也很难集中注意力及维持专注，在面对需要视觉注意力及专注力的任务时，则似乎更加困难。同样，这种缺陷可能只有在面临这方面的考验时才会显现。在一般随性的谈话中，神志清醒的慢性酗酒者还是能够相当专注，但在较棘手的情况下（如阅读说明书、开车或操作设备），问题就可能出现。

情绪感知 | 人类社会行为中最重要的元素，就是识别及解读

他人情绪的能力，酗酒成瘾者往往无法从他人言语中感知情绪。大脑在正常情况下，能够让我们在对谈中侦测对方的态度及情绪，但长期重度酗酒后这种能力会显著降低。我们必须了解，感知能力的缺损并不会反映在酗酒者本身的情绪状态上，这些酗酒者仿佛压根儿就感知不到他人言语中传达态度及情绪的微妙因子（如语调及节奏等）。这确实相当有趣，因为我们知道，重度慢性酗酒者经常难以维持好的社交关系，也许缺乏这种感知能力就是原因之一。

受损能复原吗？ ｜慢性重度酗酒者在停止喝酒的一到两个月内便能恢复部分功能。然而，过了这个阶段之后，恢复的程度就不会再有进展。恢复程度很难准确计算，但在这些人身上确实会留下明显的永久伤害。在一项研究中，研究人员针对完全戒酒多年的酗酒者进行测试，为期七年，即使多年以后，这些人仍有明显的记忆障碍。这种持久的记忆障碍在曾经酗酒的人当中非常普遍，以致出现了特定的诊断名词，通常称为"酒精失忆症"（alcohol amnestic disorder）或"酒精痴呆症"（dementia associated with alcoholism）。

社交饮酒者的情况如何？ ｜社交饮酒者（social drinker）一词需要精确的定义。综览历来饮酒及相关治疗的文献，最一致的定义如下：有饮酒习惯但不会喝到醉，或没有任何酒精成瘾的临床症状者。符合这种喝酒模式的人通常不会像重度酗酒者那样出现心智功能严重受损。

社交饮酒者的心智功能是否受损，与喝酒模式有重要关联。每轮的饮酒量越高，心智功能就越可能受损。假设有两个人同样每星期喝五杯酒，但第一人是一星期当中有五天各喝一杯酒，而第二人是每个星期六晚上喝四杯，在周间只喝一杯，那么第二人会比较容易发生慢性酗酒的心智功能受损。对于年轻人来说，这一点尤其重要，因为周末酗酒是许多高中生、大学生还有职场新人的典型生活模式。

要喝多少量、多久时间才会造成心智功能缺损，还很难说。目前已有许多针对不同群体的研究试图解答这个问题，但我们很难从这千头万绪中理出一个结论，也无法清晰而精准地说明饮酒的风险。然而，如果把所有研究的复杂因素考虑进去，我们可以合理估计，平均每天喝三杯或更多的人，特定认知能力遭受永久性伤害的风险相当高。这并不是说喝少一点就绝对安全（事实上，我们已知少量饮酒也有些健康风险），但就造成不可逆的认知功能障碍来说，三杯似乎就是阈值。

耐受性

多次饮酒后耐受性增加｜是指持续喝酒一段时间后，喝下等量酒精的影响变得较为轻微，换句话说，需要更多酒精才能造成同样的效果。耐受性增加，显示大脑接触酒精之后发生了改变，在某方面对酒精变得较不敏感，但在其他方面仍可能相当敏感。大脑产生兴奋的作用可能减少，但酒精对脑细胞的危害却可能维持不变。另一个问题是，随着耐受性增加，要喝更多才能兴奋。正如前文所说，这种饮酒模式更容易逐步损害心智功能。此外，由于大脑是会上瘾的器官，耐受性增加的人，饮酒量也增加，上瘾的风险就更高。最后，尽管大脑可能需要更多酒精才会兴奋，但是肝脏与其他器官却必须处理更多酒精，因而面临永久伤害的风险。

喝一次就产生耐受性 | 虽然酒精的耐受性一般都是在饮酒几次之后逐渐形成的，也有一些例子是喝一次酒就产生耐受性，这称为急性耐受性（acute tolerance），代表最厉害的酒醉发生在刚开始喝时。急性耐受性不会影响酒精的全部作用，但会影响兴奋感。因此，饮酒者为了维持兴奋，可能会喝得更多，但酒精的其他酒醉作用（影响驾驶、心智功能及判断力）会继续增加，让喝酒的人面临更高风险。

酒精依赖

区分酒精依赖及酒精滥用是很重要的。一般来说，酒精滥用是指会引起健康问题、社会问题或两者兼有的喝酒模式。酒精依赖（通常称为酒瘾）是一种病症，特征是异常渴望酒及饮酒，导致饮酒失控。酒精依赖者通常非常渴望酒，即使知道喝酒会带来许多问题，似乎也无法抑制喝酒的欲望。酒精依赖者在停止喝酒的几小时内，身体就会出现迹象，包括焦虑、震颤（颤抖）、睡眠障碍等，比较极端的还有幻觉及癫痫。长期酗酒者在停止喝酒之前，很难明确判定是否有酒精依赖。但是从实务上来说，正式的诊断其实没有必要，因为医疗专业人员大都能看出酗酒者所遭遇的社会及健康问题。某些一般性的准则，请见下文"如何发现有酗酒问题的人"。

怀孕期喝酒

怀孕期间喝酒的危险，在古希腊亚里士多德的年代就已经引起注意，然而，一直到 1968 年才有正式报告。胎儿酒精综合征（fetal alcohol syndrome，FAS）的早期研究指出，重度酗酒成瘾的孕妇所生下的孩子往往严重畸形且心智迟缓。这些研究结果非常重要，但是最初并没有证据指出即使是更节制地饮酒，胎儿仍有风险。事实上，长年以来，人们常鼓励孕妇在晚餐小酌一杯，或者不时喝点酒以帮助入眠或纯粹放松。

人们在好长一段时间之后，才注意到怀孕期间小酌对胎儿的影响，因为这些胎儿出生后并没有出现任何与胎儿酒精综合征有关的明显缺陷。但是，现在我们可以确定，怀孕期间小酌，胎儿会产生一种缺损模式，不那么严重，但很明显，称为胎儿酒精效应（fetal alcohol effects，FAE）。患有 FAS 或 FAE 的学龄儿童经常被形容为过动、无法专心及冲动，注意力持续时间短，行为与患有注意力缺陷障碍（attention deficit disorder，ADD）的儿童相似。然而，FAS、FAE 儿童与 ADD 儿童不同的地方，在于前者的智力受损较严重。近年来，胎儿酒精综合征已成为一系列怀孕饮酒造成胎儿缺陷的总称，包含了神经、认知、行为及学习等方面的障碍。

FAS 患者的智力与行为障碍会持续到成年期，且可能是终身的，其智商明显低于平均值，通常落在中度智障的范围。FAS 患者的智商低于 FAE 患者，但两者都明显低于正常水平，并患有阅读及拼字障碍，且数学能力严重缺损。更重要的是，FAE 患者的智商虽然高于 FAS 患者，但是学科测验成绩却不比 FAS 患者好多少。这一切都说明了，怀孕期间即使节制饮酒，也可能造成胎儿永久性智力障碍。有些利用动物模式进行的 FAE 研究甚至显示，只要每天喝一杯酒，就会使胎儿大脑中与学习功能有关的区域受损。

目前并不确知怀孕期间的安全饮酒量为多少，对孕妇或可能怀孕的女性来说，最明智的决定就是滴酒不沾。这一建议更能保护在子宫内接触酒精的后代。最近对动物的研究表明，大脑异常不仅存在于第一代的后代中，也存在于后代的后代中——即使第二代从未接触过任何酒精。胎儿酒精暴露对大脑结构的这种转基因效应表明，酒精引起的疾病在改变的基因中可代代相传。尽管我们要小心甄别，不要夸大此类动物研究的结果，但其他研究领域也表明环境因素对基因改变所造成的影响，所以即便我们应该谨慎，这些发现都建议我们怀孕期间应避免饮酒。

染上酒瘾的危险因素

任何人都可能依赖酒精，持续暴露在酒精下会改变大脑，产生酒精依赖性。每个人产生酒精依赖性及成瘾的风险虽然不一，但是只要脑部长时间暴露在足量酒精下，身体就会产生酒精依赖。暂时撇开已知的酒精依赖危险因子不谈，从数据上来看，一个人每天喝酒超过三杯，成瘾的机会通常便会显著增加。对女性来说，导致成瘾的量大约是每天三杯。另一个一致的发现是，酒精成瘾的人往往表示，他们喝酒是为了减轻情绪上或社交上的困扰。换句话说，如果有人想借助喝酒来自我疗愈，以逃避情绪或社交方面的问题，就特别容易染上酒瘾。但是，借酒浇愁并不能解释所有的酒精成瘾，最大的问题仍在于：为什么有些人就是会选择喝这么多酒而导致上瘾？

遗传因素

遗传因素也可能导致酒精依赖，证据主要来自双胞胎研究。这些双胞胎的家长染有酒瘾，但一出生就被没有酒瘾的养父母收养。这类研究让研究人员得以厘清酒瘾的先天与后天成因。目前很清楚的是，酗酒有一部分来自遗传，但单凭遗传并不足以发展成酗酒。这些研究到目前为止的实际价值，是在容易产生酒精依赖的个体及家族身上找到共同的性状或标记，这有助于辨认可能染上酒瘾的个体。如果某人知道自己罹患这种病症的风险高于一般人，就可以对喝酒做出更明智的决定。

酒精成瘾显然就像糖尿病一样，会在家族内遗传。家族没有酗酒史的男性，发生酗酒问题的风险大约是 10%，女性约为 5%。然而，如果家族有酗酒问题的病史，风险几乎增加一倍。例如，假设有个女性的一等亲（子女、兄弟姐妹或父母）有酒瘾，那么她染上酒瘾的风险将从 5% 上升到 10%。以男性来说，若一等亲有酒瘾问题，他的风险就从 10% 提高到 20%。因此，男性及女性的风险都增加一倍。如果一等亲、二等亲（如叔伯、阿姨、姑姑、祖父母）及三等亲（如表亲、曾祖父母等）中的两方有人酒精成瘾，男性染上酒瘾的风险便上升至 30%，女性则上升至 15%。因此，父母有酒瘾，孩子染上酒瘾的风险也增加，而男孩的风险又比女孩高。

重要的是，这些家族研究并不能确证酗酒的遗传基础。许多非生物学的因素也可能强烈影响饮酒行为，例如被有酒瘾的养父母养育。许多研究显示，在酗酒问题严重的家庭中成长的孩子，未来依赖酒精的机会也相对较高。

男性特有的风险

虽然男女都可能因遗传导致酗酒，但男性受遗传因素的影响似乎特别强烈。有一些研究比较了两方人，一方的父亲有酒瘾而另一方则无，结果发现，父亲有酒瘾的人，受酒精伤害的程度通常小于父亲没有酒瘾的人。然而，在刚开始喝酒时（酒精的愉悦效果较强），父亲有酒瘾的人似乎比较容易受酒精影响。这些差别显示，父亲有酒瘾的人，似乎比一般人更容易感受到酒精的愉悦作用，身体所受的损害却比较小，使得这些人更容易继续饮酒，长久下来便更容易上瘾。

此外，有些特定类型的酒瘾似乎大多数发生在男性身上，这种酒瘾称为第二型酒瘾，特征是在青春期就开始有喝酒、攻击行为、犯法及其他药物滥用问题。第二型酒瘾被认为受到遗传因素的强烈影响。第一型酒瘾发生于成年的男性及女性，比第二型酒瘾更普遍，却相对不严重。父亲或兄弟有第二型酒瘾迹象的男性，喝酒前应三思。

如何发现有酗酒问题的人

医疗人员通常会利用几种简单的筛检方法来评估某人是否有

酗酒问题。不过，在说明这些方法之前，必须先提醒以下两点：首先，酒精滥用、酒精依赖或酒瘾一定要由经过医疗专业训练的人来诊断，因为这些都涉及非常复杂的医疗及心理状态，没有任何一种筛检工具简单到足以由一般人去做评估。其次，如果怀疑亲戚朋友有酗酒问题而当面询问对方，可能只会带给对方伤害而非帮助。或许有人是诚心提供协助，但对方可能只觉得自己遭到指控，因而逃避协助。医院及诊所常使用以下筛检方式来初步发现可能的酗酒问题。

目前使用最广泛的筛检方式称为 CAGE：

• 你是否曾经觉得自己应该少喝点酒（Cut down）？

• 你是否曾经因为别人批评你喝酒而觉得很烦（Annoyed）？

• 你是否曾经因喝酒而觉得愧疚（Guilty）？

• 你是否曾经觉得需要喝酒来让自己醒过来（Eye-opener），也就是喝杯酒作为一天的开始？

如果有两个以上的答案为"是"，受试者便可能有某种程度的酗酒问题。但请记得，筛检本身并不完善。我们不难想象，曾经酗酒但已多年没喝酒的人，也可能四个问题都回答"是"。

另一个筛检方法特别适用于女性，称为 TWEAK：

• 耐受性（Tolerance）：你通常喝多少才会觉得愉悦？

• 担忧（Worried）：你的亲友曾担心或抱怨你喝酒吗？

• 提神（Eye-opener）：你是否有时要先喝一杯酒让自己醒过来？

• 健忘（Amnesia）：是否曾经有朋友或家人讲起你在喝酒时说过或做过的事情，但是你却记不起来？

• 减少 [（K）Cut]：你是否有时觉得自己应该少喝点酒？

这种检测的计分方式与 CAGE 不同，但是如果受试者的得分在三分以上，就可能有酗酒问题。

关于这类筛检技术，最终要提醒的是：这些方法都仰赖一项重要条件（而且不一定很可靠），就是受试者的回应。受试者可能因为种种理由而未能正确回应。因此，尽管这些筛检工具有助于初步发现问题，却不能只用这个方法去做判断。

女性应特别注意事项

敏感性的差异

酒精对每个人的作用不一，对男性及女性的影响也有某些重大差异。随着女性在社会上的角色越来越显著，也享有更多喝酒的自由（也或许更受鼓励）。因此，女性喝酒的情况越来越普遍。在过去五十年中，女性饮酒者比例不断增加，增长速度也在加快。目前大约 69% 的女性饮酒，9% 为重度饮酒者，即一天喝四杯以上。最新研究表明，女性饮酒量显著提高，这是由过去的大幅增加推动的。因此，饮酒对女性健康的影响成为越来越普遍的公共卫生问题。

女性身体在很多方面都跟男性大不相同，对酒精也有不一样的反应。例如，女性的体形通常比较小，但是体脂率却较高，因此喝下等量的酒时，血液中的酒精浓度往往高于男性。此外，有种称为乙醇脱氢酶（ADH）的化学物质，能够在酒精被吸收进入血液之前，先在胃里分解部分酒精。40 岁以下女性的胃里，

ADH 的量似乎比较少，因此，与男性相比，她们所喝下的酒精有更高的比例会被吸收到血液中。事实上，如果喝下等量的酒精，女性血液中的酒精浓度可能比男性高出 25% ～ 30%。女性朋友应该了解，即使喝下与男性等量的酒，身体遭受的伤害却可能严重许多。

对健康的影响

女性喝酒导致肝脏受损的风险也明显比男性高，即使量较少、时间较短也一样。有报告指出，女性每天只要喝一杯半到三杯，肝脏受损的风险就会增加，原因可能出在女性身体是以不同方式代谢酒精的。

同样，女性的胰脏也比较容易因为喝酒而受损。胰脏细胞制造消化所需的化学物质，若胰脏细胞因酒精而受损，消化酶开始外漏，便可能分解胰脏本身的组织。虽然男性与女性都可能面临这种问题，不过女性身体往往更快出现这种疾病。

女性也更容易因为喝酒罹患高血压，而血压高是心肌梗死及中风的主要原因之一。每天喝酒二到三杯的女性，罹患高血压的风险比一般女性高 40%。好消息是，一旦停止喝酒，增加的风险就会减低。尽管如此，女性即使只是适度饮酒，也会大大增加患高血压的风险。

女性饮酒也会提高罹患乳腺癌的风险。导致风险增加的最小摄取量目前尚未确知，不过有确切的证据显示，即使每天只喝酒一到二杯，也可能提高女性罹患乳腺癌的风险，且只要再增加一点，就足以让风险剧增。例如，一项分析显示，女性每天喝酒二到四杯，罹患乳腺癌的风险增加 41%；另一研究则指出，女性平均每天喝酒三杯以上，罹患乳腺癌的风险就比一般女性高出 69%。

最后，女性长期酗酒似乎更容易影响大脑功能，也更容易出现认知功能缺损。

社会及心理议题

尽管过去数十年来人们更能接受女性喝酒，不过仍有多项研究显示，饮酒量高的女性比男性更易受人指责。此外，酒精成瘾者中，女性的离婚率比男性高，这显示女性比较不会与酒精成瘾的配偶分开，男性则相对较会。

酒精与性

啤酒广告往往让观者以为喝酒能够助"性"，大大提升性生活品质。不过真相却是，酒精对于性功能的影响大都是负面的。当然，人们喝酒之后可能自觉更具魅力、更性感，也更可能觉得自己的性能力良好。但通常经过整晚酗酒后，身体在床上往往力不从心，男性应该好好思考"醉酒后阳痿"（brewer's droop）一词的含义。

多达 40%～90%（数据依各研究而异）的男性长期酗酒者描述自己的性欲降低。研究发现，长期酗酒者有勃起能力下降、精液产量降低及精子数减少的情形。最新研究表明，每周仅喝五杯就会导致精子减少。事实上，男性酒精成瘾者的睾丸可能会缩小（啤酒广告通常不会呈现这项事实）。在极端情况下，某些长期的重度酒精滥用者还可能发生女性化综合征，包括体毛脱落和长出乳房组织。虽然这些影响最常发生在长时间重度酗酒的男性身上，但饮酒量较少也可能损害某些性功能及生殖功能。例如，证据显示，每天喝酒二到三杯可能会减低精子数量。

儿童及青少年

酒精是时下高中生最常使用的药物。尽管大多数高中生还不能合法购买酒精饮料，却有 80% 曾经喝过酒，且有近五分之一表示过去两周内曾经大量饮酒（连续喝酒超过五杯）。事实上这是好事，因为近些年青少年酗酒的人数已经发生了下降。但是这并不是故事的结局。最近的研究表明，在酗酒的中学生中，半数人一次会喝十杯甚至十杯以上，四分之一的人甚至会喝到 15 杯。这种饮酒程度并不局限于自我描述的重度饮酒者。美国高中生中，10.5% 的人表示在过去两周内至少有一次饮酒 10 杯或以上，5.6% 的人报告在过去两周内至少一次饮酒 15 杯或以上。因此，尽管"低级别"的（约一次喝五杯）酗酒数量有所下降，豪饮者的数量也还是相当高的。

大学生的情况则不像媒体所报道的那么简单，有关大学生狂饮的报道可能误导民众。首先，使用"狂饮"（binge drinking）一词并不恰当。许多人以为狂饮是指连续几天不断喝酒，且这段时间几乎一直处于酒醉状态。当然，这是非常危险的喝酒模式，但媒体所报道的大学生狂饮，却不是这种喝法。媒体所说的狂饮，是指男性一次喝酒五杯以上，或女性一次喝酒四杯以上，这明显足以令人陷入险境，但基本上并不是传统所认知的狂饮。我们倾向于称这种一次喝酒超过四杯或五杯的喝法为"高风险饮酒"，这个术语的含义更为清楚。大约有 40% 的大学生表示自己在过去两周内曾经高风险饮酒，但也有相当多的大学生完全不喝酒（20% ～ 25%，因大学而异）。因此，重要的是，尽管校园里有许多学生喝酒，但并非每个人都是一到周末就喝醉，且有许多学生根本滴酒不沾。喝酒的人还是会承担负面后果。每年有将近 60 万的大学生涉及与饮酒有关的非恶意伤害，超过 1800 人死于这些伤害。另外，每年有 25% 的大学生报告称自己的学术活动受到了与饮酒有关的负面影响，每年超过 15 万人的身体健康受到了饮酒的直接影响。很明显，大学生的饮酒问题将一直持续不断，并牢牢占据他们的大学生活。还要提醒大家一件重要的事情，即处于学龄但并未上学的年轻人也会饮酒。尽管在很长一段时间以来，非大学学生的高危饮酒率低于大学里的年轻人，但是现在他们已经赶上来了。

大家都知道未成年饮酒会引发许多问题，但近些年的研究持续表明，酒精对年轻人的大脑所产生的作用迥异于成年人，部分原因可能与大脑发育有关。例如，我们现在知道人类大脑要到 25 岁左右才算发育完全，而与计划及复杂判断最密切相关的额叶区，就是最后成熟的区域之一。此外，年轻的大脑在建立新的记忆上也拥有强大的能力，仿佛"专为学习而设计"。社会上所有人都在年轻时接受教育，因为此时的记忆与学习能力最强。然而，跟着这种旺盛的记忆能力而来的，是更多与喝酒有关的风险。动物实验研究显示，年轻的大脑较无法抵挡酒精的危害，特别是在学习及记忆功能方面。一项以人类为对象的研究显示，人在 20 岁出头时比在近 30 岁时更容易因为酒精而损害学习能力。因此，儿童及青少年饮酒将严重损害与学习能力相关的大脑功能。有某些非常详细的细胞研究指出此点，这些研究（当然，都只能以动物的脑组织来实验）的结果都明确显示，酒精会降低大脑在学习时所需的变化回路的能力，且这种影响在青少年的大脑中比在成人的大脑中更明显。来自动物的研究发出强烈警告，酒精对大脑制造新神经元的能力有强烈影响。通常情况下，新的脑细胞会在海马体中不断产生，而酒精减缓了这一过程——这可能是造成学习和记忆如此困难的部分原因，这种减缓作用在青春期动物的大脑中似乎比在成年人的大脑中更明显。

虽然这些研究显示，酒精对青少年学习及相关大脑功能的影响，比对成年人更强，但至少在一个方面，青少年受酒精的影响似乎远不如成人，那就是青少年比较不会因为酒精而昏昏欲睡。同样，我们也只能用动物来进行这些研究，不过结果却相当惊人。要让青春期的动物睡着，所需的酒精量比成年的动物多得多，而且即使在单一脑细胞的层次，青春期动物的大脑中，各种促进镇静（嗜睡）的功能被活化的程度都远小于成年动物。这意味着青少年在因为太困而停止喝酒前，可能已喝下远多于成年人的酒，而因此造成的认知功能受损，也可能超过成年人。还应该意识到，饮酒引起的打瞌睡也使很多人感到不快，甚至超过对酒后暴力的不快。多数人很享受刚开始小酌一两杯后的微醺之感，但是第三杯或第四杯之后，混沌的感觉令人不爽，因此会让人产生停止饮酒的动机。但是，如果这种混沌之感的效果在青少年身上表现得不够强烈，或者此时酒精量已经足够使饮酒者昏昏欲睡，饮酒者就不会像成年人一样适可而止。

研究成果表明，急性饮酒对青少年大脑的影响与成人不同，科学家开始怀疑这是否也意味着青少年大脑更容易受到反复饮酒的长期负面影响。动物实验研究验证了这一猜测。一项早期研究表明，青春期饮酒的大鼠在成年后更容易出现记忆功能受损的情况。重要的是，反复饮酒的大鼠并没有表现出类似的长期功能受损。这不仅表明青春期反复饮酒会对记忆力产生长期影响，青春期也是诱发这种长期影响的极度脆弱的时期。一些研究着眼于青少年饮酒的长期影响，而没有比较成年后类似的反应。这些研究对看待青少年饮酒的持久影响至关重要，但并没有解决青少年是否比成年人对这种影响更敏感的问题。例如其他动物研究所反映出的，青少年饮酒对社会行为的影响（包括承担风险）以及一些与额叶和"执行"功能相关的行为，且长期影响不仅限于行为。

过去十年的研究表明，青少年饮酒后大脑结构和功能发生了变化。最近的一项研究显示，在青少年时期多次饮酒的成年动物中，位于神经元表面并接收其他神经元传入信息的微小"棘"的数量显著减少。这似乎是由一种已知调节脊柱发育的特定基因增加引起的。因此，一些线索正在分子水平上告诉我们更多关于酒精引起变化的原因，这种线索对于理解如何防止或扭转饮酒带来的负面影响有很大的作用。但也才刚刚开始。其他研究表明，动物饮酒时，脑细胞的功能在非常基本的水平上改变，从而改变它们处理信息的能力。这些影响是非常持久的。特别有趣（也令人不安）的是，与之相比，青少年时期饮酒，这些基本脑细胞功能的变化要强烈得多，直到成年。换言之，青春期不仅是单次饮酒对大脑产生各种影响的时期，也是反复饮酒长期导致大脑脆弱性甚至是单个脑细胞脆弱性增强的时期。

尽管动物模型的基础研究很有前景，但我们总是很谨慎，更加重视从人类研究中了解到的情况。大脑造影研究显示，青少年时期喝酒可能对海马回（这是对学习新知识相当重要的大脑区域）特别不利。数据显示，从青少年时期开始酗酒的人，海马回的体积小于未大量饮酒的人。重要的是，尽管我们不应该过度解读这类研究（可能这些人的海马回本来就比较小），但这些数据至少应视为对青少年饮酒的警示。最新的研究避免了这种先有鸡还是先有蛋的问题，显示青少年饮酒对认知的长期负面影响，主要发生在记忆和额叶区（执行）的功能上。对一组青少年进行为期十年的跟踪调查研究显示，随着时间的推移，酗酒与言语记忆变差有关。一项针对十几岁到二十岁出头大学生的类似研究表明，"狂饮"之人的记忆力和执行力都有缺陷；另一项针对青少年的研究显示，饮酒量高的人在青春期晚期的言语记忆和视觉空间处理能力上也有缺陷。最近还有一项为期六年的纵向研究，参与者的年龄扩展到20多岁，发现青少年饮酒与较低的言语学习分数和回忆先前学习信息的能力缺陷有关。

对青少年饮酒后大脑结构的研究也提供了类似的警示。这项研究观察了与学习和执行功能相关的大脑结构，发现青春期酗酒的人，在青春期到中年的八年时间里，正常的发育过程发生了改变。这类研究跟踪了许多将近 30 岁的受试者，对这些后期时间点数据的研究将告诉我们很多关于青少年酗酒后赤字将持续多久。从我们的角度来看，动物模型的基础科学研究与人类青少年和年轻人的新兴研究的结合，为建议青少年停止饮酒的不断发表的强有力的科学文献增添了新的内容。新出现的底线是，青春期反复饮酒对发育中的大脑产生很多负面影响，其中某些还会持续到成年。

青少年应该远离酒精的另一个重要原因是，越早喝酒，就越有可能产生酒精依赖，两者的关联非常强。在青春期早期就开始喝酒的人，远比 21 岁以后开始喝酒的人更容易产生酒精依赖，日后也更容易复发。当然，还有许多其他原因也会提高此一风险，且不全是生物性的，但动物研究清楚显示，青少年往往比成年人更快产生对某些酒精作用的耐受性，这可能会促使他们不断喝酒。因此，美国州立法律规定 21 岁以上的成人才能喝酒，尽管具有争议，但从这个角度来看却极为合理。

大多数的家长往往对孩子喝酒一无所知。例如，尽管美国有 40% 的十年级生表示过去一年中喝过酒，却只有 10% 的学生家长认为自己的孩子在过去一年喝过酒。有意思的是，父母认为 60% 的十年级生在过去的一年里曾经饮酒。所以父母事实上过于乐观地估计了孩子们饮酒的数量，他们就是不认为自己的孩子是酒徒！再高一些年级的学生及其家长也有类似的差距。十二年级生的家长开始比较知道状况，不过仍然明显低估孩子喝酒的情况。这告诉父母一个重要信息，酒精无处不在，从许多角度来

看，孩子也越来越容易被鼓动喝酒。请与你的孩子好好谈谈酒
精，以及它的作用，还有他们会如何相遇。

与其他药物的危险交互作用

镇静剂

酒精最危险的混用药物显然就是其他镇静剂，如苯巴比妥及
戊巴比妥。酒精对大脑功能的抑制作用一旦与巴比妥类药物的作
用结合，便可能导致严重伤害、意识不清，甚至死亡。医学伦理
史上有桩知名案例：年轻女子昆兰（Karen Ann Quinlan）将一种
名为"快乐"的安眠酮（这是种强效的镇静药物）与酒精一起吞
下肚，从此昏迷不醒。这起悲惨的案例在美国引发了一项讨论：
能否为确定无法再苏醒的植物人移除维生系统，并因此受到全国
关注。

尽管只有少数人因为并用酒精与镇静剂而陷入昏迷或死亡，
但即使是相当低剂量的酒精与镇静剂结合，也可能造成危险，破
坏清晰思考、正确决定或开车的能力。平时能把这些事情做得非
常好的人，只要在几小时内喝下三到四杯啤酒，并混用小剂量的
镇静剂，也会变得完全无法处理这些事。若人体内有其他镇静
剂，酒精对人体的影响会完全无法预测。

抗焦虑药

抗焦虑药如安定、利眠宁（Librium）等，一般称为苯二氮
䓬类药物，用在治疗焦虑、睡眠障碍及癫痫上，戒毒诊所也用来

治疗酒精戒断综合征。这些药物属于镇静剂，如果与酒精混用，可能会造成严重嗜睡，增加居家与开车的风险。

抗生素

某些抗生素若与急性剂量的酒精混用，可能引起恶心、呕吐、头痛，甚至抽搐（癫痫）。可能导致危险的药物包括痢特灵〔Furoxone，即呋喃唑酮（furazolidone）〕、格塞可停〔Grisactin，即灰黄霉素（griseofulvin）〕、弗来吉尔〔Flagyl，即硝基甲嘧唑乙醇（metronidazole）〕、阿的平〔Atabrine，即奎纳克林（quinacrine）〕等。

抗凝血剂（血液稀释剂）

华法林〔Warfarin，如可迈丁（Coumadin）〕是处方药，作用是降低血液的凝结能力。酒精会增加人体内华法林的可用性，并增加严重出血的风险。但华法林在长期饮酒者身上的作用会降低，因而影响对凝血功能异常的患者的保护功效。

抗抑郁药

许多抑郁症患者都有饮酒习惯，而许多酗酒者也是抑郁症患者，因此，将抗抑郁药与酒精并用的情形很常见。酒精会增加三环抗抑郁药的镇静作用，如艾尔维乐〔Elavil，即阿米替林（amitriptyline）〕，这会同时损害心智与身体功能，影响如开车等生活技能。长期饮酒似乎能增强某些三环抗抑郁药，但也会减轻另一些同类药物，任何正在服用抗抑郁药的人都应该咨询医生，以了解所服用药物与酒精的交互作用。

降血糖药

口服糖尿病药物甲糖宁〔Orinase，即甲苯磺丁脲（tolbut-amide）〕能帮助糖尿病患者降低血糖。急性饮酒会延长这种药物的作用，长期饮酒则会减少药物在体内的可用性。酒精与某些这类药物一起使用时，也可能引起恶心、头痛。

抗组胺药

抗组胺药，例如苯那君〔Benadryl，即苯海拉明（diphenhy-dramine）〕为非处方药，可治疗过敏症状，有时也用来治疗失眠。这些药物都有镇静效果，并可能因酒精而增强，因而增加发生意外的可能。对老年人而言，这些药物可能引发严重头晕及产生镇静作用，与酒精并用更加危险。

抗精神病用药

Thorazine〔索拉嗪，即氯丙嗪（chlorpromazine）〕之类的药物可用于治疗精神病，例如妄想及幻觉等。短时间内喝下大量酒精可能增强这些药物的镇静作用，损害协调能力，并可能因抑制呼吸而致死。

抗癫痫药物

大仑丁〔Dilantin，即苯妥英（phenytoin）〕是常用来治疗癫痫的处方药。短时间喝下大量酒精会增加大仑丁的可用性，并增加发生副作用的可能。长期饮酒可能抑制大仑丁的可用性，降低药效且增加患者癫痫发作的风险，因此相当危险。

心脏病用药

治疗心血管疾病的药物相当多，急性饮酒可能与其中某些产生交互作用，使患者站起身时头晕或昏厥。这些药物包括治疗心绞痛的硝化甘油，以及下列降血压药物：利血平（reserpine）、阿多美特（Aldomet）、阿朴色林（Apresoline）及胍乙啶（guanethidine）。此外，长期饮酒可能降低高血压用药心得尔〔Inderal，即普萘洛尔（propranolol）〕的效果。

麻醉性止痛药

这类药物如吗啡、达尔丰（Darvon）、可待因、得马诺（Demerol）都是处方药，用来抑制中度至重度疼痛，如手术或牙科治疗后的疼痛。这些药物与酒精并用会加强两者的镇静作用，增加过量致死的风险。即使只喝一杯酒，都会显著增加达尔丰的镇静作用。这是最常见的药物并用致死情况。

非麻醉性止痛药

某些不需医师处方的止痛药如阿司匹林、安舒疼（Advil）、那普宁（Naproxen）等，可能引起胃出血并影响正常凝血功能，酒精会强化这些副作用。此外，阿司匹林可能增加酒精的可用性，因而增加一定剂量酒精的兴奋效果。如前所述，泰诺与酒精结合后可能会形成损害肝脏的化学物质，即使在建议用量内服用，或是在酒醉后服用以治疗宿醉，也都可能造成问题。

适量饮酒对健康的益处

放松及减压

只要是大量饮酒，无论是一次性或者持续数十年，都有可能严重危害健康及安全，这点毫无疑问。然而，酒精并非全无益处，若能适度且节制饮用，仍对健康有些许助益。例如，酒精的作用与抗焦虑药安定类似，因此对某些人来说，酒精是很有效的抗焦虑剂。偶尔小酌带来的放松感能帮助减轻压力，有助身体健康。但请记住：大量饮酒或经常借酒浇愁的人，很有可能染上酒瘾。用酒精放松、减压，必须尽可能节制。

预防心脏病

慢性酗酒无疑会伤害心脏，然而，最近的研究显示，少量饮酒（或许适度饮酒亦可）能降低冠状动脉疾病的风险，而冠状动脉疾病是心肌梗死的主因。但请注意，这项研究还在初步阶段，而且也不可能出现以酒精保护心血管的确切"处方"。尽管如此，越来越多的研究显示，每天喝半杯到一杯半酒，能显著降低冠状动脉疾病发作的风险。

一项来自美国哈佛大学医学院的研究，进一步支持了这些早期研究结果——至少对男性是如此。研究人员针对两万两千多名40～84岁的男性进行了一项长达十年的研究，发现跟每周喝不到一杯酒的男性相比，每周喝二到四杯酒的人死于心脏病或循环系统疾病的概率明显较低。在这十年当中，这些浅酌者也较少得癌症。然而，每天喝酒两杯以上的人，死亡率较平均值高 51%。这意味着男性以饮酒来维持健康的容许范围是很狭窄的，每周两杯似乎有益，但每天两杯则似乎有害。

然而，根据研究结果，喝酒对女性健康似乎是把双刃剑。适度饮酒似乎能降低女性罹患心血管疾病的风险，但研究也显示，每周喝三到九杯酒的女性明显比不喝酒的女性更容易罹患乳腺癌。尽管如此，罹患乳腺癌的原因相当复杂，饮酒与乳腺癌之间的确切关系仍有待进一步的研究。不论基于何种原因，适度饮酒的女性都应该密切注意与乳腺癌风险有关的最新信息。

降低死亡风险

目前已有几项大型研究（包括在东方及西方国家）指出，少量至适度饮酒可能降低中年男性的死亡风险。中国一项研究显示，每天小酌一到两杯酒的男性，过去六年半的死亡风险大约下降 20%，这项研究结果与在欧洲国家的研究相符。这种保护作用并不限于心脏疾病，这些适度喝酒者死于癌症或其他原因的机会也降低了。此外，喝什么种类的酒无关紧要，不管是啤酒、葡萄酒还是烈酒都能带来同样的益处，只要平均一天不超过两杯即可。超出这个量，死亡风险便增加约 30%。酒精似乎对妇女也有类似的保护作用，但是，正如上文所述，女性也比较容易受酒精的负面作用影响。因此，大多数研究指出，女性每天饮酒不宜超过一杯。关于心血管原因造成的死亡，2017 年一项针对 30 多万名参与者进行的研究表明，轻度饮酒者死于心血管疾病的风险降低了大约 20% ～ 30%，在男性和女性身上都发现了这种好处。

　　因此，如果你想得到酒精的药效，就必须像吃药一样，一次只喝一点，这似乎就是饮酒的底线。

第 二 章

咖啡因
Caffeine

药物类别 | 兴奋剂。

药物种类 | 咖啡（240 毫升，75 ～ 150 毫克）、茶（240 毫升，30 ～ 60 毫克）、软性饮料（350 毫升，20 ～ 50 毫克）、能量饮料（250 毫升，30 ～ 80 毫克）、其他能量配方药品（浓度各异）、非处方止痛药（30 ～ 70 毫克）、非处方兴奋剂药物（100 ～ 200 毫克）、部分处方用药（浓度因药品而异）。

迷醉作用 | 少量至适量摄取时，许多人表示有提高警觉及集中注意力的作用，甚至感到狂喜。高剂量可能导致紧张及烦躁。

过量及其他不良影响 | 因咖啡因过量而死相当罕见，但并非不可能。咖啡因中毒症状包括：焦躁悸动（不自主的抖动）、恶心、呕吐、心跳不规则或过快，以及心智混乱。极端情况下可能导致谵妄或癫痫（抽搐），甚至停止呼吸而死亡。在比较轻微的情况中，高剂量的咖啡因确实与恐慌症有关。

对小孩来说，大约每公斤体重摄取 35 毫克的剂量（以 22.5 公斤重的孩子来说，约 800 毫克）就会产生毒性作用。只要吃下四片咖啡因片（Vivarin）或喝下约七杯浓咖啡，就可能达到这个剂量。

与其他药物并用的危险｜ 咖啡因能升高血压，因此有些医生会告诫高血压患者或其他心率异常患者必须限制咖啡因的摄取。此外，若正在服用其他可能升高血压的药物，也要谨慎摄取咖啡因，这些药物包括：属于单胺氧化酶（monoamine oxidase，MAO）抑制剂的抗抑郁药，例如马普兰（Marplan）、那地尔（Nardil）及帕耐特（Parnate），以及含有苯丙醇胺（phenylpropanolamine）的高剂量感冒药。由于咖啡因是兴奋剂，因此能够加强某些更强效的兴奋剂，如可卡因、安非他命或甲基安非他命。

咖啡因简史

人类使用咖啡因的历史相当悠久且千头万绪，要简述咖啡因的历史相当困难。今天，咖啡因广泛见于各种汽水、"能量饮料"、止痛药和药物中，但在历史上，咖啡、茶、巧克力等，都是人们常用的含咖啡因产品。茶的起源可追溯到 4 世纪的中国，当时人们认为茶有显著的药性。在 16 世纪，茶的医药用途也增强了欧洲人对茶叶的兴趣，但不久后，茶的兴奋作用也受到重视。古老的传说也指出，早期服用咖啡豆的人发现这种豆子的效用非常强大，因此认为咖啡豆具有神圣的力量。这些传说也显示，服用者一开始就注意到咖啡豆的兴奋作用，并为此而服用。有个常见的故事如下：有个牧羊人发现羊儿嚼了咖啡豆后变得兴奋，因而跟着嚼了起来，不久，其他人也养成嚼咖啡豆的习惯，以便在独自长时间工作时维持精力及集中精神。

咖啡种植最早始于 6 世纪的也门，然而，当时许多宗教领袖对咖啡所知不多，还大力主张咖啡将引发个人（及政治上）的变节背叛。另外，咖啡能够消除疲劳、增强身体耐力，这一点不仅深受喜爱，也在某些人当中赢得能激发思考与智慧对谈的美誉。

到了 17 世纪，贸易商将咖啡引进欧洲，"咖啡馆"（coffeehouses）数量迅速扩增，而这些咖啡馆的特点之一便是充满智慧的对谈。但这些谈话内容不全然被视为政治正确，在英国，咖啡馆就不合法。这项禁令为期不长，之后咖啡馆及喝咖啡的风气更加盛行。事实上，在人们心目中，咖啡馆俨然成为向当红的学术及政治人物学习的场所。同样，咖啡馆所营造的环境，也酝酿出企业经营及商业的创造性思维。举例而言，保险业巨子伦敦的劳埃德保险公司（Lloyd's of London）就肇始于 18 世纪一家咖啡馆中。

咖啡与美国也颇有渊源，虽然有很长一段时间，英国的殖民地都以茶为咖啡因饮料的首选。1765 年的英国印花税法及 1767 年的贸易收入法（Trade Revenue Act）都规定对进口至殖民地的茶叶征收高额税金。这当然引起了反叛的浪潮，其中，波士顿茶党是最有力的反抗象征，并因而引发了美国独立战争。因为抗议征收茶税，咖啡从此成为美国人首选的咖啡因饮料。到了 20 世纪 40 年代，美国的咖啡消费量达到最高峰，每人每年大约消费 9 公斤。虽然到了 90 年代初期，平均消费量已下降到每人每年 4.5 公斤，但这不代表美国人的咖啡因消耗量减半，因为尽管咖啡的消费量减少，含咖啡因的软性饮料消费量却快速增加。不过，近年来咖啡又卷土重来，从 80 年代开始，精品咖啡店及咖啡馆如雨后春笋般遍布美国西岸，并蔓延至全国。如今美国人所消费的咖啡种类及咖啡类饮品的类型之多，都远胜过去。据估计，超过 80% 的美国成年人有每天喝咖啡的习惯，每人每天可能平均喝三杯。

最后，要谈咖啡因的历史，就不能不提另一种含咖啡因的饮料，即巧克力。巧克力其实比咖啡或茶都更早引进欧洲，但当时引进的主要是一种浓稠预制品（把可可核加工、研磨而得），并没有立即风行。19 世纪，荷兰人研发了一种加工方法，去除这种粗制品中的多数脂肪，得到较为精致的巧克力粉。而后，有人把去除的脂肪与糖和巧克力粉混合，于是巧克力棒在 19 世纪 40 年代问世。随着制作技术在欧洲越来越普及，巧克力的使用也越加广泛。每 28 克的黑巧克力约含有 20 毫克的咖啡因，也就是说，一条 115 克重的巧克力棒约有 80 毫克的咖啡因，与一杯滴滤壶煮出的咖啡差不多。

咖啡因如何在体内代谢

咖啡因几乎都是口服，因此主要经由胃、小肠及大肠的内膜吸收进入血液。胃脏吸收咖啡因的速率相当缓慢，因此大部分咖啡因都是由小肠吸收。然而，咖啡因一旦进入肠道，几乎就会被完全吸收。摄入一定量的咖啡因后，完全作用的时间在 30 ～ 60

分钟不等，主要取决于胃及小肠内的食物量，以及所服用物质的咖啡因浓度。

咖啡因会均匀分布全身，由肝脏代谢，分解后的产物再经由肾脏排出体外。由于咖啡因的半衰期大约是三小时，人体排除咖啡因的速度也相当缓慢，因此，上午摄入的咖啡因直到下午还会有部分留在体内。若整个上午或下午接连喝了几杯咖啡或含咖啡因的汽水，体内的咖啡因就会继续增加，最后到一天终了都还觉得神经相当紧张。

咖啡因的作用

咖啡因是黄嘌呤类化合物中最为人所知的一种。茶叶中的茶碱也是黄嘌呤，由于茶碱能够放松并畅通呼吸道，因此也是医师治疗呼吸困难的处方成分。然而，茶碱在茶汤中的含量相当少，因此刺激作用并不显著。巧克力中除了少量咖啡因之外，还含有可可豆碱，可可豆碱也是黄嘌呤，但效力远远低于咖啡因。

所有的黄嘌呤，包括咖啡因在内，都具有多种作用。最主要的作用是阻断大脑中一种称为腺苷的神经传导/调节物质的传递。腺苷的受体也见于身体其他部位，包括血管、脂肪细胞、心脏、肾脏，以及数种平滑肌。黄嘌呤的多重作用相当复杂，这是因为这类物质对某个系统的直接效果可能会因为其他系统的间接影响而增强或抑制。

对大脑的影响

　　腺苷受体是咖啡因主要的作用部位。当腺苷与受体结合时，能产生镇静效果。腺苷是细胞代谢的副产品，会从细胞内渗出，因此，神经细胞一变得活跃，就会产生更多腺苷去对所有神经活动"踩刹车"，这是大脑高明的自我调节。咖啡因能降低腺苷的作用，因而活化脑部活动。这项绝佳例证说明了我们能够利用药物减少某种抑制型神经递质的运作，借此加强另一种神经作用（负负得正），而以咖啡因来说，便是对中枢神经系统产生刺激作用。运用脑电图（EEG）的研究显示，200毫克左右的适度剂量（等于喝下一到两杯浓咖啡），会刺激大脑活动。500毫克以内的稍高剂量则会加速心跳与呼吸。这些中枢受到活化，也会造成脑血管收缩或变窄（不过咖啡因对大脑以外的血管却有刚好相反的直接作用：使血管扩张或变宽）。

　　咖啡因也会降低大脑的血流量。对大脑产生如此强烈刺激作用的药物，实际上却会降低大脑的血流量，乍听之下实在很怪。研究显示，在250毫克的剂量下（等于喝下二到三杯咖啡），大脑灰质（主要由神经细胞构成）的血流量减少近四分之一，大脑白质（神经纤维通过此区域与各神经细胞群连接，形成各种功能回路）的血流量减少约三分之一。咖啡因虽然降低了大脑皮层的血流，却仍对大脑产生强大的刺激作用，可见实际的刺激作用有多强。此外，无论是大量饮用还是喝得很少的人，相同剂量的咖啡因对脑部血流量的影响都一样，这显示咖啡因对血流量的影响并没有耐受性的问题。

人们可能对咖啡因的某些作用产生轻微的耐受性，但具有耐受性的人多半仍可借助增加剂量来活化大脑。比起身体其他部位，咖啡因对大脑的活化作用较不容易产生耐受性。

骤然停止摄取咖啡因会产生戒断症状，这也指出了人体可能会对咖啡因产生依赖性。在最后一次摄取咖啡因的 12 ～ 24 小时之后，使用者会感到头痛及疲劳，可能持续几天到一周，不过最难受的往往是开始戒断的最初两天。泰诺或布洛芬等非处方止痛药都能缓解这种头痛，在戒断期间可以适量服用，不过要小心避开含有咖啡因的止痛药（见后文中附表"非处方药物中的咖啡因含量"）。

许多人自觉非常享受（实则也依赖）咖啡因对精神层面的影响，尽管那还不构成我们所谓的成瘾，但多数人是因为咖啡因的愉悦效果而持续使用。因此，戒咖啡因也意味着放弃咖啡因的提神及轻度兴奋作用，而这可能已是咖啡因使用者每天生活中重要的一部分。此外，习惯饮用含咖啡因饮料的人常在每天同一时间或前后饮用，因此，这件事本身可能已成为重要的日常仪式，我们应了解，改变这类仪式可能也很困难。

对身体其他部位的影响

心脏

咖啡因以两种方式作用于心脏：影响调节心血管系统的大脑中枢和直接对心脏产生作用。高剂量咖啡因（一般指高于 500 毫克，约四杯浓咖啡的含量）能使不耐受咖啡因的人每分钟增加

10 ～ 20 次心跳（从 80 ～ 90 次之间起跳），这个剂量可能使某些人短暂心律不齐。然而，早上喝一杯咖啡，通常不会对健康的心脏产生太大的影响。

咖啡因与逐渐形成的心脏疾病是否有关，仍有争议。目前科学文献对于持续饮用咖啡因是否会增加心脏疾病或心肌梗死的风险，仍没有定见。一项针对男性的大型研究发现，喝咖啡与心脏疾病之间没有一定关系，但一些其他研究却发现，习惯喝咖啡的人发生心肌梗死的风险较高。2017 年，《营养学年刊》（*Annual Review of Nutrition*）发表了一篇大型综述文章（研究人员回顾多年甚至几十年来关于某个特定主题的研究论文，试图得出普遍结论）。结论是，每天摄入少量咖啡对心血管有很小（5%）的保护作用。看来适度饮用咖啡因（平均每天最多 500 毫克）可能不会大幅提高患心脏疾病的风险，但超过这个剂量可能会增加心肌梗死的风险，心肌梗死的高风险族群尤其如此，包括吸烟者、体重过重和家族有心脏病史的人。

咖啡因也会让血压升高，高血压患者应该引起注意。心脏病专家建议患有高血压或有心律不齐病史的人减少咖啡因摄入或避免摄入。而正常人通常需要摄入相当高的剂量才能使血压大幅升高。

胆固醇

人们怀疑饮用咖啡会增加胆固醇指数已有一段时间，但目前仍有争议。可以说，不排除两者间有关系，不过真相未明。一项严谨的研究显示，每天喝五到六杯咖啡将导致低密度胆固醇量增加 10% 以上（低密度胆固醇可能增加罹患心脏疾病的风险，故属于"坏"胆固醇）。然而，如果是使用滤纸滤泡的咖啡，就没有这个问题。虽然原因目前并不十分清楚，但一些研究人员认为，这可能是因为滤纸吸附了咖啡豆的油脂及其他促使脂肪在血液中堆积的物质。

肾脏

早上喝咖啡后跑厕所，是许多人都有的经验，原因可能是咖啡因对肾脏的直接作用及对大脑的影响。咖啡因会影响肾脏的腺苷受体，达到类似利尿剂的作用，促进尿液生成。咖啡因也可能减缓大脑释放一种减少尿液生成的抗利尿激素。

消化系统

咖啡中的酸质、油脂及咖啡因都可能刺激胃黏膜并促进胃酸分泌，导致胃发炎。然而，由于不含咖啡因的咖啡也会造成几乎相同的影响，因此咖啡因可能并非主要肇因。虽然咖啡曾经被认为会造成溃疡，但现在已知溃疡的主因是幽门螺旋杆菌。咖啡及阿司匹林等刺激性药物可能会损坏保护胃壁的黏膜，因而成为帮凶，但药物本身应不会造成溃疡。在某些个案中，咖啡中的咖啡因会使胃酸逆流到喉头，造成痛苦的胃灼热。

呼吸系统

咖啡因及类似药物对于呼吸有两种相当不同的影响，上文已说明其中一种：增加呼吸速率。此外，茶碱有时也用于治疗早产儿的呼吸问题。黄嘌呤则能放松支气管（即空气进入肺部的管道）的平滑肌，对于治疗气喘（因支气管收缩而造成呼吸困难的疾病）非常有用。过去茶碱广泛用于治疗气喘，现在也偶有使用。但由于茶碱容易引发不良反应（引起烦躁、胃部不适），加上研究人员已经研发出更有效的治疗方式，因此已经很少使用。

妊娠和生殖系统

多年来的动物研究表明，咖啡因的摄入与出生缺陷之间存在联系；以往的人类研究表明，怀孕期间喝咖啡的女性所生的婴儿，出生时体重偏轻。这些发现在相当长的一段时间里存在争议，但现在看来很明显，怀孕期间摄入咖啡因可能有害。上述综述分析发现，妊娠期间摄入咖啡因与许多风险升高有关，包括出生体重偏低和中止妊娠。因为咖啡因很容易到达胎儿体内，而且在怀孕期间，咖啡因分解能力会降低，所以每次摄入咖啡因后，胎儿可能会长时间暴露在咖啡因中，这也会影响胎儿生长。也有一些证据显示，服用咖啡因（相当于每天饮用多于一杯咖啡）可能显著降低妇女受孕的机会。最后，有关咖啡因引发乳房纤维囊肿乃至乳腺癌的关联，研究结果间也互有矛盾。咖啡因与这类疾病的关联仍有许多疑问，且大多数研究结果并不支持咖啡因与乳腺癌有关。

眼睛

咖啡因会使眼部微血管收缩（变窄），使得进入眼睛细胞的营养物质减少，也降低清除废物的速率。

咖啡因与压力

咖啡因会提高一般的压力反应。在承受压力时，肾上腺素会受到活化，而咖啡因能增加肾上腺素分泌。因此，咖啡因使用者（或者承受压力时会摄取更多咖啡因来增进工作效率的人）出现的压力反应，可能比压力本身所能造成的还要大。在压力下，肾上腺素使血压升高，而咖啡因促进肾上腺素分泌，则更加剧此种情形。因此，咖啡因结合压力所产生的压力反应，将大于两者分别造成的反应。

咖啡因与恐慌症

咖啡因可能引发某些人的恐慌症。恐慌症通常是突然发生，带来强烈的恐惧及受威胁感，时间可能很短暂，却会让人变得相当虚弱。咖啡因似乎会让发生过恐慌症的人更容易复发，然而，也有研究指出，相当高剂量的咖啡因（大于700毫克）能让没有恐慌症经历的人产生恐慌症。

增强体能

对某些人来说，咖啡因能够稍微增强身体耐力，并延缓剧烈运动产生的疲劳。可能的原因之一，是咖啡因能把脂肪释入血液，提供身体所需的能量，让身体保留其他能量储备（糖类），运动员因此得以从事较长时间的体能活动。咖啡因也有助于提高运动时的肌肉表现，不过原因尚不清楚。可以确定的是，咖啡因使支气管扩张，让空气更容易进入肺部，这似乎能增进某些类型的体能。最近一项针对竞技自行车运动员的研究表明，在 30 公里计时赛最后三分之一的赛程中，含有咖啡因的口香糖改善了运动员的冲刺表现力。无论男女，都是如此。尽管研究采取了许多生理措施，但无法确定哪些特定的身体功能是改善的原因；但研究人员得出结论，这种影响很可能施加于大脑，而不是对肌肉或呼吸功能产生了影响。不过，目前针对训练有素的运动员所进行的透彻研究，还没有得到确定的结果。咖啡因在某些情况下似乎能增强体能，某些情况则否，因此还无法形成定论。

不过，对于希望借助咖啡因来提升体能的人，还是要提醒两件事情。咖啡因会利尿而加速水分流失，从事长时间运动如长跑或骑自行车时，摄取咖啡因可能使人更快脱水，气温高的时候尤其需要注意。另一个要注意的是咖啡因对于心跳速率及心跳节律的影响，剧烈运动显然会对心脏造成负担，因此，患有心血管疾病的人如果利用咖啡因来增强体能，可能会出问题。

在意体重的人可能会对咖啡因与脂肪代谢的课题感兴趣。市面上有些含有咖啡因及茶碱的产品宣称能够"燃烧脂肪"，例如有种茶碱乳霜就标榜只要涂抹在碍眼的肥胖部位就可以消除脂肪！不幸的是，目前还不能确定这种治疗方式是否有效（如何让茶碱通过皮肤进入脂肪细胞，可能便是一大问题）。

同样，咖啡因与运动结合起来是否能促进身体燃烧脂肪以达到减肥效果，也是相当令人感兴趣的课题。脂肪细胞确实有腺苷受体，而黄嘌呤也真的可以释出少量储存的脂肪，因此有些含有咖啡因的食品也被当成脂肪燃烧食品来售卖。然而，相关学术研究已证明这类产品的效果有限。在未来，咖啡及其他性质相近的物质可能成为减肥的有效方案，但目前来说，除了传统的运动及健康饮食之外，并没有其他方法可以消除脂肪。

积极健康效应

尽管我们已经非常严谨地解读了相关研究结果，自 1995 年起美国国家癌症研究所历时 13 年，从超过 40 万的 50 ～ 60 岁人群中收集健康数据的大型研究结果仍然显示，在这 13 年中每天喝三杯咖啡的男性死亡率要低 10%，女性则为 13%。这项研究的初衷不是要回答为什么喝咖啡能延长寿命，但结果依然值得关注。最新同类研究表明，适度饮用咖啡或许有助于预防癌症，因为咖啡因能够增强人体 DNA 修复的机制。还有，咖啡可以改变我们肠道中的微生物群，从而对健康产生积极作用（保持胃肠道中不同细菌的平衡）。例如，众所周知，咖啡具有抗炎作用，减少炎症对健康有广泛的积极影响。现在人类和动物实验研究均表明，咖啡的抗炎作用可能与其对肠道微生物群的影响有关。此外，咖啡因的使用对一些神经退行性疾病，特别是帕金森病和阿尔茨海默病具有预防作用。咖啡因已被证明通过对腺苷受体的抑制作用来保护神经元，因而减少患此类疾病的概率。但是，在你为了保持晚年大脑功能并养成摄入大量咖啡因的习惯之前，先等等专业临床试验来证实相关性，这才是明智之举。尽管如此，考虑到适量的咖啡因似乎对健康有益，所以没有什么理由停止使用它（除非你正在怀孕或备孕）。

关于阿尔茨海默病的几项研究表明，咖啡因有益于抵抗记忆力的降低和退化。在其中一项研究中，我们用"轻度认知障碍"这个阿尔茨海默病最有代表性的症状做研究，对患者开始病发前和几年后分别做了记忆力和咖啡因摄入水平的测量评估。那些在这几年里规律地饮用三杯咖啡的患者相比不饮用咖啡的患者，更少出现病情加重的情况。这并不意味着咖啡因能够防治阿尔茨海默病。这可能是因为饮用咖啡的人习惯的生活方式中有别的东西能够帮助抵御阿尔茨海默病的症状出现。例如，由于咖啡因有兴奋作用，所以可以使人对事物更加敏感，从而更加有益于他们去从事社会和动脑的活动，这两种活动都能促进老年人在认知方面的健康情况。

另一项研究是，在实验室检测大脑一定时间缺氧而造成记忆力受损的动物。这种情况就是所说的"局部缺血"，经常发生在遭受中风的人群中，会导致记忆力和其他认知的缺陷。这项研究显示，一半的小鼠在缺氧之前接受一定剂量的咖啡因，另一半则没有。结果接受了咖啡因的小鼠较之于未接受咖啡因的小鼠在重塑记忆能力方面快 33%。似乎是咖啡因能够使动物的大脑免受缺氧造成的完全伤害。这可能是由于咖啡因扰乱了腺苷在大脑中的作用。咖啡因能够让人产生警觉性，我们曾经阐述过为什么上述过程是其中的一个原因。但是，当脑细胞受伤或处于压力之下，腺苷能达到一定高的水平，实际上会损害脑细胞。摄入咖啡因能够降低由于腺苷上升可能造成的毒副作用。当然，这并不意味着每个人都应该每天沉浸在咖啡因里防止自己得中风或脑损伤。但是如果真让你撞上了，咖啡因或许真的会有积极的保护作用。

咖啡因与钙

钙是营养保健的重要一环，对于骨骼的发育及强化尤其重要。咖啡因会促进钙质排出，降低体内的钙含量，但效果有限。例如一项针对女性精心设计的长达 11 年的跟踪调查结果显示，每天喝四杯或四杯以上咖啡的人与只喝一杯的人相比，骨密度低 4%。虽然差别很明显，但似乎也没构成可怕的后果，因为高摄入组的女性，骨折的风险也并不大。有些研究也显示，咖啡因可能降低人体对钙质的吸收，因此通过食物或营养补充品摄取钙质的效果，会因为咖啡因而打折。尽管科学家对咖啡因是否影响钙质摄取还有疑问，但也有营养学家建议，服用钙补充剂的人，尽量不要跟咖啡同时服用，可以在第一剂咖啡因之前一个小时左右或者在一天的最后几个小时内补充。

治疗头痛

咖啡因能够治疗偏头痛，原因可能是咖啡因能使血管收缩。感受到头痛迹象时立即摄取咖啡因，效果尤其良好。一般而言，疼痛恶化后再来止痛会比防止疼痛扩大要难得多，因此在刚出现偏头痛征兆时，马上来杯浓咖啡，有助于拦阻偏头痛正式发作。咖啡因也能增强治疗偏头痛的药物的疗效，在出现头痛迹象的第一时间服用最为有效。也有人宣称，咖啡因也能治疗偏头痛以外的头痛，因此不难理解某些非处方止痛药［如阿纳辛（Anacin）、埃克塞德林（Excedrin）、Goody's Powders］也含有咖啡因。然而，咖啡因在这方面的功效并未获得证实。

人体如何摄取咖啡因

咖啡

同样一杯咖啡，咖啡因含量却可能有极大差异，主要取决于以下几个因素。

咖啡的品种

罗布斯塔种（Robusta）咖啡树通常生长在非洲，其咖啡因含量约为产自南美、中东以及其他地区的阿拉比卡种（Arabica）的两倍。罗布斯塔咖啡通常比较便宜，经常用于大规模生产的罐装咖啡，但是厂商在包装上却可能不会注明所用的咖啡豆。一般认为阿拉比卡咖啡比较高级，风味较佳，虽然不难买到，但主要渠道是精品咖啡零售商以及目前迅速流行的邮购。阿拉比卡比罗布斯塔更常以全豆形式售卖。一杯由阿拉比卡咖啡豆冲泡的咖啡通常含有 70～100 毫克的咖啡因，而罗布斯塔咖啡则可能接近 150 毫克。

烘焙方式

深度烘焙咖啡豆的咖啡因和酸质含量都比浅度烘焙的咖啡豆低。很多人认为，深度烘焙咖啡豆由于煮出的味道往往较为强烈，因此含有较多咖啡因。事实上，这类咖啡豆因为焙烤较久，反而有更多时间分解咖啡因。

研磨粗细与冲泡方法

冲泡方法与研磨粗细间的交互作用，会显著影响咖啡的咖啡因含量。咖啡豆研磨得越细，颗粒与水接触的表面积就越多，让咖啡因有更多机会萃出。至于冲泡方式，一般滴滤式咖啡壶煮出来的咖啡，咖啡因含量比渗滤壶（即摩卡壶）大约多20%。利用法式压滤壶冲泡的咖啡，萃出的咖啡因可能是最高的，因为在压滤器降到壶底将咖啡粉与水分离之前，这些咖啡粉已经在沸水中浸泡了好几分钟。

浓缩咖啡

浓缩咖啡（Espresso）其实是与其他咖啡大不相同的饮料。做法是利用高压让水快速通过装填得非常紧实的咖啡粉，比起其他冲泡条件，这种方式能够更充分萃出咖啡中的油脂及其他成分，煮出来的咖啡，风味也比其他方式更为丰富。典型的"一份"浓缩咖啡，是30～45毫升，比一般咖啡少得多，但咖啡因含量比同液体量的一般咖啡多。因此，一份浓缩咖啡的咖啡因含量与一杯普通咖啡是一样的。用阿拉比卡咖啡豆冲泡的一般咖啡，每杯咖啡因含量在70～100毫克，而一份浓缩咖啡则含有60～90毫克的咖啡因。

为什么会有这么多人认为浓缩咖啡比一般咖啡更能振作精神？也许是因为咖啡因浓度较高，而药物在溶液中的浓度越高，往往会更快被胃及小肠黏膜吸收。因此，一杯单份浓缩咖啡的咖啡因含量可能与一杯普通咖啡相同，甚至较少，却可能因为吸收较快，导致咖啡因更快发挥作用，瞬间的快感更为强烈。当然，双份浓缩咖啡的咖啡因含量是单份的两倍。

　　卡布奇诺、拿铁咖啡及摩卡咖啡等饮品，通常是在一份浓缩咖啡中加入牛奶等其他成分，虽然喝起来没有那么浓，但咖啡因的含量应该与一份浓缩咖啡差不多。

　　从上述说明可知，要简单列出各种咖啡饮品的咖啡因含量，显然是不可能的事情。因此请注意，下表这些数据是根据许多药学与膳食方面的文献所得的大略平均数。

各种咖啡饮品的平均咖啡因含量

饮品种类	毫克
滴滤式罗布斯塔咖啡（240 毫升）	150
滴滤式阿拉比卡咖啡（240 毫升）	100
渗滤式罗布斯塔咖啡（240 毫升）	110
渗滤式阿拉比卡咖啡（240 毫升）	75
速溶咖啡（240 毫升）	65
低咖啡因的咖啡（240 毫升）	3
浓缩咖啡及以浓缩咖啡做成的饮品（阿拉比卡咖啡豆）	90

　　随着精品咖啡及咖啡饮品的崛起与流行，消费者的选择变得更多，下表列出截至 2003 年，部分饮品的咖啡因含量。（咖啡因含量可能发生了变化，但主要的是，不同品牌咖啡中的咖啡因含量有很大差异。）[1]

1　这些数据已经是好几年前的了，但这类产品研究并不经常发表在同行评审的科学文献中，我们更喜欢报告经过同行评审的旧数据，而不依赖未经评审的数据来源，所以我们还采用它们。后面关于咖啡因的列表也是如此。

精品咖啡中的咖啡因含量 [1]

咖啡种类及产地	分量	咖啡因剂量（毫克）
意式浓缩咖啡		
Big Bean 浓缩咖啡	1 份	75.8
	2 小份	140.4
	2 大份	165.3
星巴克浓缩咖啡，单份	1 份	58.1
Hampden Cafe 浓缩咖啡	2 份	133.5
Einstein Bros.® 浓缩咖啡，双份	2 份	185.0
一般精品咖啡		
Big Bean 一般配方	473 毫升	164.7
Big Bean "造船者"配方	473 毫升	147.6
Big Bean 秘鲁有机黄金安地斯	473 毫升	186.0
Big Bean 深烘焙	473 毫升	179.8
Big Bean 埃塞俄比亚哈拉尔	473 毫升	157.1
Big Bean 巴西，极深烘焙	473 毫升	171.8
Big Bean 哥斯达黎加，重烘焙	473 毫升	245.1
Big Bean 肯尼亚 AA	473 毫升	204.9
Big Bean 苏门答腊曼特宁	473 毫升	168.5
Hampden Cafe 危地马拉安提瓜	473 毫升	172.7
星巴克一般分量	473 毫升	259.3
Royal Farms 一般分量	473 毫升	225.7
Dunkin' Donuts 一般分量	473 毫升	143.4
Einstein Bros.® 一般分量	473 毫升	206.3

---

1 资料来源：*Journal of Analytical Toxicology* by permission of Preston Publications。

茶

茶树主要生长在中国、印度、印度尼西亚及斯里兰卡等地区。茶叶的品质差异很大，取决于叶子离茶树梗有多远，一般认为品质最好的是离梗最近的芽叶。茶叶经过干燥之后，便进行发酵，发酵过程会让茶叶变成橘色，这些茶叶可用来制作"红茶"。有些茶叶没有经过这种发酵过程，因而保持绿色，绿茶就是由这种茶叶冲泡而成。

一般来说，茶饮的咖啡因含量比咖啡少，尽管一磅发酵茶的咖啡因比一磅咖啡豆还多，但一磅茶叶可冲泡的量，可能是一磅咖啡豆的三到四倍。此外，一份茶饮的液体量往往也比一份咖啡来得少。如同咖啡，茶饮因种种因素，咖啡因含量也可能有极大差异。下面给出的食品科学文献中记录的茶饮中的咖啡因含量可以提供大致参考。

茶中的咖啡因含量

茶	分量（毫升）	咖啡因含量（毫克）
黑茶	23.65	14 ～ 61
绿茶	23.65	24 ～ 40
冰茶	23.65	5 ～ 11

许多文献记载绿茶与红茶都对健康有益。研究显示，每天喝一到两杯茶的人，比不喝茶的人更不容易因为心肌梗死而死亡。目前尚不清楚为何茶具有这种保护作用，也不清楚是仅限于提高心肌梗死的存活率，或者对心脏健康有广泛助益，但有些科学家认为，这种保护作用来自茶叶中所含的抗氧化剂，这些化合物可

能有助于降低胆固醇，因此能保护心脏。重要的是，科学家并没有在草本茶中发现这些益处。茶叶本身的化学成分可能具有保护作用，也可能具有天然的减压成分。最近一项精心设计的研究发现，每天喝含红茶成分饮料持续六周的人，比对照组的同龄受试者更能够管理压力。对照组所提供的饮料与实验组几乎完全相同（包括咖啡因），但缺少茶叶中某些化学物质。研究人员甚至刻意提供冷饮，以去除啜饮温热饮料所带来的减压效果。重要的是，在压力事件发生之后，喝了实验组饮料的人，血液中的压力激素"皮质醇"浓度也比较低，这显示红茶的非咖啡因成分有助于抑制人体对于压力的生理反应。

汽水

含咖啡因的碳酸饮料风靡美国已久，有些人因为咖啡的酸质会造成胃部不适，而偏好喝含咖啡因的软性饮料。一般来说，同样分量的汽水与咖啡相比，汽水的咖啡因含量低得多，但一份汽水通常是 360 毫升，相较之下，一杯咖啡只有 180 ～ 240 毫升。一般软性饮料的咖啡因含量是 20 ～ 50 毫克，低热量饮料的咖啡因含量与无减糖的普通饮料相同（有时甚至更多）。

"能量饮料"

"能量饮料"一词不完全精确，这些含咖啡因的饮料其实并不能产生更多能量，但可以让人提高注意力，甚至精神大振，原因在于咖啡因含量。这些饮品的分量较少（一份约 250 毫升，而一般的汽水是 360 毫升），而且装在较小的罐子中，但咖啡因浓度却常是一般含咖啡因汽水的两倍。这类饮料多半含有 50 ～ 75 毫克的咖啡因。有趣的是，尽管这些饮料以提供强烈的咖啡因强劲而闻名，但咖啡因浓度其实跟一般咖啡一样，甚至还少一点。一款知名的例外产品"五小时能量"（5-hour energy），其咖啡因含量达到每 600 毫升中有 200 毫克。这些饮料通常还含有其他成分，一般都归类为"营养补充品"，例如银杏、牛磺酸、人参、B 族维生素及糖类等。我们不打算在本章节讨论这些成分，不过在其他章节中可能会谈到其中一些，而在"兴奋剂"一章中也会再次谈到能量饮料。

能量饮料已在美国饮料市场上存在很长一段时间了（红牛在 1997 年才引进美国），这类产品的销售总金额 2012 年已经比 2008 年上涨了 60%，在 2018 年，其销售总额已达到 150 亿美元（2015 年为 110 亿美元）。厂商积极向年轻人强力行销，且显然相当成功。到底是什么原因让这些产品如此具有吸引力，乃至于拥有这么好的市场呢？原因可能与饮用方式有关，能量饮料通常能很快喝完，不像其他含咖啡因的饮料是热饮，必须慢慢喝下。因此，能量饮料的咖啡因（及其他化学成分）会更快被吸收，也更快产生作用。也很可能是因为饮料中的许多成分与咖啡因交互作用，产生不同影响。牛磺酸（红牛的成分之一）尤其可能与咖啡因交互作用，但是相关研究并不多。

把能量饮料与酒精结合饮用也越来越流行，有些人认为，能量饮料能提高酒精令人愉悦的迷醉作用，同时降低镇静作用，这几乎可以肯定是错的。一如在"酒精"的章节所述，咖啡因与酒精结合并不会降低身体所受的损害，只是让人更清醒而已。尽管这一点对某些既想喝酒又不想犯困的人来说很有吸引力。但如果有人觉得自己还很清醒，没有变迟钝，可能以为再多喝一些也没问题，但其实未必。一般来说，并用药物必须特别小心，尤其是药物之间交互作用的研究还不多的时候。将酒精和咖啡因并用的想法导致了很多咖啡因酒精饮料的诞生。或许最知名的（或者说最臭名昭著的）就是 Four Loko 这种饮料，这种饮料以 713 毫升罐装的形式出售，每罐包含 12% 的酒精和高剂量的咖啡因，绝对是一剂猛药。事实上，这种饮料很快就赢得了"一罐断片儿"的美名，在大学生酒徒中变得十分流行。很明显，喝这种饮料与什么"补充能量"毫无关系，而是为了快速并持续的醉酒状态。但是，很多报告表明，饮用过 Four Loko 这种饮料后，饮用者会出现与酒精有关的疾病，美国食品药品监督管理局（Food and Drug Administration，FDA）开始对这种饮料进行管制，并在很多大学禁止了它的出售。目前出售的产品中已经不包含咖啡因，但仍保留有 6% ～ 14% 的酒精成分。

除了能量饮料本身以外，市场上还有很多能量配方产品。要甄别这些产品所宣称的能够带来能量以及身体健康不是一件容易的事情，但可以肯定的是它们都依赖咖啡因来达到所宣称的效果。"瓜拉那"（guarana）就是一个例子，这种商品以胶囊的形式出售。市场上的一种瓜拉那配方产品为 250 毫克的胶囊，每个胶囊含有大约 90 毫克的咖啡因（大概相当于一杯咖啡中的咖啡因含量）。瓜拉那来自于一种南美树木的种子，并常常被描述为"草本"能量供应剂或减肥助剂。尽管有一段时间，瓜拉那被认为是由于这种植物中的某种物质，能增加人体的警觉性，但目前基本确定这些都是咖啡因所起的作用。

有些人认为运动前喝能量饮料是很好的主意。咖啡因可能有提神醒脑的作用，让你有更强的动机去运动，却可能加速身体脱水而降低体能表现。重要的是，千万不要把能量饮料与运动饮料混为一谈，运动饮料含有运动中及运动后身体所需的丰富电解质，并没有咖啡因成分。下表列出截至 2006 年统计的能量饮料和碳酸汽水中的咖啡因含量。和精品咖啡列表中的数据一样，这些数字稍有过时，但仍表明这些饮料中含有的咖啡因超出你的想象。

能量饮料和碳酸汽水中的咖啡因含量 [1]

饮料种类	分量（毫升）	咖啡因含量（毫克）
能量饮料		
红魔鬼	255	41.8
Sobe® Adrenaline Rush	250	76.7
Sobe® No Fear	480	141.1
Hair of the Dog®	255	无
Red Celeste	250	75.2
E Maxx™	255	73.6
Amp™	255	69.6
红牛	250	78
KMX™	255	33.3
五小时能量	60	207
Cran-Energy	240	70
全马力	240	71
怪兽	240	80

1　资料来源：*Journal of Analytical Toxicology* by permission of Preston Publications。

饮料种类	分量（毫升）	咖啡因含量（毫克）
摇滚巨星	240	80
Vault	240	47
碳酸汽水		
可口可乐	350	29.5
零度可口可乐	360	35
健怡可口可乐	350	38.2
健怡可口可乐（莱姆口味）	350	39.6
无咖啡因健怡可口可乐	350	无
香草可口可乐	350	29.5
百事可乐	350	31.7
低卡百事可乐	350	27.4
Mountain Dew®	350	45.4
Mountain Dew® Live Wire™	350	48.2
Dr Pepper®	350	36
Diet Dr Pepper®	350	33.8
Sierra Mist™	350	无
Celeste™ Cola	350	19.4
雪碧	350	无
Seagram's® Ginger Ale	350	无
Barq's® Root Beer	350	18
Pibb® Xtra	350	34.6
A&WR® Root Beer	350	无
七喜	350	无

非处方药

相当多的医药制剂含有咖啡因，有些含量极高。下表列出其中一些：

非处方药物中的咖啡因含量

商品名	毫克 / 剂量
感冒药	
Coryban-D	30
Dristan	16
Triaminicin	30
利尿剂	
Aqua-Ban	100
止痛药	
Anacin 阿纳辛	32
Excedrin 埃克塞德林	65
Goody's Powders	33
Midol	32
Vanquish	33
兴奋剂	
Caffedrine	200
No Doz	100
No Doz 加强版	200
Vivarin	200

巧克力

巧克力是由可可树属的可可树的豆子制成，含有一种独特的黄嘌呤，称为可可豆碱。一份可可饮品通常含有约 200 毫克的可可豆碱，但这种化合物的兴奋作用远低于咖啡因。不过，巧克力也含有咖啡因，例如，一条 28 克的 Baker 牌巧克力约含有 25 毫克咖啡因，而一杯 150 毫升的可可，则可能含有 15 ～ 20 毫克咖啡因。一杯巧克力豆含有 100 毫克咖啡因，一盒清醒能量薄荷糖含有 50 毫克咖啡因。另一方面，典型 240 毫升一杯的巧克力牛奶通常只含有不到 10 毫克的咖啡因。一颗"好时之吻"巧克力只含有 1 毫克咖啡因。

关于巧克力，最后还有一项重要信息：巧克力中可影响精神的化合物可能不仅有咖啡因和可可豆碱。一份报告显示，巧克力含有一种成分，这种成分与大脑中一种作用于大麻素受体的天然化学物质相当类似（大麻的精神活性物质就是与这种受体结合）。虽然这种成分在巧克力中浓度相当低（据估计，必须吃下 11.35 公斤的巧克力，才能对 THC 受体产生相当于一剂大麻的刺激效果），但很可能补足大脑中天然的类 THC 化合物，产生微妙的影响。某些人因此推测人们吃下巧克力后有时会隐约产生愉悦及幸福感，也许与低剂量咖啡因的作用及 THC 受体活化作用间的交互影响有关。

咖啡因的毒性

总体来说，健康的人适量使用咖啡因是相当安全的。咖啡因造成的副作用通常是胃部不适、紧张或神经过敏。随着年龄增长，咖啡因可能造成失眠问题，因此通常要避免在下午及晚间摄取。咖啡因药片通常剂量相当高，借助这类药物提神（如赶作业的学生和劳累的卡车司机等）可能会产生严重的不良反应。同样要特别注意的是，尽管咖啡因可以帮你赶走睡魔，但睡眠是非常重要的生理需求，不宜长久忽视。

儿童若服用茶碱来治疗气喘症状，也可能因为血中茶碱浓度过高而中毒，主要症状是严重的肠胃不适及呕吐、极度紧张。血液中茶碱浓度一旦高到一定程度，还可能因神经系统过度兴奋而导致癫痫发作。同样要注意的是，若有其他身体状况削弱心血管系统，如肥胖、高血压等，使用各种会影响心脏功能的物质时，更容易出现问题。

第三章

摇头丸
Ecstasy

药物类别 | 放心药（Entactogen）。本章所提到的所有药品均为法律上的Ⅰ类管制药物（美国缉毒局所做分类，即该药物具有高危致人上瘾风险，并且无被认可的临床用途）。

药物种类 | 亚甲双氧甲基安非他命（methylenedioxymethamphetamine，MDMA）、亚甲双氧安非他命（methylenedioxyamphetamine，MDA）、亚甲双氧乙基安非他命（methylenedioxyethylamphetamine，MDE）、甲基酮（3,4-methylenedioxy-N-methylcathinone）、"喵喵"（甲氧麻黄酮，4-methylmethcathinone，4-MMC）、乙基酮（3,4 methylenedioxy-N-ethyl cathinone）、丁基酮（β-keto-N-methylbenzodioxolylbutanimine）、Plephedrone（4-氟卡西酮）、Naphyrnone（naphthylpyrovalerone）

常见名称 | 摇头丸（Roll、Ecstasy）、豆子（Bean）、茉莉（Molly）、X、XTC、亚当（MDMA）、夏娃（MDE）、爱（MDA）drone、meph、喵喵、M1。

迷醉作用 | 提高心跳速率、血压及体温，并让使用者感觉精

力充沛、机敏，与使用安非他命的感觉相似（见第十二章"兴奋剂"）。这类药物也会抑制食欲，然而，对情绪的影响却与安非他命相当不同：服用 MDMA 的人并不会产生活力充沛的兴奋感，而是一种温暖的"同理心"，并且会让周围的人对用药者产生好感。

过量及其他不良影响｜服用高剂量 MDMA 的人常形容自己出现神经过敏、磨牙等不舒服的反应。有些已知的 MDMA 致死案例，是在高温环境下进行激烈体能活动（如锐舞派对）的同时服用。兴奋剂过量是常见的死因，症状包括体温大幅上升、血压升高及肾衰竭。人体及动物研究显示，MDMA 会对血清素神经元造成长期的伤害。目前我们并不十分清楚 MDA、MDE、甲基酮和甲氧麻黄酮的毒性，但存在中毒和死亡的病例。

与其他药物并用的危险｜这类药物与单胺氧化酶或选择性血清再吸收抑制剂（SSRIs）制成的抗抑郁药共同使用十分危险，会引发"血清素综合征"，可能使心跳加速，血压和体温升高至危险甚至致命的程度。

摇头丸简史

MDMA 最初由默克公司于 1912 年开始制造，并以某化学合成过程的中介物质之名取得专利（并非如一般所声称，作为抑制食欲的药物）。直到 20 世纪 50 年代，这种药物才开始应用于临床治疗，并进行人体实验。美国军方在 1953 年率先对 MDMA 进行相关科学研究，但研究结果一直到 1969 年才对外公布。60

年代，与 MDMA 相近的药物 MDA 在吸毒圈中相当流行，但 MDMA 是在 1978 年经药理学家萨沙·舒尔金（Sasha Shulgin）及戴夫·尼科尔斯（Dave Nichols）合成并进行测试之后，才再度受到注意。有一群心理治疗师认为，摇头丸造成的移情状态能让人短暂敞开心房，有助于患者洞察自己的内心并互相理解，对心理治疗可能有些助益。但 MDMA 对心理治疗的助益并没有实现，却因娱乐用途迅速风行于 80 年代。MDMA 的风行引发高度关注，加上相关的毒性研究报告，促使美国缉毒局（Drug Enforcement Administration，DEA）将 MDMA 列为 I 类管制药物（不可合法作为临床使用的药物）。摇头丸迅速转入地下毒品市场，在英国因为地下舞厅的锐舞派对广为使用而流行起来，再迅速风靡美国。美国一项针对中学生进行的年度调查"监测未来研究"（Monitoring the Future Study）结果显示，美国高中生使用 MDMA 的比例在 1996 年是 4.6%，到 2001 年攀升到 11.7%。不过，由于 MDMA 的潜在风险越来越受关注，加上积极的教育宣导及取得渠道越来越少，使用量快速下降，2017 年高中生的使用率已经下降到 4.9%。

真假摇头丸？

不少物质常被鱼目混珠当成摇头丸售卖，事实上，DanceSafe 网站在 2006 年进行的摇头丸检测结果显示，送检的药丸中大约有 40% 是纯 MDMA，剩下的超过一半含有或多或少的 MDMA，不到一半完全不含 MDMA。这项调查所得的仿冒药丸比例可能比平均值来得高，应该有相当数量的药丸就是因为使用者怀疑不是 MDMA 才送到该机构检测。然而，可能买到不是 MDMA 的假货反而相当好，因为有时你会买到比 MDMA 安全的东西，如咖啡因或右旋性美苏仿（dextromethorphan，非麻醉性止咳药），但甲基安非他命、MDA、MDE 也经常被鱼目混珠当成 MDMA 售卖。常掺入的假冒成分包括甲基酮、甲基安非他命、苄基哌嗪、右旋性美苏仿、甲氧麻黄酮、可卡因以及 K 他命。

　　茉莉应该是一种含 100%MDMA 的物质。但是事实上并非如此。有一项研究报道过多次茉莉样品的检测结果，只有大约60% 含有 MDMA，40% 没有——与作为"MDMA"出售的药丸的百分比完全相同。在使用 MDMA 和"茉莉"时需要谨慎的另一个原因是，替代品的清单总是在变化。一项对 2018 年 1—6 月美国提交的药物检测结果的非正式调查显示，80% 的药物至少含有一些 MDMA，但 30% 的药物含有一种或多种其他物质，包括 MDA、甲酮、咖啡因、甲磺酰甲烷、甲基苯丙胺和可卡因。

MDMA 如何在人体内代谢

　　MDMA 及其同类药物常做成口服药丸或胶囊。非法合成的 MDMA 药丸会有多种不同的颜色（白色、黄色、紫色和米黄色），MDMA（尤其是茉莉）也以白色粉末的形式被出售，吸食者可以直接鼻吸，或自己用胶囊分装吞服，或溶入水中饮用。药丸中 MDMA 的实际含量可能从几毫克到 200 毫克不等，一剂平均为 100 毫克。MDMA 很容易从胃肠道吸收，并且在使用后约一小时内达到高峰浓度，药效会持续三到六小时。其他变种也在一个小时前后达到高峰，药效持续时间相同。

MDMA 对大脑及身体的影响

MDMA 使用者对服用经历的描述相当一致。几乎所有使用者都说 MDMA 使人具有同理心、变得直率并关心他人；也有人说 MDMA 能减轻自我防卫、恐惧、疏离感、侵略性及固执，因而提升正面情绪。

有个首次使用 MDMA 的人这样形容："我的感觉是，这种药丸能带走你所有的神经症，带走你的恐惧反应。你会感到直率、清白、充满爱。我无法想象任何人在这种药丸的影响下还会生气，或流露出自私、刻薄甚至防卫。你会对自己的内心有更深的洞察，这是真正的洞察，在以上感受结束后还继续存在你的心中。这种药不会给你任何原本并不存在的东西，这不是嗑药产生的幻觉，你不会因此与世界失去联系，你还是可以拿起话筒，打电话给你母亲，而她完全不会察觉。"[1]

无论对动物或人类来说，MDMA 的作用都像是安非他命与迷幻药的综合体。MDMA 不会引起明显的幻觉，但许多人描述自己在药物的影响下，对感官刺激的知觉被强化，对时间的知觉也被扭曲。MDMA 会使人及动物出现类似安非他命造成的过动

1　资料来源：Nicholas Saunder Londson, *Ecstasy and the Dance Culture*, 1995（独立出版）。

症，及战斗或溃逃反应 [1]（fight-or-flight response）的典型征兆，如心跳加速、血压升高、呼吸道平滑肌（细支气管）扩张、瞳孔扩大，以及流向肌肉的血流量增加等。

检测不明药物的成分，方法之一是利用训练过能辨识特定药物的动物，看看是否发现该特定药物，这称为药物辨识测试。当针对 MDMA 进行药物辨识测试时，有些能辨识安非他命的动物也会辨识出含有 MDMA 的药丸，而有些辨识 LSD 或其他迷幻药的动物也会辨识出 MDMA。这种混淆几乎不曾发生在其他药物上，安非他命类药物几乎不曾与迷幻药搞混。这项研究结果指出了 MDMA 对于动物行为的独特影响。

有人描述 MDMA 能降低侵略感，而从动物实验研究得到的结果，也印证了这个印象。MDMA 对性功能起副作用还具有争议：有些人表示在服药后的性行为中感受到了带有刺激性的强烈快感，而动物实验和另一些人描述则表明 MDMA 会导致性高潮延迟或无法达到性高潮。MDMA 与选择性血清再吸收抑制剂（serotonin-specific reuptake inhibitor，SSRIs）等药物一样会升高生物神经突触内的血清素。对于 MDMA 是否跟可卡因一样带来愉悦感并导致上瘾，目前众说纷纭。灵长类动物会自愿服用这种药物，而从这种药物在大脑的作用来看，MDMA 是有可能致瘾的。然而，人类使用 MDMA 的典型模式与可卡因或安非他命完全不同，虽然人们显然会不断服用 MDMA，但通常只在锐舞

1　人与动物感知到攻击、危险事件或生命威胁时的生理反应，此反应下一系列神经及腺体受活化，使身体准备好加以对抗或逃跑，通常发生在雄性身上。

派对等特定环境中。一般来说，MDMA 不会像可卡因或海洛因那样形成必须每天服用的强迫性，但确实也有人对 MDMA 产生耐受性，必须增量才能达到效果。一名参与热点访谈[1]的学生表示："用药次数增加后，药效带来的感觉就不是那么好了。而且药效一过，感觉会变得更差。"

总体而言，MDMA 营造出极不寻常的行为模式。对于 MDMA 所带来各种正面感受的描述，与氟西汀［fluoxetine，抗抑郁药百忧解（Prozac）的成分］及芬氟拉明［fenfluramine，减肥药潘地明（Pondimin）的主要成分］的效果非常相似。这十分合理，原因正如下文所述，这三种药物具有某些相同的生化作用。总体而言，MDMA 无法归入其他药物类别，因此有"放心药"（意为触动内心）一词来指称这类药物。

MDA 的化学结构与 MDMA 非常近似，虽然也有类似安非他命的效果，但对于情绪的影响却完全不同。MDA 的作用更接近典型的迷幻药。MDE 的效果则比较接近 MDMA，但没有 MDMA 那种特性，不会使人产生移情作用。

MDMA 在大脑中的作用方式

MDMA 能够增加突触中单胺类神经递质多巴胺、去甲肾上腺素（见第十二章"兴奋剂"）以及血清素（见第四章"迷幻药"）的浓度，这点便足以解释大部分作用。MDMA 与安非他命

1　运用团体自由讨论以获取资讯的质性研究方式。

一样，能向突触大量"倾倒"这些神经递质，但所能刺激释放的神经递质远比可卡因多。与安非他命不同的是，MDMA 增加血清素浓度的效果较佳。安非他命更能刺激多巴胺和去甲肾上腺素释放，效果是刺激血清素分泌的十至百倍，而 MDMA 正好相反，刺激血清素的效果远远强过刺激多巴胺。

从 MDMA 的生化特性就可以了解这种药物的大多数作用，包括使体温大幅上升、上瘾的可能性较低，以及攻击性降低等，能大幅增加突触中血清素浓度的药物都有这些典型作用。选择性血清再吸收抑制剂（SSRIs）如氟西汀（百忧解），由于作用机制不同，效果较为有限。MDMA 促使大量血清素释放到突触，使血清素浓度大增，百忧解及其他相似药物则是抑制血清素再吸收，而非促进血清素释放。也就是说，必须先有神经元释放血清素，这类抗抑郁药才能发挥作用，而 MDMA 不必等待，因此能够带来更多血清素。

我们并不知道，上述作用是否就足以解释 MDMA 对用药者情绪的独特影响，或者还有其他未知因素促使同理心及各种正向情绪产生。最近一项以人类为对象的研究显示，MDMA 对情绪的影响大都仰赖血清素的释放，先使用血清素受体抑制剂再服用 MDMA，感受到的情绪转变就不像单独服用 MDMA 那么强烈。然而，安非他命衍生物芬氟拉明也能够促进血清素释放，部分作用与 MDMA 类似（例如降低攻击性），但不曾有人提出这种药物能引起像 MDMA 那种情绪变化。MDMA 的作用方式仍然成谜，因为没有其他药物能使人达到一模一样的状态，而且到目前为止，我们所观察到的神经化学作用，也都还不能完全解释

MDMA 所有的药效。

多巴胺和去甲肾上腺素在 MDMA 的药效中扮演了重要角色。MDMA 在一定程度上起到了加强作用，可自行服用，尽管不像吸食可卡因或苯丙胺那样容易。在温暖的环境中使用 MDMA 时，多巴胺会导致危险的体温升高。去甲肾上腺素作为交感神经系统的主要神经递质，负责心率和血压，帮助你决定是战斗还是逃跑。

MDMA 的毒性

服用高剂量 MDMA（比单一剂量的 80 ~ 120 毫克高二到四倍）不但使人不适，也可能相当危险，带来的不良影响就如同过量服用血清素释放药物。有用药者表示，增量服用 MDMA 会产生焦躁、悸动及磨牙，还有交感神经系统受到过度刺激的各种典型症状。此外，饥饿感会受到抑制，通常伴随口干、肌肉痉挛，有时还会恶心反胃。较高剂量的 MDMA 可能使体温大幅上升，这是形成毒性反应的原因之一：体温过高引发肌肉溶解及肾衰竭。这可能就是某些锐舞派对中的死因。在密闭空间里长时间跳舞意味着活动量增加、身体更易脱水，再加上药物作用的推动，危险就发生了。对于具有潜在性心脏病风险的人，MDMA 有致命之虞，也曾有引发心肌梗死和中风的案例。不幸的是，我们很难从这些报告当中得知，到底多少剂量会产生毒性。用药者在派对里往往混合服用摇头丸与其他药物，事后不大能记得自己吃了多少药丸。就像大多数安非他命类药物，高剂量的 MDMA 可能引发癫痫。与之相关的药物副甲氧基安非他命（PMA）在娱乐剂量下的毒性更强，不经意服下这种药物的人，更容易发生危险的体温攀升与心血管功能异常。然而，MDMA 不具毒性是种错误迷思。在一般用于娱乐的场合中，确实仍有过量致死的可能，但整体而言，娱乐使用造成的死亡案例相当少。吸食 MDMA 或茉莉粉末变得越来越流行，死亡报告表明死者血液中的药物含量要远高于普通娱乐性吸食后的水平，也就是说，没有经验的吸食者采用了一种难以控制量的吸食方式。当血液中的 MDMA 含量非常高时，导致死亡的因素之一是 MDMA 代谢率的变化。此时肝脏无法处理所有通过它的 MDMA，新陈代谢就会减慢。

　　有些 MDMA 致死的案件，起因其实是试图降低 MDMA 的毒性。许多人试图通过喝下大量的水来防止 MDMA 引发的脱水及中暑症状。一些人在短时间内摄取过多水分，稀释了血液中的钠浓度，这种低钠血症可能导致头痛、恶心、呕吐、抽搐，在极端情况下还可能造成脑水肿及死亡。MDMA 或中暑症状引发抗利尿激素浓度改变，可能使尿液过浓并迫使水分在体内循环，最终导致这样的状况。然而，引发低钠血症的主要原因相当简单：喝下太多水，超出身体补充流失体液所需。马拉松选手也可能发生这种状况，一项研究显示，2002 年的波士顿马拉松大赛中，有22% 的女性跑者抵达终点时呈现低血钠状态。这个性别比例与MDMA 有关，因为最新的研究表明女性对 MDMA 引发的脱水症更加敏感。到底喝多少水才算太多？这取决于出汗量的多寡，而至今还没有人针对 MDMA 使用者进行过实验。就马拉松选手来说，跑速缓慢且每小时喝下约 1 升水的跑者属于高危险群。幸运的是，低钠血症经医疗救治通常可以恢复。

MDMA 也会导致精神或心理的问题。最常见的是服用 MDMA 几天后出现情绪低落。这几乎都是暂时的，但这种情绪变化的强烈程度足以被临床诊断为轻微抑郁症。也有些人自觉变得比较易怒或具攻击性，重度使用者可能持续处于这种状态，而女性又可能比男性更严重。也有些患者诉苦道，多次服用 MDMA 后出现恐慌症。这些问题通常都能解决，但少数人可能持续几个月。长期、高剂量使用 MDMA 同样也会导致妄想及类似安非他命引起的偏执型精神分裂症，同样，只要停止服用 MDMA，这些症状便会逐渐消失。

服用 MDMA 是否会留下长期影响？要了解这一点相当困难，因为大多数 MDMA 的重度使用者可能同时使用其他会影响健康及大脑功能的药物，包括大麻、酒精、兴奋剂、麻醉剂及阿片类药物等。目前研究已经开始将 MDMA 的作用与其他药物区分开来，并关注剂量。而持续焦虑、参与危险行为和其他心理问题、睡眠问题以及执行功能（思维和行动计划）的微小但可测量的缺陷，均与终生大量使用 MDMA（例如数百剂）有关。研究显示，重度使用 MDMA 确实可能导致记忆力受损，而且并非其他药物所致。我们目前还不知道这类改变是否能够恢复。科学文献对此事的看法仍然存在相当多的分歧，不过至少有些研究显示，停止服药的摇头丸使用者，表现还是好过未停药的使用者。另外，我们也不知道有些报告中的某些表现（如冲动性的增强）是否在吸食者使用 MDMA 之前就已经发生过。

MDMA 真的有神经毒性？

对 MDMA 是否会造成血清素神经元的长期伤害，目前仍有争议。这样的疑虑，来自与 MDMA 相似的安非他命类血清素释放药物的以往经验。实验室研究显示，能够同时释放多巴胺及血清素的其他药物（如甲基安非他命），会长久改变大脑中的多巴胺或血清素神经元，或两者都改变。在正常情况下，血清素神经元末梢会释放血清素与其受体结合，发生改变之后，这些原本存在于血清素神经元末梢的物质完全无法测得。血清素本身、血清素载体，以及其他神经末梢的相关成分都显著下降。这些药物造成的伤害程度，几乎都与剂量及时间相关，低剂量的伤害极少或没有伤害，中等剂量则使血清素指数明显下降，但血清素系统仍然能发挥功能，剂量太大可能会令这些神经元长达好几个月无法释放血清素。

MDMA 的作用与其他同类药物相似，利用大鼠及灵长类动物进行的实验显示，MDMA 会造成血清素暂时流失，这不会留下真正长远的问题，但可能造成心情低落。MDMA 也可能导致与其他安非他命类药物相似的长期改变。一定剂量造成改变是可能稍微恢复的，然而更高剂量所造成的改变则无可挽回。另一个关于 MDMA 的争议是，这些指标的消失究竟代表神经末梢完全消失，或者只是内容物耗尽。目前并没有任何研究能够提出有力证据，证实神经末梢是否完全消失。然而，至少我们可以确定长时间反复接触 MDMA 后，血清素、血清素载体及主要合成酶都降得相当低。使用多少剂量 MDMA 会产生显著的长期损伤？利用松鼠猴进行实验的结果显示，产生永久性伤害需要的剂量范围，相当于一个体重 68 公斤的人在四天内分次服用 350 毫克摇头丸。早先的研究方式是将药物注射入猴子体内，但新近研究则以口服方式给药，类似人类服用摇头丸的方式，得到的结果也类似。人类服用摇头丸的剂量，一般是一次 100 毫克。

长期服用高剂量 MDMA 的人，是否也会产生同类型的伤害？越来越多的研究显示，答案是肯定的。近期对大约 20 项人类研究的统计表明，血清素转运体等主要血清素标志物的水平或者血清素在神经系统中的主要代谢产物，在迷魂药使用者体内受到了抑制。我们不知道停止用药能否恢复这些影响，有些研究显示是有可能的。

血清素流失会造成哪些长期影响？上述的焦虑及学习障碍源于这类损伤吗？目前已有报告显示许多重度摇头丸使用者发生焦虑及易怒（具有敌意）等后遗症，由于血清素浓度增加与情绪改善有关（见第四章"迷幻药"），而在某些情况下，血清素的流失与抑郁症有关，由此推测重度使用摇头丸者将来可能产生情绪障碍是合理的。

自我保护的方法？

用药者是否能够采取任何措施以维持体温并保持水分，保护自己免受 MDMA 的毒害？对此有人同意，也有人不同意。精明的舞客采取几种做法来避免 MDMA 的危害，包括多喝水，使用"喷雾室"（在房间里互相喷水，维持室内凉爽），有时甚至服用 SSRIs 类药物如氟西汀（百忧解）来试图防止神经毒性，并在情绪开始低落时使用色氨酸来帮助恢复血清素浓度。这些做法是否有效？当然，如果你待在凉爽的环境中，可以避免因为体温过高伤及身体器官，但是对于防范神经毒性就比较有争议了。目前已有动物实验研究显示，让动物保持在低温下，血清素神经元并不会有变化，但我们还不知道这些研究结果是否适用于人体。至于服用 SSRIs 类药物（如百忧解）是否真的有效，也同样有争议，这种方法只通过了动物实验，但尚未进行人体实验。在服用 MDMA 前使用 SSRIs 类药物，会阻止 MDMA 进入神经末梢，如此可以完全防止伤害，但也可能影响摇头丸的效果，因此使用者都在 MDMA 逐渐失去药效时使用。这可能造成危险吗？理论上来说，如果你在大量血清素仍四处流窜时太早服用 SSRIs 类药物，可能会引发血清素综合征。SSRIs 类药物就像 MDMA，能阻止神经末梢再吸收血清素，两者组合使用，可能造成血清素升高，导致的危险结果就如同 MDMA 服用过量，轻微者可能恶心、腹泻、肌肉张力增高、血压升高，情况严重时可能造成体温大幅升高及死亡。目前已有单独使用 MDMA 后发生血清素综合征的病例报告。理论上来说，MDMA 与 SSRIs 类药物结合会增加风险。

关于 MDMA 临床使用潜在益处的研究越来越多，"迷幻药"一章提到的裸盖菇碱也是如此。理由是，MDMA 在监督咨询背景下使用，可以帮助治疗创伤后应激障碍等临床疾病，或者用在没有理想药物用于治疗的临终关怀里。替代品的缺乏激发了人们对 MDMA 的兴趣。美国食品药品监督管理局批准的 1 期小型试验表明，在这种治疗使用过程中，不会发生不良反应。目前正在进行更大规模的临床试验以确定疗效。临床上可能使用的MDMA 剂量并不会造成危险的后果。确实，许多经批准临床使用的药物，如吗啡及安非他命，在高剂量下同样也会带来危险，因此，并非只有 MDMA 会带来危险的副作用。参与这项研究的大多数从业者都接受在有监督的咨询会议中使用 MDMA，这样的话滥用的风险极低。反方则提出许多悬而未决的问题：长期低剂量使用是否具有危险性？赞成临床使用的科学家能否有力地证明 MDMA 比其他药物更优异？保证完全安全的放心药，到底是有效的临床药物，还只是一般生活的"补药"？这种药物所引发的自省及正面感受，能延续到正常生活吗？

MDMA 代用品

自从美国缉毒局将摇头丸列入附表一以来，出现了一系列不断演变的"合法"代用品，其中最著名的就是甲氧麻黄酮和甲基酮。它们是"浴盐"（见第十二章"兴奋剂"）和精神运动兴奋剂卡西酮的衍生物。但是它们产生的神经化学作用与 MDMA 相似。与MDMA 一样，它们会释放三种单胺，比经典的精神运动兴奋剂释放更多的血清素。它们的效果和毒性与 MDMA 相似。这些药物还引发了独特的"放心药"特征，包括去甲肾上腺素对交感神经系统的刺激、高体温等，以及与多巴胺和血清素释放相关的多器官衰竭。尽管初步报告表明，它们不会像 MDMA 那样导致血清素的长期下降，但目前只有少数研究报告，现在就对其长期影响下结论还为时过早。这些不断出现的替代品，与其他儿茶酚胺一起使用，具有显著的血清素释放作用，产生了"放心药"的特征。其中一些含有释放血清素的速率远高于多巴胺或去甲肾上腺素的乙基酮和丁酮，以及其他药物如氟苯酮和萘醌，它们更接近 MDMA 的神经化学特征。这些替代品的急性作用和潜在的长期影响都没有被描述出来。早期动物实验表明，基于释放的去甲肾上腺素（交感神经系统刺激）、多巴胺（滥用潜力）和血清素（放心药）的比例，其导致的行为和生理效应是可以预测的，但是每个个体都不同。

哌嗪（piperazine）类药物（mCPP，TFMPP，BZP）是另一组以药丸的形式崭露头角，并被认为是 MDMA 的药物。尽管功能类似，但是它们并不完全是 MDMA 药物，每种都有所差别。BZP 有一点像兴奋剂：它会造成啮齿类动物的兴奋行为，增加动物体内多巴胺的释放，而减少血清素的释放程度。动物实验中它也显示出了其他上瘾药物所具有的性质。TFMPP 和 mCPP 更像血清素药物，在实验室内已经用于研究血清素功能很多年。它们都使机体释放血清素，但是会产生类似迷幻药的行为效果，或许反映了对血清素受体的刺激作用。将 BZP 与 TFMPP 并用产生的效果与 MDMA 最为类似。TFMPP 或 mCPP 单独使用产生的效果，与其说像 MDMA，不如说更像迷幻药，使用者会产生极度愤怒、幻觉和交感神经系统兴奋。重要的是，这些"放心药"变体都是非法的，被美国缉毒局列入 2012 年通过的《综合药物滥用预防法》（Synthetic Drug Abuse Prevention Act）和《受控物质法案》（Controlled Substances Analogue Act）附表一中。

第四章

迷幻药
Hallucinogens

药物类别 | 迷幻药。本章所涉及的所有药物都是法律上所划分的 I 类管制药物（美国缉毒局划分，该类药物具有高度滥用风险，不具有被接受的医学用途）。例外者为阿托品（atropine）、东莨菪碱（scopolamine）和氯胺酮（ketamine），这些药品具有有效的医学用途，使用者必须具有医疗处方。还有右美沙芬（dextromethorphan），这种药物不需要处方就可以购买，但是在美国大多数州需要年龄证明才能够购买。

药 物 种 类 | 血清素类：麦角酸二乙胺（lysergic acid diethylamide，LSD）、裸盖菇碱（psilocybin）、仙人球毒碱［麦斯卡林（mescaline），或皮奥特仙人球（peyote cactus）］、二甲基色胺（dimethyltryptamine，DMT）、4- 溴 -2, 5- 二甲氧基苯乙胺（4-bromo-2, 5-dimethoxyphene-thylamine，2C-B）、死藤水（ayahuasca）；颠茄生物碱类（belladonna alkaloid）：曼陀罗（Jimsonweed）；解离麻醉剂类（dissociative anesthetic）：苯环利定（phencyclidine，PCP）、氯胺酮（ketamine，俗称 K 他命、K 粉、

开他敏）、右旋性美苏仿、鼠尾草（Salvia）。

俗名 | LSD：酸、吸墨纸、加州阳光、微点、旅行、黄色阳光等。裸盖菇碱：boomers、迷幻蘑菇、爆炸蘑菇、魔菇。仙人球毒碱：纽扣、mesc、龙舌兰、topi、皮奥特仙人球。死藤水：caapi、yage、vegetal。DMT：商业快餐。颠茄生物碱：阿托品、东莨菪碱、颠茄、曼陀罗、臭杂草、曼德拉草。苯环利定：PCP、天使尘、T、和平丸。K他命：Special K、K。右旋性美苏仿：CCC、robo、红魔鬼、穷人的PCP、DXM、Dex。墨西哥鼠尾草：斯卡、玛丽亚、斯卡牧羊女。2C-B：Nexus、Bromo、Venus。

迷醉作用 | 迷幻药的服用经验非常多变，即使是同一人，在不同场合服用相同的药物，也可能有截然不同的体验。这些体验深受过去用药经验、用药者期望以及用药情境所影响。

低剂量所产生的轻微影响，可能包括从环境中抽离的感受、情绪波动、空间及时间感改变，可能发生幻觉、假性幻觉及幻想。幻觉是一种虚幻的感官体验，假性幻觉也是，但当事人知道假性幻觉是不真实的，而幻想则是对正常现实的感官扭曲。迷幻药经验的特性之一，就是从身体抽离的感觉，有些使用者会强烈感受到某种与神秘主义或宗教意义相关的透彻洞察。这些效果可能持续数分钟（使用 DMT 时）或数小时（使用 LSD 时）。

各种药物对身体的影响各不相同，但有用药者表示服用 LSD 及类似药物后，出现紧张、心跳加速（或减慢）、恶心、畏寒、肢体麻痹（特别是脸部和嘴唇）等症状，有时肢体协调能力也变得异常。

过量及其他不良影响 | 迷幻药应该分为两大类：主要造成

精神问题的 LSD 类药物，以及对生理危害较大的颠茄类药物和 PCP 类化合物。颠茄类药物，如阿托品及东莨菪碱，在一般剂量下就可能致命。这些药物会刺激心脏，使体温上升，因此对身体造成危险。当使用者因药物而产生幻觉时，基本上已相当接近或正面临生命危险。PCP 会导致癫痫发作、昏迷，或类似罹患神经症的状态，并持续好几天，服用高剂量则可能致死。

LSD 类迷幻药的负面效果多半十分恐怖。最常见的是急性焦虑症及随之而来的生理功能变化。使用者可能无法清楚判断周遭环境，因而意外受伤，甚至自杀。例如，使用者可能会尝试飞行而从高处跳下。实际的精神病反应较不常见，占 1% ～ 3%，不过一旦发生，往往需要入院治疗。另一个可能的问题是"幻觉重现"（flashback，或称 hallucinogen persisting perception disorder，即使用迷幻药后的知觉障碍，PHPD），也就是在药物排出身体很久后仍出现视觉混乱或其他迷幻反应。重度迷幻药使用者比较常发生幻觉重现，有些研究调查显示，高达 30% ～ 60% 的重度使用者曾遭遇这种问题，但形式各有不同。若以所有使用者为母数，幻觉重现的发生率则低得多（换算成百分比可能是个位数）。

最后，如同其他街头毒品，"药头儿"兜售的可能不是真货。这些化合物大多由非法且管制松散的实验室制造及包装，同时通过完全无法管制的方式流通。"买者自负"这句话在此真是再贴切不过了。

与其他药物并用的危险｜这些药物的危险性依类别而异。最危险的组合是 PCP 类药物与酒精或其他镇静剂混用，有致命的可能。服用阿托品类药物，同时使用会刺激心血管系统或提高体温的药物（例如摇头丸），可能会干扰心跳节律或造成体温升高。作用方式与安非他命相似的药物（如仙人球毒碱）若与兴奋剂一起使用，相当危险。患有心脏疾病且正在使用升血压药物（如鼻减充血剂）的人，一旦服用其他提升血压的药，在两种药共同作用时相当危险。血清素类迷幻药（如 LSD）与其他药物并用的风险则小得多。不过，迷幻药的效果原本就相当难以捉摸，与大麻混用（这十分常见）则更加难以预知。

迷幻药简史

比起其他药物，迷幻药的历史更为悠久，也更为神秘，在植物学、化学、文化及历史方面，都比绝大多数药物复杂。世界各地许多文化的植物遗迹都清楚指出该文化曾使用迷幻药。研究迷幻药的学者各有偏好的"起源故事"，其中一则叙述了西伯利亚猎人发现毒蝇伞（*Amanita muscaria*）的经过，这些猎人显然注意到吃下这种蕈类的驯鹿出现异常行为，于是决定也试试看。猎人发现毒蝇伞能造成深刻的幻觉效果，药效之强，连食用者的尿液也带有药物活性，因此这种药物可以在部落成员之间重复使用。至少有 3500 年以上历史的印度宗教典籍《梨俱吠陀》也记载了同样的蕈类植物，并称此种药物为 Soma。希腊人很早就使用迷幻药，而新世界由于植物种类丰富，也发展出多种迷幻药，在最早从欧亚大陆迁居南美洲的移民之间流传甚广。考古证据显示，人们使用仙人球毒碱的历史可以追溯到数千年以前。

那么，现在是哪些人在用迷幻药？为什么使用？就算是最普遍的 LSD，使用者也只占相当小的人口比。自 2012 年以来，使用者有所增加；截至 2016 年，18 岁及超过 18 岁的美国人中，有 5%～10% 的人尝试使用过 LSD（根据《药物使用与健康调查》，2016 年）。我们并没有其他迷幻药使用情形的精确统计数据，但大部分药物使用者集中于相同的年龄层。最后，美洲及许多地区的原住民也出于宗教目的而使用迷幻药。

迷幻药是什么？

迷幻药是能够改变思维、情绪与感知的药物。迷幻药 "halluc-inogen" 一词，衍生自拉丁文 alucinare，意思是"心神错乱、废话连篇"，这类药物在高剂量下会使人逼真地感受到某件并未发生的事情，在低剂量下则会轻微地扰乱感知、思想及情绪，但不会完整建构出不真实的事件。

迷幻药又叫 psychotomimetic（拟精神病药）或 psychedelic（致幻剂）。这些名称让人觉得这类药物会诱发精神疾病或使人产生类似症状，但这并不完全正确。迷幻药造成的状态其实与精神病或精神失常并不相似，虽然确实可能使容易罹患精神疾病的人产生类似症状，但用药体验应与精神疾病完全不同。例如，迷幻药引发的幻觉通常是视觉上的，而一般精神分裂症的幻觉通常是听觉上的。然而，两者的确有些相同之处，最近针对裸盖菇碱的研究发现，这种碱的迷幻作用与精神病有某些相似之处，特别是抽离感与全知感。20 世纪 50 年代后期发展出 psychedelic 一词来指称"致幻"（mind-expanding）药物，这是当时十分流行的用语，意义却不太明确。另一个描述这类药物的用语是 entheogenic，表达对"内在之神"的追寻。这些用语都不足以完整传达用药体验，多样的描述用语反映了用药体验的变化万千。

本章介绍三大类的迷幻药，其中最为人熟知的是 LSD（或称血清素类迷幻药）。这类药物的原型是麦角酸二乙胺，毒贩通常将 LSD 溶液滴在吸墨纸或方糖上分装售卖，不过有时也可能采用药丸的形式。迷幻蘑菇和皮奥特仙人球也属于这一类。迷幻蘑菇的药效成分包括裸盖菇素及裸盖菇碱等化合物，效果类似 LSD。皮奥特仙人球含有仙人球毒碱。迷幻蘑菇及迷幻仙人球通常是将植株干燥处理，因此保有原形。作用与 LSD 类似的迷幻药还有很多，包括二甲基色胺（DMT）及蟾毒色胺（bufotenine）。另外还有一类安非他命衍生物，作用与仙人球毒碱相似，包括 DOM（2, 5dimethoxy-4-methylphenylisopropylamine，又名 STP）、三甲氧基安非他命（trimethoxyamphetamine，TMA）及双甲氧基安非他命（dimethoxyamphetamine，DMA）。这些药物有很多种类，新的版本层出不穷。有些你还可能遇上的种类有 2C-B 以及它的变体，包括最近流行的 25I-NBOMe。这些迷幻药多以药丸形式售卖，但实际成分往往与毒贩所宣称的不一致。有一种名为死藤水的草药茶，结合了 DMT 及骆驼蓬生物碱（harmala alkaloid），是从南美洲引进美国的。在那里，它因精神用途而广受欢迎。

迷幻药的第二大类是颠茄生物碱。这类药物用于医疗已有数千年，用于仪式的历史更为悠久，然而，最近却开始广泛用于娱乐，因而遭到滥用。在美国，颠茄生物碱最常见的来源是含这类成分的处方药，或以野生曼陀罗的叶子制成的草药茶。

最后一大类是解离性麻醉剂（dissociative anesthetic）、苯环利定（PCP）、氯胺酮和右美沙芬。氯胺酮主要用作儿童的麻醉剂及兽医手术的麻醉用药，通常以溶液注射（医疗用途），或制成粉末（将溶液干燥制成）。使用方式包括注射、口服溶液，或从鼻腔吸入粉末。PCP 也以几种不同形式使用：包括口服药丸、从鼻腔吸入粉末或制成块状烟吸食，较罕见的方式是制成注射溶液。也有人将 PCP 溶液涂抹在烟草、大麻、荷兰芹的叶子上，这种吸入方式会造成最接近精神病的奇特解离状态 [1]。右美沙芬是许多止咳糖浆的主要成分，使用量高于一般止咳的剂量时，会产生一种独特的解离状态。最后，墨西哥鼠尾草是植物性迷幻药，吸食叶片会造成强烈、短暂而且通常并不愉快的幻觉经验。

迷幻药如何在人体内代谢

原住民在宗教仪式中使用迷幻药，方法有很多，包括泡成草药茶、涂抹在皮肤上，甚至从鼻腔吸入。而在先进国家，迷幻药还是以口服为主。上文列出的所有药物都很容易让肠胃吸收，PCP 则属例外。用药者也会以吸入或注射方式使用迷幻药。只有 LSD 的药效够强，用吸附在纸上的微小剂量就能发挥效果。植物性迷幻药如仙人球或干燥的迷幻蘑菇，常见的使用方式是咀嚼并

---

1 无法统合认知、记忆、思维、意志等心理能力的状态，多半因强大的社会心理压力而起。常见症状是脱离现实、失去某段时间的记忆等。

吞咽。大多数迷幻药都是以药丸形式服用，尤其是 LSD 及各种类似 LSD 的药物。药物从服下到发作的时间，以及药效持续的长短，因药物种类而异。LSD 能轻易被胃及肠道吸收，并迅速进入大脑，药效一般在服药后的 30 ～ 60 分钟发作。LSD 的迷幻效果通常也最持久，一般是四到六小时，偶尔可达 12 小时。

最近关于 LSD 如何与其刺激的受体相互作用的研究为 LSD 的残留时间很长提供了解释：LSD 会"卡"在受体上，在数小时内解离，从而持续刺激。LSD 在脊髓液中储存数月的传言是真的吗？不是。LSD 的幻觉重现并不是因为藏在体内的药物突然重新出现，我们目前还不了解幻觉重现的神经生物学原理，但可以合理推测，这种现象代表大脑的某种变化在用药经验过后仍然存在。在第十三章"大脑基础知识"中，我们将谈到中枢神经系统能够回想起各种类型的经历，而幻觉重现的原因可能就在于此。

仙人球毒碱药效持续时间可能跟 LSD 差不多，裸盖菇碱则通常持续二到四小时。常见的迷幻药中，DMT 的药效最短，服药后 10 分钟内便产生显著效果，约 30 分钟达到顶峰，并在一小时内结束，因此这种药物常被称为"商业快餐"。药物作用时间不同，来自两种特性的差异。首先，药物的脂溶性越强，越快进入大脑（这就是 DMT 作用迅速的原因）。其次，药物分解的速度越慢，药效就越长。同样，某些药物的特殊化学结构也可能造成差异。某些药物如 LSD 及仙人球毒碱，能够造成持久的作用，就是因为肝脏无法迅速代谢。

PCP 的化学性质常造成一些问题，因此特别需要注意。PCP 经口服则非常容易吸收，若采用吸入，在血液中浓度甚至能更快达到高峰（15 ～ 30 分钟）。然而，PCP 的分解速率相当缓慢，因此药效持续很久。PCP 主要的迷幻经验能持续四到六小时，但经过 24 ～ 48 小时后，体内的药物浓度仍然相当可观。由于 PCP 代谢缓慢，加上有些使用者常在一天内重复使用，因此常导致服用过量及药效持续数日。

关于如何解除药效，有很多似是而非的传言，在我们听过的方法中，喝牛奶纯属无稽之谈。没有任何简单的方法能够加速代谢迷幻药，使用者只能等着药物与其受体分离，然后等肝脏及肾脏完成工作。但 PCP 是唯一的例外，在危急情况下，急诊室人员可以使用药物来增加尿液的酸性，加速肾脏排出 PCP。药物治疗（见下文）可能有助于缓解急性恐慌症状，而一种能够阻断 LSD 作用的药物也正在测试中。迷幻药过量不像阿片类药物过量，目前仍然没有快速治疗的方法。

因此，务必记得，迷幻药物一旦开始产生作用，药效可能持续数小时。如果过程不是很愉快，除了请其他没有受到药效影响的同伴帮忙之外，别无他法。如果有人想要体验任何一种迷幻药物，安全且能提供有效协助的环境是非常重要的，因为即使是最不危险的迷幻药物，仍可能引发问题。

迷幻经历：迷幻药对大脑的影响

要描述迷幻药的用药体验并不容易，因为每次都非常不同，药物的种类与剂量、服用方式、服用者的期望以及之前的使用经历，都会有所影响。但也有一些共同的作用：药效发生之初通常伴随恶心感，此外则是紧张、血压轻微升高、心跳与呼吸加快。然后，使用者通常会感觉到感官知觉轻微扭曲，主要是视觉方面。使用者会看到摇摆的图像，物体大小失真（看起来比实际要大或小）。

高剂量下会出现幻觉、假性幻觉或幻想，内容完全因人而异，且与周遭环境密切相关，有可能是简单的彩色图案（常见的是螺旋状或网格），也可能是复杂的场景。服药者通常会觉得脱离了自己的躯体，从外面看着自己的一举一动。服药者也常常出现感官混乱或联觉现象，像是"看见"声音及"听到"颜色等。服药者的时间感也会扭曲，几分钟时间可能漫长得如同几小时。药效达到高峰的使用者常描述自己获得深刻的洞察或启蒙，有时则感受到自己与世界合一，但很少持续至药效结束后。使用者也可能产生狂喜或焦虑，药效减弱后，用药者常有超脱的感受，并觉得相当疲累。

虽然文献中不乏生动、古怪而有趣的经历描述，但是将迷幻经历描写得最生动的，莫过于首先合成出 LSD 的化学家艾伯特·霍夫曼（Albert Hofmann）博士。他的报告特别可信，因为他是第一个描述此种药物作用的人，不会受到预期心理影响。

比起现在，当时的科学家更常以自己的身体进行实验。实验室里一次偶然的经历使霍夫曼博士注意到这种药物的强烈作用，因此刻意服用了一些，并记录自己的用药体验。他在著作《LSD，我的问题儿童》（*LSD, My Problem Child*）中记录了两次用药体验，显示即使在同一个人身上，LSD 也可能带来相当不同的用药体验。

上周五，也就是 1943 年 4 月 16 日，因为受到一种相当烦躁的感觉影响，加上轻微的晕眩，我不得不在下午中断实验室的工作回家。到家后我躺下来，进入一种宛若酩醉的莫名愉快状态，更特别的是还有极为刺激的幻想。在梦境般的状态中，我闭上眼（我发现阳光刺眼得令人不快），感觉到一连串持续不断的奇幻图像，有着奇特的形状及万花筒般的缤纷色彩。大约两小时后，这状态消失了……

晕眩与发昏的感觉变得如此强烈，我无法站直身子，不得不躺在沙发上。周围环境以一种十分恐怖的方式变化着。房间里的所有东西都在旋转，而熟悉的物件及家具呈现怪诞、可怕的模样。物体不断移动、活动，犹如受到内在的烦躁不安所驱动。住在隔壁的女士给了我一杯牛奶，我却几乎认不出她是谁，我整个晚上喝了超过两升牛奶。她不再是 R 太太，而是戴着彩色面具，恶毒、阴险的女巫。

比起外在世界的邪恶转变，更糟糕的是我感受到的内在变化。所有我试图行使的意志、所有试图终结外在世界解体及自我崩解的努力，似乎都徒劳无功。恶魔侵入我，接管了我的身体、心智及灵魂。我跳起来，尖叫着，试图挣脱束缚，但随后又瘫坐下来，无助地躺在沙发上。我所实验的物质战胜了我，它是恶魔，轻蔑地战胜了我的意志。我被担心自己会发疯的可怕恐惧困住。我被带到另一个世界，另一个地方，另一个时间。我的身体似乎失去感觉、死气沉沉，变得陌生。我要死了吗？这是过渡期吗？我不时觉得自己离开了身体，然后像旁观者般，清楚地感知自已悲惨不堪的处境。[1]

迷幻药的种类

LSD

麦角酸二乙胺（LSD）应是美国最知名也最常使用的迷幻药，同时也是常用的迷幻药中药效最强的一种。其药效因摄入剂量而不同。目前的典型剂量是 50 ～ 150 微克（20 世纪 60 年代的典型剂量为 100 ～ 200 微克）。对于没有耐受性的人来说，这样的剂量足以产生完整的幻觉，不过也有一些经验老到的使用者会服用多重剂量。

由于 LSD 药效强大，易于伪装，且非常容易溶解，因此经常被稀释、溶解于液体中，再用吸墨纸吸收。其他药物的效果都不够强，不能用此种方式使用。然而，胆大包天的毒贩会将其他化合物假充 LSD 出售，以往以这种形式贩卖的 LSD，大部分都是在美国北加州的几个实验室里合成的。然而，暗网已成为 LSD 和其他非法药物的常见来源。

虽然 LSD 本身最早是于 20 世纪 40 年代在实验室里合成的，但是麦角酸衍生物（麦角生物碱）的致幻效果及毒性，却在几千年前就为人所知。古代的墨西哥人会利用某些种类的牵牛花种子制成药物 "ololiuqui"（确切的花种尚不清楚，但幻河藤可能是其

1　Albert Hofmann, *LSD, My Problem Child* (New York: McGraw-Hill, 1980).

中之一）或"tlitlitzin"（来自圆尊天茄儿），这些植物含有一种类似 LSD 的化学物质，即麦角酸酰胺（lysergic acid amide）。用其种子做成茶，用种子提炼出具有酒精成分的酒精饮料，或以化学方式萃取出的迷幻药，能产生如同 LSD 的迷幻经历。就像大多数植物性迷幻药，这些种子还含有其他化学物质，结合起来可能引起恶心、呕吐及其他让人不舒服的副作用。早在几千年前，中东地区就因为一种名为麦角菌的真菌感染了做面包的黑麦，造成多起中毒事件，因而发现了麦角酸化合物。这种真菌会产生一些与 LSD 类似的麦角生物碱，以及一些氨基酸（amino acids），能引起幻觉及血管收缩，进而导致坏疽、四肢受损、习惯性流产甚至死亡。麦角菌感染所引起的疾病后来被称为"圣安东尼之火"，名字源于当时照顾中毒者的僧侣所属的教团守护神，加上中毒者因为血管强烈收缩而造成的烧灼感。中世纪的欧洲对于这种植物制品已经相当熟悉，助产士会利用这种物质促使子宫收缩，加快分娩。

许多报告指出，LSD 的药效发作后会带来异常的感觉，包括麻木、肌肉无力或颤抖，还有温和的战斗或溃逃反应——心跳稍微加速、血压稍微升高、瞳孔放大。恶心是很常见的症状。这些轻微的变化通常不足以构成危险，不过对有潜在心脏疾病的人来说，仍有一定风险。瑞士一家实验室研究 LSD 对人体的影响，用一种名为"意识的改变状态"的量表将这种体验描述成三个阶段：第一阶段是"幸福状态"和"完美和谐"；第二阶段是视觉失真，产生共感觉（synesthesia）；第三阶段是感觉分离和失去控制。整个过程在一到四小时内完成。大多数人表示有强烈的幸福感。一些动物研究报告反映了受试者曾达到第三阶段，一些人使用后将其描述为一种激动的感觉。

LSD 类迷幻药的临床效果模式 [1]

时间	临床效果
0～30 分钟	头晕、恶心、四肢无力、抽搐、焦虑
30～60 分钟	视力模糊、视觉反差增强、看见各种图像、出现虚幻感、肢体不协调、说话结巴
1～4 小时	视觉效果增强、看见物体摆动、距离感变差、出现愉悦感、感觉时间变漫长
4～7 小时	上述作用逐渐消失
7～12 小时	恢复正常
后期作用	头痛、疲倦、沉思

使用者通常很快就对 LSD 产生耐受性，也许正因如此，加上药物经验造成的疲惫感常久久不散，LSD 使用者大多隔很久才会再次服药（每周一次至每月两次）。LSD 的耐受性很快就降低，因此通常只要停用一个星期，就足以恢复对药物的敏感性。

裸盖菇碱类

迷幻蘑菇大概是美国第二常见的迷幻药。家庭工业的风潮带动家庭植栽套组的销量，提升了这类药物的知名度。然而，爆炸蘑菇的不实传言之多，可能跟 LSD 不相上下。

---

1 资料汇整自 R. M. Julien, *A Primer of Drug Action*, 11th ed. (New York: Worth, 2008)。

用药者所谓的爆炸蘑菇，包括某几个属的蕈类：裸盖菇属（*Psilocybe*）、花褶伞属（*Panaeolus*）以及锥盖伞属（*Conocybe*）。在美国最常用的菇种是墨西哥裸盖菇（*Psilocybe mexicana*）及光盖裸盖菇（*Psilocybe cyanescens*）。这些蘑菇含有两种构造相近的化合物：裸盖菇素及裸盖菇碱。尽管许多人认为，裸盖菇碱是迷幻蘑菇的活性成分，但实情可能并非如此。裸盖菇碱分子必须先在肝脏去除多余的化学基（磷酸基），变成裸盖菇素分子之后，才能够进入大脑。尽管也有谣传血清素或DMT经过磷酸化之后会变成另一种迷幻药，能提供新的快感，但这类磷酸化的化合物实际上会减缓药物进入大脑的速度，因此只会抑制精神药物，而不是激发。在干燥蘑菇及结晶化合物的白色粉末中，都能够找到裸盖菇碱的成分。一般使用的剂量为4～10毫克（相当于二到四朵光盖裸盖菇）。

使用蘑菇的历史由来已久，在墨西哥及中美洲有许多蘑菇雕刻，创作年代为公元100～1400年，而在危地马拉中部还有一群更古老的雕像（约在公元前500年），一般认为是依蘑菇伞柄的形象而制，与祭拜蘑菇的仪式有关。在西班牙人到来并试图加以杜绝之前，墨西哥一直都有使用神圣蘑菇（teonanactl，或称"圣肉"）的风俗。在20世纪30年代，包括戈登·沃森（R. Gordon Wasson）、理查德·舒尔特斯（Richard Schultes）在内的多位民族植物学家曾在墨西哥中部识别了近20种当地人作为治疗及宗教用途的蘑菇，包括裸盖菇属（占多数）、锥盖伞属、花褶伞属及球盖菇属（*Stropharia*）。

裸盖菇碱最早被原住民谨慎用于宗教仪式中，然后在大学生的春假及周末派对中用于娱乐消遣，接着又因为对精神的持久助益，勾起当今科学界及宗教界的兴趣，因此被列为研究对象。就某方面来说，裸盖菇碱可以说是绕了一圈，回到原点。一般认为，这种药物的药效比 LSD 来得温和，且时间更短。在低剂量时，裸盖菇碱带来放松、身体变沉重或轻盈的简单感受，以及某些知觉扭曲（尤其是视觉方面）。剂量较高时，会导致更多的身体知觉变化，包括头昏眼花，舌、嘴或嘴唇发麻，发抖或出汗，恶心以及焦虑。

裸盖菇碱的精神作用与 LSD 类似。20 世纪 60 年代中期，一群科学家让大学生服用 LSD、裸盖菇碱及 PCP，研究的记录正好展现了当时的人以怎样的用语描述药效。这群科学家出版了其中三名学生用药经验的逐字记录，以下文字摘录自一名大四女学生描述自己接受裸盖菇碱实验时的逐字记录（这名大学生当时不曾用过迷幻药）。

　　服药约一小时后：当我闭上眼睛，有趣的感觉全出现了。各种色彩美丽的有趣图像，绿色和红色，还有咖啡色，看起来就像毕加索的画。门以三角形的角度打开，到处都是这些颜色……一个虚幻的世界。这一定是我的潜意识或什么东西。当我张开眼睛，看到的景象是宿舍变暗了，仿佛有东西在外面沿着边缘移动，有些还在扭动着。还有某个人物，其实也不是人物，是巨大的翅膀，像是老鹰，老鹰的头，但却是一个人的双脚，在床的下方。现在它不见了。

　　服药大约两小时后：呵，呵，我不知道我是否可以跟以前那样唱歌，但有一些花的藤蔓正在向上长，从一个点开始，好像是在球茎上，然后向上长，越过一座拱门还是什么东西。藤蔓还长出了花，藤蔓是绿色的……我感觉，有人正把她们的高跟鞋戳进我右手的棉花里，但我感觉不到，那不存在。当我移动我的手，我的手非常湿。我身体的下半部，身体，嗯，我的身体弯起来了。弗洛伊德，我觉得他太过分了。喔，我正在移动，我看起来是正在移动，我只是低头看着我的身体。我希望我有一面镜子，我想这可能也没办法帮我看见……现在，我可以看到火，看起来像把钥匙，上面还有裂痕。有一个笼子，有人打开笼门，里面有一只蜘蛛，但是我不会进去，我可以永远待在这里。这实在很愉快，慢慢地上下移动，往上、往下，往后、往前，起起伏伏，摇摇摆摆。现在我持续闭上眼睛，我看到一朵紫色的花……[1]

用药经历并不一定都是快乐的，有时可能非常可怕，以下某个朋友描述的体验就非常不愉快。

那是深夜，我跟两个朋友从下午就混在一起。我们都疲惫不堪，不过还是决定吃一些迷幻蘑菇。我记得药效刚发作时，我只要闭上眼睛，眼皮后方就好像有非常巨大、色彩逼真的植物在黑暗中迅速生长，我觉得很有趣、很愉快。每一

1　资料来源：J. C. Pollard, *Drugs and Phantasy: The Effects of LSD, Psilocybin and Sernyl on College Students* (New York: Little, Brown and Co., 1965)。

次我闭上眼睛都会发生，不过整个过程及出现的图像却完全不是我所能控制。那夜稍晚，我们笨手笨脚地前往一场派对，并短暂失去意识，之后我们的朋友躺在那里，向黑暗望去，感觉这黑暗开始缓慢地以绕圈的方式移动着。这感觉与严重酒醉时的那种头晕目眩、仿佛房间在移动的感觉不一样。那天我没有喝很多酒，在我的印象中，正在移动的是黑暗。我因为才昏倒过，已经感到相当不安，而黑暗在移动的感觉更是吓人。当我瞪着黑暗看的时候，黑暗开始稍微加速旋转，我感觉黑暗似乎朝着我移动，压在我身上。一开始很轻微，但这种力量似乎随着旋转加速而逐渐增强。不久，我开始有意识地对抗这个旋转的黑暗力量，努力把它从我的思绪推开，不让它靠近。这过程持续着，旋转的速度越来越快，黑暗好像决定要压过我。再这样下去，我会死，这样的念头压倒了我。于是，我集中我所有的注意力，让自己对抗下去，我挣扎了一段时间，但黑暗似乎以一种非常缓慢的速度制伏了我。

我记得当时还在想，黑暗要赢过我了，我就要死了。我集中我所有的意志力对抗，最后却筋疲力尽，于是我心想，对抗是没有用的，我应该就让黑暗把我带走，放弃吧。我确实放弃了，我放松下来，觉得至少我能平静地面对死亡。这个旋转中的坏东西似乎进入了我的身体，在我肚子的中间，然后一切再度变得平静及安静，我真的以为我已经死了。过了一会儿，我记得突然感到有一道强烈的白光从我体内爆发出来，向外移动，就好像一道白色激光，闪耀着，穿过我皮肤的每个毛孔。后来，我记得我把这个经验解读为我对死亡的恐惧及挣扎。不过，在事情发生的当下，我其实比我所能记得的还要恐惧。

有关迷幻蘑菇的注意事项 │ 裸盖菇碱蘑菇并不是唯一能影响心智的蘑菇，不过却是北美洲唯一广泛使用的蘑菇。其他有迷幻作用的蘑菇可能相当危险，我们在本章开头提到的毒蝇伞就含有一些令人产生幻觉的化合物，包括蝇蕈醇及鹅膏蕈氨酸，这些化合物能引起明显的中毒症状，包括说话含混不清、肢体不协调以及恶心等，且经常会呕吐。过了这个阶段之后，接下来是蒙眬（或昏昏欲睡）的状态，然后就是强烈的迷幻体验。然而，毒蝇伞还含有毒蕈碱（muscarine），能刺激体内的乙酰胆碱受体，这种化合物的作用类似副交感神经系统受到刺激，能造成大量的唾液分泌、恶心、呕吐、支气管痉挛，并降低心跳，使血压大幅降低。虽然毒蕈碱的药效通常很温和，但上述的最后两种作用，理论上可能导致休克及死亡。毒蝇伞鲜少用于娱乐，因为用药体验往往并不愉悦，且这种蘑菇也不是很普及。

关于裸盖菇碱致幻性质的原理及其治疗学潜力的科研正在复兴。瑞典的弗兰斯·沃兰韦德（Franz Vollenweider）所做的研究已经提供了对裸盖菇碱的行为效果进行评估的可量化的评定标准，他还证明了羟色胺受体的作用（见下面表述），并制作了经历药物作用者的脑部扫描。美国的罗兰德·格里菲思（Roland Griffiths）研究了一些裸盖菇碱在临床条件下的效果，如临终关怀护理和对偏头痛的治疗方面，实验室分析还在进行中。这些研究已经搞清楚了能够达到足够效果的药物剂量范围（20 ～ 30毫克），实验的参与者也提供了根据他们服药的经验得到的观点。这些研究是美国几十年来的首次，使用了精细的实验室控制，招募了迷幻药吸食者和非吸食者，最后发表在了顶级的科学文献上。他们报告了 LSD 对 PTSD 患者和癌症临终关怀患者的益处，没有产生重大不良影响。大多数 LSD 研究人员在药物治疗期间都会接受药物前咨询和训练有素的心理学家的监督，这是未来临床使用 LSD 的策略。与抑郁症和创伤后应激障碍（LSD 已显示出有希望的结果）相比，偏头痛不太可能成为临床目标。LSD 的非致幻变体可能也同样有效，但这项研究会为治疗这种疾病指明未来可行的方法。

其他 LSD 类迷幻药

还有很多其他科学家或者非法制毒贩制作的药品，其分子具有与血清素（色胺）或安非他命（苯乙胺）类似的化学结构。2C-B 就是一个例子，但是还有很多奇怪的种类不时出现。已被研究的种类其致幻性质与 LSD 的机制相似。但是每一种药品又都因其与大量的受体相互作用而产生其他的效果，因此这些药物的效果各不相同，或许并不是服用者期待的那样。药物化学家亚历山大·舒尔金（Alexander Shulgin）和他的妻子出版了两本书，来描述这些药品的合成和使用，有些人将这两本书当成指导手册来使用。例如，那些与安非他命结构相似的药物通常都会具有与安非他命类似的效果，再加之其本身的致幻作用，它们会引起非常危险的交感神经系统兴奋以及心率和血压的升高。在美国，所有这些药物都是违法的（见第十六章"法律问题"）。

DMT

DMT（商务快餐）是北美常见的血清素类迷幻药。这种化合物最初来自大果柯拉豆树（*Anadenanthera peregrina*，有时也指 *Piptadenia peregrina*）的种子，这种植物生长在南美洲的北部及中部，南部也有相近的品种。南美洲的原住民部落很早就把这种植物制成从鼻腔吸入的迷幻药，称为 yopo 或 cohoba。不过，目前最常见到的是纯化的化合物，冲泡成茶汤或与大麻一起使用，方式是先将大麻叶泡在 DMT 的溶液中，干燥后当成烟来吸。这种药物的药效作用相当迅速，整段用药体验从发作到结束不到一个小时。或许也是因为药效非常快速，DMT 比 LSD 更常引发焦虑症，但两者带来的用药体验非常相似。

某些蟾蜍（包括科罗拉多河蟾蜍）的皮肤含有别种血清素衍生化合物，如 5- 甲氧基二甲基色胺（5-MeO-DMT，台湾俗称"勾妹喔""媚药"）或蟾毒色胺。美洲原住民很早就懂得挤压蟾蜍背上的腺体来取得这些迷幻药，然后吸食或口服，这种老伎俩现在再度流行起来，连《华尔街日报》都有报道。这种药物的药效非常短暂，副作用比大多数的迷幻药还要糟糕，包括血压升高、心跳加速、视力模糊、肌肉抽筋及暂时的瘫痪。这些副作用主要来自蟾毒色胺，某些生长在加勒比海地区、中美洲及南美洲（在南美洲为 *Piptadenia peregrina*）的树木种子也含有相同的化合物。当地原住民用这些种子的粉末制作从鼻腔吸入的迷幻药粉，这些粉末也是巫术粉末的成分之一。DMT、5-MeO-DMT，

还有包括 4- 乙酰氧基 - 二甲基色胺（4-Acetoxy-DMT）和 5-MeO-
DiPT（N, N-diisopropyl-5-methoxy-tryptamine）在内的其他种类也
以药丸的形式存在。这些药品的基本效果相似，但药效持续的时
间有所差异。

仙人球毒碱

仙人球毒碱也是墨西哥原住民使用了数千年的迷幻药，北美
洲的原住民部落也有使用仙人球毒碱的历史。在美国，这种迷幻
药通常来自一种生长在墨西哥西北部的仙人球：威廉斯仙人球
（*Lophophora williamsii*，或称鸟羽玉），这种植物含有迷幻成分
麦斯卡林（mescaline）及许多化合物。这种迷幻药通常是以干燥
的"仙人球"形式出售，不过也有其他形式，如粉末或茶。迷幻
仙人球也可以吸食，但通常是以不咀嚼直接吞下的方式服用，其
活性成分会被胃及小肠吸收。其他某些种类的仙人掌也能制成迷
幻药，包括生长在安第斯山脉的圣佩德罗仙人掌（*Trichocereus
pachanoi*）。

仙人球毒碱的化学结构与 LSD 或裸盖菇碱等血清素类迷幻
药不大相似，倒比较像安非他命，对人体的作用也比较类似于安
非他命，包括使瞳孔放大、心跳加快、血压升高。但令人意外的
是，根据仪式使用者及娱乐性用药者描述，仙人球毒碱对心智的
影响反而与 LSD 相似，恶心和呕吐都是常见症状，尤其在服用
不久后。用药者吃下一些仙人球后，通常会觉得对影像的感受更
加敏感，看到绚丽的色彩，接着是几何图案，有时还会看到人及
动物的图像。就像 LSD 一样，仙人球毒碱会扭曲用药者对时间

及空间的感知，有时也会使用药者觉得仿佛脱离了自己的身体。吃下纯化的仙人球毒碱与直接食用仙人球，产生的效果相似，但不会完全相同，因为仙人球中至少还有其他 30 种化合物。

在一些原住民部落中，如墨西哥的维乔（Huichol），巫师在仪式中使用这种仙人球的风俗一直持续到近代，并在 19 世纪末期传入北美的原住民部落。而后，一些美国的原住民教堂又把这种部落仪式使用的迷幻药结合到基督教仪式中。在教堂及宗教仪式中使用仙人球是受到美国宪法第一修正案及 1993 年《恢复宗教自由法》所保护的。后者规定，政府只有在"能够促进重大且迫切的政府利益，且采用约束最少的方法来促进该利益"时，才能够限制人们行使宗教自由。虽然在 1997 年，美国最高法院宣布 1993 年所制定的这项法案违反美国宪法，之后还是有一些州制定了宗教保护法案以代替联邦法律不再提供的宗教保护。

"设计"仙人球毒碱类药物

许多种类的仙人球毒碱变异产物，最初都是在仙人球毒碱的化学研究过程中被"设计"出来的。这些化学名称就像餐桌上的字母汤：DOM（2, 5 dimethoxy-4-methylphenylisopropylamine，又名 STP）、MDA、DMA、MDMA（摇头丸）。这些药物的效果都不如仙人球毒碱明确，且除了幻觉之外，也产生类似安非他命的强烈药效，毒性往往比仙人球毒碱强，因此目前在街头上也比较少见。然而，有些药物包括 2C-B 和 25I-NBOMe［4-iodo-2, 5-dimethoxy-N-（2-methoxybenzyl）phenethylamine］更容易获得，并且可能由于其刺激特性而导致中毒甚至死亡。摇头丸的药效比较独特，因此另辟专章讨论。

肉豆蔻核仁和肉豆蔻皮也是值得一提的仙人球毒碱类迷幻药。如果能够克服肉豆蔻核仁的呛人气味，吃下几茶匙，有可能进入非常轻微的幻觉状态，包括知觉扭曲、愉悦感，有时会有轻微的幻视及其他虚幻的感觉。肉豆蔻核仁与肉豆蔻皮的活性成分为肉豆蔻醚和榄香脂素，这些化合物的结构有点像仙人球毒碱，迷幻作用非常弱，足以影响知觉的剂量也会导致不愉快的副作用，包括呕吐、恶心及焦躁悸动。此外，药效过后还有嗜睡或虚幻感等后遗症，可能持续到第二天。

死藤水

死藤水（又名 caapi、yage、vegetal）是一种以植物为基本原料的迷幻药，由各种植物制品混制而成，供使用者饮用。尽管配方各不相同，但最重要的成分是卡皮藤（*Banisteriopsis caapi*）的树皮及绿九节木（*Psychotria viridis*）的叶子。这种组合饮料的活性成分是 β- 咔啉类（beta carboline）的哈尔明碱、骆驼蓬碱，以及 DMT（见上文）。这种组合能造成剧烈的恶心及呕吐、持续一段时间的焦虑或恐惧，接下来是强烈的幻觉及解离经验。幻觉主要是视觉方面的，不过使用者也表示感官刺激变得更加敏感。使用者也常经历迷幻药带来的解离体验，并产生深刻的洞察感，这样的感觉会持续数小时。

理查德·舒尔特斯等民族植物学家都记录了亚马孙原住民使用这种药物的情形，这可能已经有好几百年历史。"垮掉的一代"作家威廉·巴勒斯在《麻药书简》（*The Yage Letters*）中记录自己使用这种药物的体验；而 20 世纪 60 年代的美国则通过卡罗斯·卡斯塔尼达的《巫师唐望的教诲》（*The Teachings of Don Juan*）来认识这种药物。过去，南美洲原住民巫师经常把死藤水应用在各种巫术中，包括治疗和占卜。南美洲的宗教团体如 União do Vegetal（UDV）及 Santo Daime 等让这盛极一时的死藤水卷土重来，并将之传到美国。跟许多迷幻药不同的是，死藤水几乎从未用于娱乐，主要是运用药效来辅助自我洞察及启蒙。2006 年的一项法律规定，宗教用途在美国一直是合法的。虽然美国缉毒局将 DMT 列入附表一，但含有这种致幻剂的植物，其法律边界非常模糊。

墨西哥鼠尾草

墨西哥印第安人把一种称为墨西哥鼠尾草的植物（薄荷家族中罕见的一员）用在各种宗教目的上，这种植物在美国引起某些人的好奇，主要是因为还未被列为非法药物。印第安人咀嚼鼠尾草的叶子，但在美国通常是将叶子卷成烟吸入。墨西哥鼠尾草会造成剧烈的幻觉经验，持续大约一小时，有时会不甚愉快。使用者报告称，墨西哥鼠尾草带来的体验相当独特，既不像 LSD 也不像其他迷幻药。这种药物较之于其他迷幻药，由于其作用于人体的异常机制，会使人产生不适感，因此反复吸食的行为相对不常见。墨西哥鼠尾草的活性成分可能是一种称为丹酚 A（Salvinorin A）的化合物，引发幻觉的效果仅次于 LSD，吸食 200 ～ 500 微克就足以产生幻觉。

颠茄生物碱类

颠茄生物碱是一种能影响中枢神经系统的植物性化合物。颠茄生物碱的主要来源是曼陀罗及其他相近的茄科植物。曼陀罗的英文名称为Jimsonweed，源自一起弗吉尼亚州殖民地詹姆斯敦（Jamestown）的著名中毒事件。当时的人不清楚新大陆有哪些植物可以食用，误将曼陀罗的叶子混入沙拉，引起严重的中毒。这种植物因而被称为詹姆斯敦杂草（Jamestown weed），后来便讹化为Jimsonweed。曼陀罗植株的任何部分都可制成茶饮用，也可单独嚼食种子，在非常高的剂量下，能造成一种奇特的睡梦状态。这种药物会导致失忆，大多数使用者不会记得药效发作时的感觉。摄取量高到足以导致这种精神状态时，也会对心跳、呼吸及体温产生危险的影响。

曼陀罗的活性成分是颠茄生物碱中的阿托品及东莨菪碱。阿托品主要影响大脑以外的器官，在低剂量使用时，这种化合物或类似药物可用来治疗气喘及胃部不适，也能治疗某些眼疾。然而，高剂量使用可能致死。会强烈影响思考及感知的，则是东莨菪碱。与阿托品不同的是，东莨菪碱能轻易进入大脑，这也是曼陀罗影响使用者行为的主因。

颠茄生物碱的效用，类似于将副交感神经系统完全关闭，造成口干、瞳孔放大、心跳加速、支气管扩张、消化速度减缓。这类药物也会影响大脑中负责调控体温的区域，可能使体温上升到危险的程度。最后，颠茄生物碱能阻断神经递质乙酰胆碱的某种受体，而这种受体在记忆中占有重要地位，因此使用者往往不会记得药效发作时的情形。这些化合物及相关物质也存在于颠茄

（*Atropa belladonna*）和毒参茄（*Mandragora officinarum*）等植物中，若使用得宜，是重要且有效的药物。这些植物在许多文化中也用于占卜等宗教用途。近年来则有青少年用在娱乐上，却因为不清楚药性而导致相关医疗案例增加，甚至偶有死亡案例。毒参茄也用作草本药的药方成分，曾造成意外中毒。

颠茄生物碱类的作用与血清素类迷幻药大不相同。前者会引发奇特的谵妄状态，但使用者只会记得自己做了场奇怪的梦，在这些梦境中，通常有飞行的感觉。

人类使用这些化合物的历史悠久，不仅作为迷幻药，也常当毒药使用。颠茄"belladonna"一词也有"美丽的女人"之意，因为中世纪的女人会用颠茄来放大瞳孔，以求看起来更美丽，故有此名。据说在基督教信仰兴起之初，欧洲及欧亚大陆信奉女性神灵的术士也使用这些药物，早期教会称这些药物的使用者为"女巫"。这些化合物在当时用于医药上，而女巫骑扫帚的著名传闻，可能便源于施药者从阴道施用药物以治疗妇科疾病。最近有新闻报道，在哥伦比亚有不法分子以"burun dunga"对游客下药，这是植物制成的饮料，含有能造成解离状态的东莨菪碱，受害人不会记得事发经过，这也显示出人类对这些植物的使用经久不衰。幸运的是，这种类似颠茄中毒的传闻并未得到可靠消息的证实。

苯环利定（PCP）及氯胺酮（K他命、K粉、开他敏）：迷幻麻醉剂

PCP（俗名"天使尘"等）向来恶名昭彰，这其来有自。

PCP 及氯胺酮最初是作为全身麻醉剂售卖，商品名称为"Sernyl"和"克太拉"（Ketalar）。但有很多患者在苏醒后出现幻觉及谵妄，因此，日后除非患者也服用安定等镇静药物来抑制幻觉产生，否则医生不再用于人体。目前，氯胺酮主要用作动物的麻醉剂，只有在为了避免麻醉抑制运动员或儿童的心脏功能时，才会用于人体。市售 PCP 有许多形式，例如像"快克"（crack）一样制成块状、注入大麻烟中、制成白色粉末或药丸等，摄取方式包括吸食、口服、鼻腔吸入或静脉注射。一剂 PCP 的主要药效可持续四到六小时，不过整体药效可维持两天。氯胺酮的来源大多是医疗院所，使用时通常采取注射方式，或将溶液制成干粉从鼻腔吸入。

PCP 和氯胺酮是本书所讨论药物中最复杂的一类，会对大脑活动产生许多作用。服用 PCP 可能产生类似喝醉且同时服用安非他命及迷幻药的状态。用药者追求的往往是刺激与吸食安非他命般的兴奋感。PCP 的许多副作用也与安非他命相似，如造成血压及体温升高。PCP 也会造成一种"酒醉"状态，特点是协调性变差、口齿不清及嗜睡。人体在 PCP 的作用下，对疼痛也变得比较不敏感。最后，服用较高剂量的 PCP 会导致解离状态，此时用药者似乎与所处的环境完全脱节。常有观察报告指出，受 PCP 药效影响的人往往眼神空洞，似乎完全抽离周遭环境。

不难想象这些人常在事后发现自己因为违规或犯法而惹上麻烦。PCP 会让用药者驾驶技术变差，判断力减弱，对周围环境毫不注意，对疼痛不敏感。这让用药者有时看来就像用药成瘾，甚至有暴力倾向，许多不明就里的人因此将之归咎于药物滥用。以

PCP 的情况来看，这种刻板印象不是完全没有道理，很少有其他药物会让人呈现如此抽离、凶狠好斗及激动不安的状态，这也令急诊救治变得更加困难。高剂量 PCP 会造成肌肉僵硬及全身麻痹，极高剂量则可能导致昏迷、抽搐、呼吸困难、体温过高及超高血压。

氯胺酮不像 PCP 那么恶名昭彰，也许是因为刺激作用没有 PCP 明显。只要服用低剂量的氯胺酮，就能达到酩醉状态，用药者会有一点呆滞及不协调，但较为和善。剂量较高时，酩醉状态、解离感与身体不协调的情况会变得更加严重，有些人用"掉进 K 洞里"来形容这种脱离现实的感觉。也有用药者提到灵魂出窍及濒死感受，这种解离状态可能与 PCP 非常相似。PCP 及氯胺酮都会导致失忆，使用者往往无法清楚记得药效发作的情形。

单剂量氯胺酮可以迅速缓解严重的抑郁症状，这一惊人发现再次激发了人们对该药物临床应用的兴趣。这种改善可以持续数天到数周，但最终需要重复给药。治疗必须在医院进行，因为抗抑郁作用所需的剂量会导致解离状态（脱离现实的感觉），会令人不安。总之，氯胺酮抗抑郁特性的发现在研究界激起波澜，还带动了对更安全的替代品的研究。

右旋性美苏仿

右旋性美苏仿是许多非处方咳嗽药的主要成分，适量使用（1～2茶匙）能减缓咳嗽，且没什么副作用。但右旋性美苏仿的结构与 PCP 和氯胺酮非常相似，因此脑筋转得快的用药者

（通常是青少年）发现只要喝下大剂量（相当于一整瓶约 300 毫克，或服用任何一种 10 ～ 60 片含 DXM 的药丸）止咳糖浆，便能够产生与服药有关的解离状态。而如果服用小剂量（10 片）则会使人产生中度解离状态，大量服用（60 片）会使人产生重度解离状态和产生幻觉，还有报告说当人服用极大剂量药物时会出现疯癫行为。最近的研究表明，右旋性美苏仿确实在药效上与 K 粉相似。右旋性美苏仿也被做成假摇头丸出售，是常见的 MDMA 替代品。用药剂量达到中毒程度时会导致精神错乱、失去方向感、体温升高、高血压、呕吐或恶心。尽管科学文献中并没有太多关于右旋性美苏仿耐受性、依赖性或成瘾性的记载，但有些服用者演变为反复长期服用。虽然具有以上毒性，但致死剂量远高于一般娱乐用剂量（大约两倍以上）。然而，止咳糖浆的其他成分可能会增加毒性。止咳糖浆若含有缓解充血的成分，可能令使用者血压飙升，有些情况下人们将其与 DXM 和抗组胺药（扑尔敏）并用，这将引起罕见的类血清素综合征的中毒状态。大量摄取（30 ～ 60 片）扑热息痛药物会使人摄入过多止痛药，从而破坏肝脏。虽然 DXM 不是违禁药物，但美国大多数州都禁止向 18 岁以下人士出售。这种严格的监管让毒品中心出具的报告在 2015 年达到峰值后开始下降。

迷幻药的作用方式

神经科学家对迷幻药的了解，远不及其他多数精神药物，部分原因在于研究幻觉必须用人体来实验才能得到最准确的结果。

没有人会为了厘清药物作用在哪个重点部位上而自愿担任脑病变研究的受试者，不过活体人脑的影像学检查倒是帮了一些忙。除此之外，我们确实也从动物实验中得到许多神经传导系统的信息。由于迷幻药种类繁多，因此可以预期引发幻觉的神经化学途径不会只有一种，而且每种药物因为作用机制各异，产生的状态也多少有些不同。

LSD、裸盖菇素、仙人球毒碱和 DMT

自从 20 世纪 40 年代科学家首度提出 LSD、裸盖菇素与血清素在化学结构上的相似之处后，LSD 等药物的作用机制与血清素（即 5- 羟色胺、5-HT）有关便成了重要假设。不过，从最初的假设走到以分子结构观点了解药物作用，却是漫长而曲折的过程。血清素是重要的神经递质，有助于规律睡眠、调节饮食行为、维持正常体温及内分泌状态，可能也有助于减少癫痫发作。能够全面增强血清素作用的药物，对于治疗抑郁症及抑制暴饮暴食也相当有用。那么，这些药物是如何对知觉产生奇妙影响，却又不干扰血清素的其他作用的呢？

迷幻药之所以不易了解，部分原因在于科学家使用 LSD 来进行研究。早期的试验系统设计都包含大脑以外的器官，举例来说，血清素能使蛤蜊的心跳加速，因此蛤蜊的心脏常见于早期的试验系统。科学家以细线悬吊蛤蜊的心脏，线的一端与笔相连，心脏肌肉收缩就会牵动笔，而血清素滴上心脏时，心脏便会收缩。由于 LSD 能抑制血清素作用于心脏及其他试验系统中的器官，因此多年来人们一直认为，迷幻药是通过抑制血清素来发挥作用，而日后科学家有能力对大脑血清素的作用进行更精细的试验，所得的结果似乎也支持这个观点。科学家测量血清素神经元的活化率，显示 LSD 能抑制神经元活化。然而，这项观察不全然正确，因为血清素神经元受到如此强烈的抑制，其他需要血清素的身体机制应该也会受影响，但 LSD 并未造成这样的影响。此外，以仙人球毒碱进行的相同试验并未得到相同结果。不过仙人球毒碱的结构与血清素并不相似（这点与其他药物不同），因此科学家假设，仙人球毒碱的作用方式不同。

想要了解这些药物如何影响血清素，科学家必须先找到血清素能够启动不同受体的证据。至少 30 种血清素受体目前被识别了出来，我们知道其中的一些似乎具有对行为非常具体的影响。只有一种（前面已经描述过）可以导致产生幻觉。第 13 受体可以被划分为一个大类（1～7），其中又划分出亚类型。事实上所有的似血清素迷幻药都对 5-HT2 受体中的两个亚类（5-HT2a 和 5-HT2c）具有兴奋作用（它们刺激这两种受体）。研究者认为这种致幻作用是由于药物对 5-HT2a 受体的刺激造成的。到目前为止，每个经实验测试能刺激第二型受体的药物都会引发幻觉。我们不知道背后的原因，但相当确定的是，刺激这些受体确实能够达到效果。这些受体大多分布在大脑皮层，正是我们认为迷幻药发挥主要作用的区域。5-HT2 受体在与视觉刺激处理相关的区域分布最为密集，因此对大脑这部分神经活动的研究可以从对视觉幻觉机制的深入了解开始。

目前血清素药物的奥妙仍留有未解之谜，那就是能够提高突触中血清素含量的抗抑郁药通常不会引起幻觉（关于突触，请见

第十三章"大脑基础知识"）。这类药物会增加大脑各区域的血清素，包括血清素 5-HT2a 受体所在的部位，尽管曾有患者在服用其中一种药物后出现幻觉（此事相当罕见），当血清素 5-HT2a 受体所受的刺激与其他血清素系统达到平衡时，通常就不会产生迷幻效果。

颠茄生物碱

颠茄生物碱的作用机制与其他药物完全不同，能引起不同迷幻状态的原因或许也正在此。这类药物通过阻断乙酰胆碱的某种受体来发挥作用，乙酰胆碱是神经刺激肌肉、带动肢体活动的神经递质，而尼古丁与这种神经递质有些相似。乙酰胆碱的受体分为两类：一类会受到尼古丁刺激，另一类则能减缓心跳，且可能有助记忆形成。后者称为毒蕈碱受体，因为研究人员发现毒蝇伞中的毒蕈碱能刺激这种受体。我们将在第八章"尼古丁"中详述。

PCP、氯胺酮及右旋性美苏仿

这三种药物都能够阻断神经递质谷氨酸对某种受体的作用，不过 PCP 及氯胺酮的效果远比右旋性美苏仿来得强。无论在娱乐使用或医疗用途的麻醉使用中，这些药物的大部分药效（包括与自我身体或环境的疏离感）都来自这种阻断作用。当人们发现这些药物能治疗中风造成的脑病变时，曾因此燃起希望，药物带来的解离现象却让这个希望破灭。在临床试验中，接受这些药物的患者会产生幻觉。不难想象身罹重病的患者在医院醒来时，还要忧心自己的幻觉是中风所引起还是药物作用，确实相当可怕。

PCP 的作用与安非他命相似，氯胺酮则有少部分作用与安非他命相似，这些药物都能释放神经递质多巴胺，这正是吸食 PCP 的人神经局部活化的原因。科学家一度认为这两种药物会直接影响多巴胺神经元，现在则认为 PCP 的作用机制是阻断谷氨酸受体。两种作用机制都会让人产生愉悦感，因此这两种药物都有点容易上瘾。

这些药物也能降低疼痛感，效果则强弱有别，作用机制应在于阻断 NMDA 受体。但这些药物也可能活化一群称为 sigma 的受体，启动这些受体将带来许多影响，包括引起幻觉及失去疼痛感。这些受体曾被归类为阿片类受体，如今则否，我们还不知道这些受体对调节正常大脑功能有何贡献。这个受体系统近年来受到越来越多的关注，因为研究人员发现，专门刺激这个受体系统的药物能够引发幻觉，却不影响其他阿片类受体系统。右旋性美苏仿对这种受体也有微弱的刺激作用，这可能也影响了该药物的药效。

最具选择性作用的药物通常也最实用，但 PCP、氯胺酮和右旋性美苏仿正好相反，因此并不理想。这些药物阻断大脑中主要神经递质的作用，而这些神经递质也能活化其他神经元，因此这些药物会影响许多重要的大脑功能。

鼠尾草

鼠尾草具有独特的作用机制。其活性成分可能是丹酚 A，而针对丹酚 A 的研究显示，这种成分的作用很像 kappa 阿片受体的致效剂。Kappa 阿片受体活化会造成烦躁不安，而非兴奋（见第九章"阿片类药物"）。这解释了使用者愉悦感的缺乏和反复用药的原因。这为研究受体在致幻过程中所起的作用打开了一片新的研究天地，在了解鼠尾草的生物化学特征以前，我们并没有对受体关注过。

是开悟还是娱乐？

原住民使用迷幻药的场合大多受到部族文化严格约束，只能用于治疗、开悟（enlightenment）或占卜等仪式，且通常只有某些特定人士才能使用。

迷幻药的用途是否从满足灵性的目的逐渐演变成当代社会的娱乐消遣与滥用？如果你和用药的大学生聊起这件事，他们会给你各式各样的理由。有些人明确而单纯地追求新奇与刺激，然而，从习惯性用药及重度用药者的访谈中，你会发现有相当比例的用药者是为了寻求开悟。他们觉得从自己的肉体抽离，可以得到许多启示。

追求新奇与寻求开悟的用药者之间，差别可能只在于如何表达用药体验。例如，许多使用者表示在药效作用下感受到自我边界的消融，像是坐在地上，感觉身体与地面之间已没有界线。这样的感觉可以想成身体被地球吸入的刺激感或不安感，也可以想成与地球母亲"合一"的平静感。

蒂莫西·利里（Timothy Leary, 1920～1996）博士提供了

看待 LSD 的不同角度，他原本是哈佛大学教授，以传统学术方式研究迷幻药可能的医疗用途，但研究对象告诉他的故事，让他确信 LSD 具有相当高的心灵价值。他因为倡导解除 LSD 的管制而成名，同时也失去哈佛教职。如今，利里博士所提出的 LSD 可使人"打开心扉、同流、脱出"（turn on, tune in, drop out）的口号，反而比他的研究成果还要出名。

精神活性药物用于医疗和"健康促进"活动被越来越多的人接受，消费者出于此类目的使用 LSD 的情况也越来越多。像史蒂夫·乔布斯这样的文化偶像也承认，LSD 有助于在工作中提高创造力和洞察力。人们越来越关注使用"微剂量"LSD 改善健康、提高工作效率和创造力。研究人员也在积极研究某些致幻剂的轻微使用所带来的健康益处。

不幸的是，LSD 倡导者的主张正面冲撞了这类药物的非法地位。对于这个议题，正反双方或许都言之有理，但事实上，大多数美国人倾向于严格限制这类药品，正如原住民社会向来的决定。毕竟，也许有人因此开悟，却也有人因此堕入地狱。

危险与迷思

针对迷幻药的研究

我们希望驳斥一个不实说法，那就是目前对于迷幻药还没有任何可靠的科学研究，在美国和欧洲都可合法进行迷幻药研究（包括 LSD）。但无可否认，迷幻药的研究史丰富多彩，却不完全可信，因为其中包括了军方对不知情受试者施行的各种实验，乃至 20 世纪 60 年代利里博士盲目的自我实验。然而近年来，可信的生物医学研究人员进行的研究日渐增加，主题包括从迷幻体验探讨精神疾病，以及这些药物具有怎样的特定机制，为何长久以来能够持续影响宗教的觉察。

鉴定

使用者可能永远无法确知自己所服的是哪种迷幻药。吸附在吸墨纸上的制剂最有可能是货真价实的 LSD，因为其他迷幻药的效力都不足以让用药者以这种方式吸服，而以药丸、胶囊、粉末形式贩卖的迷幻药，成分可能是其他物质或多种物质的组合。研究人员把自称因 LSD 中毒而送医的患者血液拿来分析，发现在都市地区，认为自己服用的是 LSD 的中毒者之中，只有大约50% 的血液样本真正检出 LSD。此外，任何由非法实验室合成的药物，都可能因为化学合成过程粗糙而带有各种副产物。

鉴定迷幻蘑菇也不容易。在野外辨识蕈类需要一定的训练，而且这向来很危险。许多蘑菇品种（如前述的毒蝇伞）含有具精神作用的化合物，往往非常危险，甚至可能致命。有些品种［如毒鹅膏（*Amanita phalloides*）］的毒素则会严重伤害肝脏及肾脏。尽管一些简单的"居家"测试方法往往讲得煞有介事（如"如果梗变成蓝色，那就是裸盖菇碱"），但没有一种方法能保证不出错。许多邮购商宣称自己寄送的蕈类含有裸盖菇碱，但要鉴别这些供人"自己动手培养"的孢子，是非常困难的。

生理及精神问题

LSD、裸盖菇碱、仙人球毒碱通常不会造成危险的生理反应，使用者的血压、体温等生命征兆，基本上都能维持稳定，除非出现严重的焦虑反应。用药者发生癫痫或昏迷的概率很低，此外，少有证据显示这些药物能刺激愉悦中枢，也不曾致瘾或产生生理依赖性，如此看来，这些药物非常安全。然而，这些药物对某些使用者心理造成的效果可能非常极端，最常见的情况是，不好的用药体验让吸毒者感到严重焦虑，甚至担心自己无法恢复正常。还好，这种反应会随着药物排出体外而结束，严重焦虑通常也能利用苯二氮䓬类药物（如安定等，见第十章"镇静剂"）排除。通过谈话持续安抚陷入焦虑的用药者也许有助于排除焦虑，但并不一定总是可行的。精神病用药氯丙嗪（索拉嗪）一度非常流行，但对于不好的用药体验不一定有效，而且有可能使状况变得更糟。既然我们已经知道许多迷幻药是作用在血清素第二型受体上，未来就有可能使用拮抗剂来阻断迷幻感受。研究表明，一个叫作酮色林（ketanserin）的 5-HT2 拮抗剂可以有效地抵制大多数裸盖菇碱造成的疯癫症状。目前美国已经有这种药物，但尚未针对这方面的应用进行研究或取得许可。同样，麻醉拮抗剂纳洛酮（naloxone）应该能阻断墨西哥鼠尾草的迷幻感受，但目前仍未经测试。

服用 LSD 真的会让人发疯吗？迷幻药会加重精神病患者的病情，但我们不知道会不会引发精神病，机会肯定不大。然而研究显示，精神科住院病患中，使用迷幻药的人数比例并没有明显比一般人多，此外，每一千名迷幻药使用者中，有一到五人出现急性精神病症状。

解读这项统计数据，就好比研究"鸡生蛋，蛋生鸡"的问题。因为迷幻药而引发精神病症状入院治疗的人，往往不曾到精神科就诊，因此，我们不可能得知这些人在用药前是否完全健康。我们确实知道，少数人对于 LSD 及类似药物有非常严重的反应，包括出现长期精神病症状。此外，家族有精神病史或有其他精神病倾向的人也应特别小心。迷幻经历有可能引发这些人的精神病症状。

幻觉重现

对于幻觉重现，现在已经有了更清楚的了解。幻觉重现是指在未服药的情况下，再次体验到某些方面的迷幻经历。尽管有个别报道称，这种现象也见于其他似血清素迷幻药的使用者，但最常见的还是 LSD 的频繁使用者。最常见的形式包括看见不存在的变异影像、影像摇晃扭曲、视觉边缘扭曲或有光影飞掠。使用一次药物就可能发生幻觉重现，而且会随着迷幻经验的增加而越来越常发生。使用大麻、酒精等其他药物，甚至极度疲劳时，也可能触发这种现象。我们很难判断整体的发生率，因为必须先排除患者使用其他药物或患有精神疾病的可能。我们猜测，一般用药者发生幻觉重现的比例相当低。

每个人对幻觉重现的反应不一。有些用药者会产生焦虑及抑郁，有些则把幻觉重现当成良好用药经验所带来的副作用，而且是可以接受的。戒药后，幻觉重现通常会跟着减少，不过也有症状持续多年的案例。

症状持续实际上可能反映出大脑处理感官印象的方式已发生长久变化。针对 LSD 习惯用药者进行的视觉研究显示（受试者在实验中未受药物影响），受试者的大脑在视觉刺激消失后仍可能持续产生反应。这种反应显示，反复使用 LSD 可能造成神经可塑性[1]的长久改变。在"大脑基础知识"一章，我们将讨论大脑记忆各种经验的能力，包括反复用药。

染色体伤害

最后要讨论的，是 LSD 会破坏染色体的迷思。这个疑虑最早在 20 世纪 60 年代提出，研究基础相当薄弱。尽管怀孕期间使用 LSD 的妇女会生下有先天缺陷的婴儿，但发生率并不高于总人口的发生率。此外，这些妇女在怀孕期间多半也使用了其他药物。大多数动物研究并未指出 LSD 对于胎儿发育有显著的影响。早在人们广泛利用麦角生物碱类物质来诱导流产的年代，已有这类疑虑，然而，LSD 本身并没有这样的作用。尽管如此，孕妇或可能怀孕的女性都应避免使用药物。

死亡

LSD 类迷幻药不大可能严重影响生理，但本章讨论的其他药物却有可能。一些更新、所幸不是很流行的迷幻药却能打破兴奋剂和迷幻药的界限。例如 25I-NBOMe、4-iodo-2, 5-dimethoxy-N-（2-methoxybenzyl）这两种苯乙胺，都被报道曾引发死亡。这种

1　指大脑根据行为、环境变化与身体伤害而重塑神经回路与突触的能力。

药品及相似药品有时被当作"浴盐"出售，有时被当作LSD出售。这种药品最大的问题是它极大的药效，比如LSD，即使吸食很少剂量，也会产生很大效果。这种药品及其他几种同族药品为吸食者带来极大的风险，但我们却对它所知甚少。

颠茄生物碱尤其危险，这类药物能阻断主要神经递质（乙酰胆碱）对突触的作用，在足以引发幻觉的剂量下，便能使心率及体温攀升至危险程度，甚至导致死亡。我们必须知道，能对行为产生重大影响的药物剂量，必然带有毒性，而诸如谵妄等行为影响，都是剂量过高的迹象。这些作用都容易处理，只要医疗人员知道是何种药物引发中毒即可，因此，一定要立即就医。

PCP具有危险的副作用，过量服用（一次娱乐剂量的2～5倍）甚至可能致死。当使用者增加剂量，可能产生全身麻醉（这正是发明这种药物的本来目的）。然而，高剂量服用将带来数种危险效应，且每一种都可能致命。例如，体温升高到42℃，血压可能会上升到导致中风的程度，也可能是呼吸停止，或发作时间较长的癫痫。PCP也可能引起类似偏执型精神分裂症的状态，通常发生在PCP长期使用者身上，但也可能一次使用便造成持续数日的精神失常。PCP或氯胺酮引起的急性谵妄，可用苯二氮䓬类药物（如安定）缓解。

与其他药物的交互作用

很多尝试迷幻药的人会并用其他药物，例如服用LSD或迷幻蘑菇并同时吸食大麻。药物并用产生的效应因人而异，也受到用药者过去的药物经验、用药剂量及药物种类等因素影响。例如，重度 LSD 使用者吸食大麻往往会触发幻觉重现。药物并用常会造成奇特的、让人焦虑（但不至于危险）的状态。

最棘手的情况是，连用药者也不知道自己吃下了哪种药。这种情况下，PCP 通常是罪魁祸首。用药者可能不知道自己吸食的大麻掺了 PCP，并因此进入恐慌或其他危险状态。

这些药物与处方药的交互作用又是怎样的呢？不难想象，其他同样能影响血清素系统的药物会与迷幻药产生交互作用。已有许多报告指出，LSD 重度使用者在服用选择性血清再吸收抑制剂（SSRIs）百忧解后引发幻觉重现。相反的交互作用也可能发生：有些服用 SSRIs 的抑郁症患者表示对 LSD 没有反应。并用 SSRIs 与死藤水，理论上可能产生更危险的交互作用。SSRIs 能够增加血清素浓度，死藤水所含的单胺氧化酶抑制剂则会进一步强化该反应，导致危险的血清素综合征，这在第三章中已有讨论。

第五章

草本药
Herbal Drugs

药物类别｜草本药。本章所提到的药物并没有被美国缉毒局列入管制药物中，但是其中一些也存在法律问题。麻黄素就是一种处方药。

药物种类｜Herbal X-tacy（类似摇头丸的草药）、苯乙胺（beta phenylethylamine，PEA）、二甲基戊胺（DMAA）、辛弗林、聪明药、人参、褪黑激素。

迷醉作用｜这些药物多半无法列入本书其他章节，或者不具迷醉作用（效用不显著，或用途在于增进大脑功能，而非迷醉）。

过量及其他不良影响｜这类药物最大的危险在于，有许多都未经测试且不受管制。某些草本药的效用及安全性可能有过一些研究记录，或在其他文化中已有数百年的使用传统。但是，大部分草本药往往只根据一些薄弱的研究就宣称有效，不见得做过可信的临床试验。即便是真正有效的药品，例如麻黄素，也无从得知其实际的草本成分。此外，药品说明书提供的安全及有效使用信息也不值得信赖。最坏的情况是，有些药品说明书的建议用量已达危险剂量；某些药品则根据薄弱的研究结果估算出建议用量，而这已经算是最好的状况了。

与其他药物并用的危险｜将麻黄素和与之类似的兴奋剂及治疗抑郁症的单胺氧化酶抑制剂并用，可能使血压或心率攀升至危险程度。麻黄素与咖啡因并用比单独使用任何一种更有可能引发心血管亢奋、神经紧张、焦虑和兴奋。

草本药是什么？

草本药就是以植物制成的药。这个定义包罗万象，囊括了本书讨论的许多药物。想想看，常见的麻醉剂大都来自植物制品，尼古丁来自烟草，各种酒精饮品也都是谷类的发酵产物。从裸盖菇碱到颠茄生物碱，大多数迷幻药都可说是草本药。许多天然兴奋剂也都属于草本药，包括咖啡因、麻黄素与可卡因。有些草本镇静剂的作用非常类似酒精，如用卡瓦椒做成的安眠药。本章讨论的草药制剂主要是以天然产品为基础，可用于治疗肥胖、改善记忆力和免疫功能等情况，并在非处方药店出售。

草本药往往宣称成分"天然""存在于人体"，标榜自己安全有效。草本药目前在美国的市场规模高达数百万美元。这些制剂多半作为营养补品而非药物出售，不受美国食品药品监督管理局管制，在安全性与效用上都没有经过任何政府认定的科学检验。这不代表这些药物都无效，其中有些的确有效。此外，我们也不应忽略安慰剂效应，对治疗的正面预期心理可带来强大的疗愈作用。请记住，草本药也是药，因为它们具有药效，它们会改变你的身体状态。这意味着，当你去看医生的时候，你要保证告诉医生你正在服用的任何东西。看完本章，你会知道，这些草本药可能会阻碍处方药的药效。

本章将要讨论草本药中的一个小种类，这个种类被广泛用于改变精神状态，或优化神经功能，或治疗精神疾病。这个话题往大了说能够写一整本书，所以我们将集中讨论最常见的几种。一定要记住，这些药品常常是混合药剂的主要成分，想要知道其中具体某种成分的药效大小（或是否具有药效）是非常困难的。网上搜索到的能量补充剂就含有其中的很多成分，达 3 ～ 50 种以上！

草本药不像一般药物受到管制

在美国，草本药不像一般的处方或非处方药品一样受到管制。1994 年，美国国会通过了"膳食补充剂健康与教育法"（Dietary Supplement Health and Education Act，DSHEA）。根据条文，美国食品药品监督管理局不规范任何天然产品（定义为任何作为营养补充品的食品，包括维生素及矿物质，草本药、植物及其他源自植物的物质，氨基酸及其浓缩物、代谢物、组成物，以及这些物质的任何萃取物）。符合以上定义的药物都可以在市场上销售，无须证明其安全性及效用。美国食品药品监督管理局需证明某药物有害健康，才能勒令下架，这项要求十分严格，也把举证责任从药商转移给食品药品监督管理局。并非所有草本药都是无效或危险的，但购买者应考量几个问题。首先，药品宣称有效的根据是什么。有些草本药已经过可靠且管控完善的科学研究测试，有些则在其他文化中沿用了数百年，且有详细的记载。但是，许多药物宣称的功效几乎毫无根据。此外，人们对东方医学的兴趣大增，有时因此毫不怀疑某些草药疗法。虽有许多有效的药物源自草本，但也有许多草本药是无效的。

第二个要考量的是配方是否安全可靠。20世纪90年代初就曾发生一起与色氨酸有关的可怕案例。色氨酸是人体的组成成分之一，用于制作所谓的聪明药，其宣称能增强心智机能及助眠。许多食品含有的色氨酸被当成营养补充品食用，这在过去并没有什么危害。然而，某厂商所调配的色氨酸补充品却遭到不明物质污染，使消费者感染嗜酸性粒细胞增多－肌痛综合征，这是一种可能致命的严重疾病。此外，食品污染的案例时有所闻，原料有本国出产的也有国外进口的，因此绝对有必要谨慎使用含"草本"制剂的产品。最近一项针对褪黑激素产品的研究显示，有些产品的褪黑激素实际含量仅为标示含量的一半，还有的高达两倍。最后，不断增多的草本化合物事实上包含了更具效果的合成药物。这里想说的常见例子是含有西布曲明（Sibutramine）的减肥药和含有西地那非（伟哥）的壮阳药。最近一项针对草药减肥产品的调查显示，50%的减肥药里含有西布曲明，它在以前属于处方药，后因使用者出现心血管问题而被FDA禁用。一方面，这些制剂的使用者可能会感到满意，因为他们服用的是一种活性剂。另一方面，他们也会遇到健康风险，不会对广告宣传的草药成分怀有期待。这些代用品会带来远超期望值的药效。

草本药使用者通常只能自行实验出有效且无副作用的剂量。

在欧洲，使用草本药及自制配方的情形较为普遍，而且药剂师在这方面的知识比较完备。但在美国，很少有这方面的专业人士能够提供充足信息与建议，使用者必须依靠由草本药拥护者组成的非正式网络（且往往知识不足），而这些信息的提供者，通常也正是销售者。

1998 年，美国国会在国家卫生研究院下成立新部门：国家辅助及另类医疗中心（National Center for Complementary and Alternative Medicine），负责研究各种另类及辅助医疗，包括草本药。该机构目前正积极进行相关研究，以便让我们未来更清楚这些药物的安全性及有效性。

2019 年，FDA 表示要对声称具有治愈阿尔茨海默病的膳食补充剂进行审查，或许监管环境正在发生变化。

麻黄素及其代用品

麻黄素存在于许多植物中，还被当作运动补充剂出售，以增强人体运动机能，导致体重下降，它最好的功效就是溶脂。它也被当成摇头丸（MDMA）的草本替代品（更安全）来出售。麻黄素自 2004 年被禁止出售（一项 2007 年通过的禁令），但在其他国家有时仍以草药茶、中药配方等形式出售。适当剂量的麻黄素有治疗气喘的功效，用在医疗上已有数千年历史，对交感神经有温和的兴奋作用，能使支气管扩张、心跳加快、血压升高，并升高血糖。然而，这种药物不容易进入大脑，在治疗气喘的适当剂量下顶多造成令人尴尬的焦躁悸动。较高剂量的麻黄素会引起令多数人不甚愉快的兴奋及焦虑状态，不过也有使用者表示这种兴奋的感受颇为良好。相较于其他兴奋剂，这些作用算是相当温和的。

这些特点说明了麻黄素（尤其是高剂量使用时）为何被用来提升运动表现，以及为何被误认为 MDMA。麻黄素有些效果类似 MDMA，如迷醉作用或增强运动表现，包括使心跳加速、血压升高等。麻黄素使用者会有一种体能增强的感觉，因此以为麻黄素能够提升运动表现。如果摄取剂量够高，这些作用加上兴奋及焦虑感有可能让使用者"感受"到药效。事实上，麻黄素对肌肉发育一点帮助也没有。

标榜麻黄素能帮助减肥，是有那么一点点道理，主要是因为麻黄素有促进脂肪分解、产生能量的作用，但效果不明显。科学家利用肥胖者测试麻黄素及麻黄素／咖啡因制剂，结果并不尽如人意（研究指出，体重减轻了 2.25 ～ 4.5 公斤）。

由于许多（上千）例报告表明麻黄素会产生如身体颤抖、头痛、失眠、恶心、呕吐、乏力、头晕等轻微的毒副作用，甚至还在年轻的使用者中风和心脏病发作时引发了多起死亡（尤其是使用者正在运动的过程中发病的时候），美国食品药品监督管理局禁止了麻黄素的使用。

许多麻黄素代用品已进入市场，其中有些是麻黄素的衍生品［p- 辛弗林（p-synephrine）］，有些是植物产品，其活性成分并不广为人知或者不被列明［蝴蝶亚仙人掌（非洲植物），茶德布格雷植物（南美植物）］。三种常见的成分是苯乙胺（PEA）、p- 辛弗林（苦橙中的活性成分）和二甲基丙烯酰胺。

PEA 的作用原理与麻黄素非常相似，因此也具有非常相似的效果。它会释放去甲肾上腺素，从而引起高血压、提高心率。它除了模仿交感神经刺激的能力，也会刺激"痕量胺受体 -1"，这种次要受体遍布全身，能够控制全身的动脉收缩，或者还有其他的功能。和麻黄素不同，PEA 进入大脑，并且在高剂量使用时会导致多巴胺和去甲肾上腺素的释放，从而引起与使用兴奋剂一样的行为。通常情况下，上述效果会由于肝脏和大脑中的单胺氧化酶促使 PEA 在人体内的新陈代谢而减弱。但鲜为人知的是，当人们按照医嘱剂量服用上述麻黄素代用品的时候，PEA 在人体内的含量有多高便无从考量，几乎没有这方面的研究。

PEA 还有一个独特的特点，它是大脑的天然成分（尽管是次要的），并且多年来科学家已经通过采集患者的尿液和血液，试图建立 PEA 水平与包括多动症、精神分裂症、抑郁症和帕金森病在内的疾病的关系。这些研究结果都是不确定的猜测，比如该成分是有益的（运动后解除抑郁症）或者有害的（单胺氧化酶治疗后促进多巴胺神经元死亡的加速度）。那么，PEA 到底是一种自然无害疗法还是一种危险拟交感神经药？我们并不知道。研究表明它必然会在我们生理和行为上产生影响。然而，研究同时也提出警示，或许你得到的并不是药品中标榜的剂量，有时甚至都不是药品中标注的分子成分。

P- 辛弗林则更简单一些，它是缓解鼻腔充血剂 m- 辛弗林的近亲属，简称去氧肾上腺素。20 世纪 20 年代，它曾被用作药物，但已经有很长时间没有在市面上出售了。然而，作为膳食补充剂来源，这种成分通常取材于不成熟（绿色）的苦橙（*Citrus aurantium*）。它最初主要被用作体重减轻剂和运动补充剂，还在传统的中医领域被用于解决消化问题。通过对一些年老动物的研究，我们得出最为显著的对交感神经系统的作用就是提高血压，或许是通过刺激对应去甲肾上腺素的 α- 肾上腺素受体，然后通过轻微削弱对去甲肾上腺素的摄取而达到的。这种效应已在人体中被观察到，不过只是一些案例而非全部。它作为减肥剂的效果也已经被发现：较之于不存在利益冲突的评论者，承认自己有购买经历的评论者对药物达到的"保守减重"及其两性的副作用持更乐观的态度。不管是对其作为减肥剂效果的研究还是对心血管作用的研究，其基础样品都是含有咖啡因的混合药品，因此我们就很难知道市场上广泛出售的 p- 辛弗林混合药剂的真实药效。所以，符合逻辑的做法是假定它的厉害程度与麻黄素相似。最后，"苦橙"制剂也在这些产品之列，它可以含有 p- 辛弗林，而不只是植物产品，因此使用效果可能会超出预期。

尽管其构成中可能含有天竺葵萃取物或人工合成 DMAA，DMAA 还是以玫瑰天竺葵萃取物的名义被售卖。目前美国食品药品监督管理局正在对这种药品进行调查，这种药品作为天竺葵中的天然成分而受到争议，争议的焦点是它是否应该受到自然产品法律保护而随意出售。其纯化分子被用于制作鼻血管收缩药有很多年了，在 20 世纪 70 年代被终止。它会收缩血管，令血压升高。几乎没有科学证据表明它可以降低体重或增加肌肉量。另外，有一些报告表明很多年轻人在高强度锻炼身体时服用 DMAA 和咖啡因的混合物而发生了中风，这与麻黄素引起的伤亡情况完全相同。

这些药物常以包含咖啡因的复杂混合物的形式被出售，最近发现的有藤黄、大豆磷脂、红景天、绿茶、白茶和乌龙茶提取物，以及咖啡因。应该如何评估它们呢？显然，茶和咖啡因混合物里主要的活性成分是咖啡因，其含量可能比一杯咖啡更高。正如"咖啡因"一章中所说的，这种成分单独可对运动表现产生可衡量的影响。了解其他成分产生的效果需要参考更多生物医学领域的文献，这是大多数人无法获得的。虽然动物研究支持藤黄会让体重下降的说法，但人类研究尚未得到证实。红景天是北欧国家历史上使用的一种植物，有少量文献提到它有一些抗抑郁活性，但活性分子尚未鉴定，相关文献也很少。会令血压升高的潜在成分是最令人担忧的，其中包括咖啡因、麻黄碱、DMAA 和上述其他物质。使用效果可能很夸张，会导致正在服用单胺氧化酶抑制剂（马普兰、那地尔和帕耐特）治疗抑郁症的患者血压升高。但也可能出现与这些草药无关的不良反应。据报道，在使用铬补充剂、藤黄、山茶（茶提取物）和南非蝴蝶亚（Hoodia，减肥 / 运动补充剂的常见成分）后，尽管很少发生肝衰竭，但一些产品中也会出现被多种重金属污染的情况。

这只是众多标榜燃烧脂肪、增强运动表现的产品中的三个例子。我们已经将至少经过一定研究的项目纳入其中。还有许多产品也在销售，包括辣椒素（辣椒中的活性分子）、姜黄素〔一种能显著促进环磷酸腺苷（cAMP）生成的植物产品，广泛用作研究化学品〕、绿咖啡豆中的氯原酸（一种化学物质），以及来自多种植物的异黄酮。它们每种都有一两项生物学活性研究支持其有效性，但没有关于安全性或临床疗效的研究。制造商并没有被要求确保药品的效果和安全性。如果你花钱买了没用的药物（可能对你有安慰作用），那么这就不是个大问题。但是如果这些药物像那些运动补充剂一样激发了心脏和血管的去甲肾上腺素作用，那么大剂量服用就很危险。

圣约翰草及其他治疗抑郁症的草药产品

圣约翰草（又译贯叶金丝桃）可能是目前市场上使用最广泛的草本药制剂，是同名植物圣约翰草的萃取物。经欧洲临床试验指出能改善轻度抑郁症后，被认可为有效的抗抑郁药。许多人服用圣约翰草来化解低落情绪，或单纯提振心神。多数研究表明，圣约翰草可能具有这方面的效果，但其疗效远不及目前通用的抗抑郁药，尤其是在治疗重度抑郁的情况下。而且，哪种生物活性分子是其抗抑郁特性的原因，目前仍有分歧。

那么，为什么圣约翰草不能随便乱吃？圣约翰草本身并不危险，但已证实会与其他药物（包括一些重要药物）产生许多负面的交互作用。圣约翰草能刺激肝脏制造其他药物的分解酶，加速某些药物的分解，造成这些药物在正常剂量下无法发挥作用。比如，避孕药就会受到影响，曾有女性吃了避孕药仍旧怀孕的案例，就是因为圣约翰草导致避孕药太快分解而失效。不当服用圣约翰草甚至会引发更严重的状况，有超过十起组织移植病患产生排斥反应的案例，是因为病患服用圣约翰草，使得免疫抑制药物的作用急遽下降。

最后，圣约翰草若与选择性血清再吸收抑制剂类的抗抑郁药交互作用，会发生相当危险的反应。并用这两种药物可能导致血清素综合征，因为抑制血清素活性的作用速率减慢，导致神经突触的血清素浓度偏高。症状较温和的使用者会脸部潮红、感到紧张，严重的情况则是体温、心率及血压攀升，甚至可能致命。

其他植物产品如藏红花、姜黄根、人参、薰衣草和红景天，都被奉为治疗抑郁症的草药。虽然有动物研究和一些人类研究，但没有一项通过西方医学安全有效治疗抑郁症的审查要求的。由于抑郁症是一种严重的有时甚至致命的精神疾病，在这种情况下，选择这些草药似乎不是明智之举。

褪黑激素

褪黑激素通常以胶囊或锭的形式在健康食品店销售，主要用来调整时差、治疗其他睡眠障碍，也被当成具有抗老化、防癌等各种功效的万灵丹。褪黑激素可说是一种原型草本药（prototype herbal drug），是松果体分泌的分子，因此是人体组成的一部分。褪黑激素的相关科学研究由来已久，所标榜的主要效果便来自这些研究。事实上，FDA 批准使用的两种安眠药雷美替胺［ramelteon，柔速瑞（Rozerem）］和他司美琼（tasimelteon，Hetlioz）就是褪黑激素的仿制品，还有几种相似药品正在研发。然而，问题在于科学家还没有定出安全及有效剂量，长期使用的安全性也未经确认，此外，目前褪黑激素制剂仍缺乏管制，产品的成分差异相当大。

褪黑激素是什么?

褪黑激素是一种神经递质,结构与血清素相似,主要来自松果体(位于大脑顶端的微小腺体)、视网膜、胃肠道及一些免疫细胞。褪黑激素只在夜间分泌。视觉信号从眼睛传递至大脑中主管昼夜节律的区域,然后经由神经传导至松果体,使松果体释放褪黑激素进入血液和脑脊液并产生作用。无论是服药产生的,还是身体自然产生的,褪黑激素也会进入大脑,并对特定部位的受体产生作用。科学家已掌握 MT1 和 MT2 两类褪黑激素受体的作用,另外还有以核激素受体作为中介,以及直接与细胞产生交互作用等运作方式。

褪黑激素与睡眠

褪黑激素与睡眠息息相关,因此释放过程也具有非常明显的昼夜节律。一般来说,刺激褪黑激素分泌的神经细胞会在晚上活化,然后作用于它的接收器从而激发睡眠。

越来越多研究显示,在正常就寝时间前服用褪黑激素(例如傍晚或下午),能帮助人更快入眠。科学家针对时差失调者、夜班工作者、失眠患者,甚至太空梭上的太空人进行褪黑激素研究,发现褪黑激素有助于克服时差失调。搭乘飞机的旅客可在抵达目的地后,于预定的就寝时间服用褪黑激素。褪黑激素对"睡眠阶段延迟紊乱"(晚睡晚起的人)最有效,但对单纯的入睡困难(原发性失眠症)效果要差很多。

褪黑激素与生育

褪黑激素也能使其他身体机能产生昼夜节律。这种激素可能也是人类体温在夜间下降的原因。对于人类以外的物种来说，褪黑激素应是动物得以在适当季节繁殖的重要因素。冬天昼短夜长，会使褪黑激素的分泌增加，对某些物种来说（如绵羊），冬季的短日照会触发繁殖活动，褪黑激素分泌增加则能增进生育力。对于在长日照的夏季繁殖的物种（如仓鼠）来说，褪黑激素则会降低生育力。褪黑激素对于人类繁殖活动的影响就不是那么明确，人类的生殖并没有季节性，一年四季都有生育力。人体褪黑激素在夜间上升的情形不像其他动物那么显著，也与此符合。那么，假使褪黑激素在夜间剧增，会不会影响生育？有科学研究指出，褪黑激素会降低人类的生育力，不过这方面的研究非常少。也有人试验褪黑激素在十倍以上正常剂量下的避孕效果，但由于可能影响睡眠，因此跟测试更完善的药物相比，就多出了一些实际缺点。

褪黑激素与老化

在动物模型实验中，褪黑激素具有显著的抗氧化作用，不过我们无法确定人体摄入褪黑激素补充品是否有相同作用。许多与老化相关的组织损伤及疾病，可能是由破坏组织的有氧代谢副产物（氧自由基）所造成，而维生素 E 等特定化合物便能在这些产物与蛋白质、DNA 交互作用并伤害组织之前将其清除。褪黑激素分子可直接清除自由基，实验动物服用褪黑激素，能够防止 DNA 被那些会产生氧自由基的化合物所伤害。然而，这项研究才刚起步，尚未经过低等灵长类动物实验及人体测试。同样，为了延缓老化而摄取可能抑制生育力的神经化合物，似乎得不偿失。

褪黑激素与其他健康效益

有人宣称褪黑激素能够提高免疫功能、降低血压、防止因老化造成的骨质流失、促进胃肠道蠕动，甚至逆转头发变白！虽然有个别的研究支持这些说法，但这方面的研究并不多。

褪黑激素安全吗？

褪黑激素对付某些状况可能相当有效，但安全吗？如今已有动物实验证明褪黑激素非常安全。但是，我们并不知道什么样的剂量对人体有效，科学研究采用的剂量范围是 0.1 ～ 5 毫克，但大部分健康食品店出售的褪黑激素产品，剂量却在 1 ～ 5 毫克。此外，使用者可以无限量购买及服用。然而，过量摄取可能会影响生殖或其他身体机能。最后，我们无法确知这种药物的长期影响，甚至也不知道长期使用是否仍然有效。大多数助眠药在服用一段时间之后会逐渐失去效力，而褪黑激素有可能也是如此。假设情况属实，一旦使用者必须增加剂量才能达到相同效果，状况就不妙了。

草药和认知功能

随着婴儿潮一代的老去，他们中阿尔茨海默病和其他痴呆症的发病率不断上升，人们积极寻找治疗的方法。由于缺乏选择，人们对可能有助于减缓痴呆症发作的草药产生兴趣，也是可以被理解的。人们确实迫切需要药物，来延缓阿尔茨海默病和其他形式痴呆症引起的记忆力丧失。但多年努力也只是开发出了几种效果不大的药物（将在"尼古丁"一章中讨论）。关于人参和银杏叶等的研究，为人们提供了一些受欢迎的选项。然而这些实验只有少数符合现代标准（安慰剂对照、双盲研究、随机分配治疗条件）；此外这些研究中至少有三分之一是由生产这些产品的公司资助的（这一比例可能适用于本章引用的所有研究）。因此，正如我们在下面讨论的那样，许多问题尚无定论。

人　参

中医使用人参已有数千年，用以治疗多种病痛，包括疲劳、压力大、高血压，甚至癌症等。传统用法是作为日常补品，在美国可见到人参以各种形式售卖，包括人参茶及嚼食用的人参根。广义的人参包含五加科（Araliaceae）下的几种植物，美国、韩国及日本的人参属于人参属（*Panax*），而西伯利亚人参则属于刺五加属（*Eleutherococcus*）。人参在美国应用广泛，主要用途包括提高运动表现、降低焦虑，以及作为补品提高抗压能力。

人参是否具有生物活性？如果你听了爱用者的证明，那么答案是肯定的。人参成分中最具生物活性的人参皂苷对大脑能产生一些作用。部分研究显示，人参萃取物能增进大鼠走迷宫的能力，但对人类记忆的影响仍不明确，主要是因为相关研究的受试者人数太少，研究结果也莫衷一是。研究结果混乱的部分原因在于测试方法不同，有些研究是在管理良好的实验室环境下探索单一剂量的效用，有些则是针对使用营养补充品来自我治疗的人进行群体调查。要了解现有制剂的效力，后者可能是最好的测试方式，不幸的是，这种研究方式常不如前者成功。解读这些研究结果时，往往面临一个问题，那就是用草本药来自我治疗的人通常健康意识也较强烈，可能会采取很多措施来增进健康，保持良好的大脑功能。在实验室中，人参对培养细胞发挥了多种功效，包括影响细胞生长及免疫功能，在糖尿病动物模型实验中也发挥了降低血糖的作用，因而引起注意，如今已有人展开人体实验。

健康食品店所售卖的人参制剂，建议剂量大致与实验使用的剂量范围（以正常成年男性来说，大约是 700 毫克）相同。然而，各种配方的实际内容物并不清楚，且不受任何机构管制，因此功效可能有很大的差异。此外，目前对于单次剂量的效果也还不清楚，在某些研究中，单一剂量使用并无显著成效，除非反复使用。幸运的是，目前并未发现单次高剂量服用导致危险副作用的案例，不过我们还不知道反复使用的安全性。停经妇女使用人参导致子宫出血的案例报告使我们得知，人参具有类似雌性激素的作用。如同许多古老的草本药疗法，目前有许多研究正在探索人参治疗疾病的功效及安全性。人参也许是新的潜力药物，但我们还没有足够的资料来判断。

银 杏

一般认为银杏叶萃取物能促进大脑微血管的血液循环，从而增进记忆及警觉性，银杏因此蔚为流行。银杏和人参一样拥有很多支持者，但不幸的是，这些受用者所声称的药效较少获得科学研究支持。许多对健康成年人记忆力的研究产生了互相矛盾的结果，有些表明银杏有效，有些则正相反。关于银杏在治疗记忆方面疾病有效的研究非常少。最近一项研究显示，银杏对阿尔茨海默病患者有些许帮助，至于针对老年痴呆症及正常老化的药效，也有相关研究在进行。然而，也有其他研究不支持银杏的效用。银杏的潜在问题是可能会减缓血液凝固，若与抗凝血处方药一起使用，可能造成危险的出血。银杏经常与人参组合销售，宣称能减轻压力，但实际效果还有待证明。

草本聪明药

将这类仅有些许效用的药物称为"聪明药"，是十分高明的营销手段。最近能量饮料异军突起，显示出这种风潮并无减弱的迹象，在"咖啡因"那章讨论过。为了增进心智而吃下一颗药，总好过为了让自己晕头转向而去嗑药。但听信药商的宣传，以为可以增进健康人的记忆力及精神敏锐度，也不免过于盲目。

聪明药通常由各种氨基酸及类似化合物调制而成，能量饮料及号称"聪明"的草本补充品中，最常见的营养补充成分是含硫氨基酸、牛磺酸、肉碱，以及酪氨酸、苯丙氨酸、胆碱等神经递质的前驱物。到底该不该为这些营养成分服用补充品呢？首先，如果你依循一般的美国饮食，就会摄入过量蛋白质，微量营养素也会绰绰有余，足以维持血液及大脑中的最适浓度。其次，这些化合物的作用时间从数小时到数天不等，不会产生广告所说的立即性"能量提升"。最后，就算药品提供了足够的氨基酸来促进某种神经递质生成，也不表示神经元会释放更多神经递质来加强效果。新合成的神经递质只是储存下来，等到神经冲动出现才会释放。所以，服药只是让我们准备更多存量，只有在存量真正耗尽时，这样的补充才是有效的，而这通常只发生在我们遭遇危及生命的重大压力之后（这不是工作不顺可以比拟的）。

来看看一些例子。苯丙氨酸被标榜为多巴胺的前驱物，而这些是人体的愉悦物质及情绪调节器，这种说法有一定的道理，酪氨酸与苯丙氨酸都是合成蛋白质必需的氨基酸，酪氨酸是多巴胺与去甲肾上腺素这两种神经递质的基本构成物，因此认为增加酪氨酸可以改善情绪，是颇符合逻辑的想法。然而，美国人的蛋白质摄取量通常已足以维持这些氨基酸的浓度，营养状况良好的人补充更多氨基酸，并不会提高儿茶酚胺类神经递质的分泌量。服用大剂量的酪氨酸或许可以激发短时间内儿茶酚胺的分泌，但这种好处是短暂的。科学家已经开始研究这种酪氨酸补充剂的行为效果（如果确实存在的话）。

大量服用其他神经递质前驱物，也许更能影响神经递质生成。补充胆碱的确可以促进乙酰胆碱生成，而乙酰胆碱在许多大脑功能中占有重要地位，包括记忆。乙酰胆碱神经元死亡可能就是阿尔茨海默病患者记忆丧失（disabling memory loss）的原因之一，而补充乙酰胆碱制品能够暂时稍微增进患者的记忆力。胆碱前体胞磷胆碱事实上可以稍微改善记忆力，无论对健康的人还是有过脑损伤的人，甚至阿尔茨海默病患者都有效。但是，其药效是否强到能够抵抗病症还有待观察。同样，高蛋白质食物（如牛奶）中的色氨酸能够促进大脑生成血清素。科学家怀疑血清素增加能够改善睡眠，因此温牛奶有益睡眠的古老妈妈经似乎有些道理。以下说法也有些可信：服用摇头丸后额外补充色氨酸，有助于防止血清素流失。服用摇头丸会使大脑中的血清素快速流失，许多补充前驱物便能缓解这种情况。不过不幸的是，这么做完全无法降低 MDMA 的危险副作用。

牛磺酸及肉碱是能量饮料中最常见的添加物，牛磺酸是一种含硫氨基酸，在体内各部位包括大脑的含量都非常丰富，它对维持包括血压和新陈代谢在内的许多机体功能都非常重要。牛磺酸可以作为抑制性的神经调节剂，在局部缺血或中风等情况下，尤其能够抵消刺激性神经递质释出所带来的影响。动物实验表明牛磺酸是一剂万能药，它可以降低血压，改善糖尿病患者的葡萄糖耐受性，具有良好的抗氧化性质。最美妙的是，它还可以燃脂。不幸的是，人体实验还很少，而且引发了一些反对意见，认为它会提高女性的血压，而且并不会燃脂，实验例如小鼠进食了果糖（或者人喝了软饮料）之后，它也不会降低葡萄糖水平。很明显，要搞清楚补充牛磺酸的益处和风险还需要更多的工作。同样，肉碱也是人体相当重要的正常组成，是线粒体制造能量所需的营养素。遗传缺陷引起的肉碱缺乏，会对大脑功能产生极不利的影响。在某些已发表的研究中，科学家测试了肉碱补充品治疗神经系统疾病（包括阿尔茨海默病和帕金森病）的成效，但顶多只得到莫衷一是的结果。这就意味着：膳食补充品能够增进健康年轻人的记忆力吗？同样，我们无法证明，而且许多对病痛者仅有些微效果的化合物，对健康成人的效果甚至更微弱。那么，当你准备考试时，能量饮料能为你提神吗？或许可以，但原因可能只在于饮料所含的 100 ～ 280 毫克咖啡因！许多营养品，如 SAMe（S-adenosylmethionone，活性腺苷甲硫氨酸）和其他多种维生素经常作为补充剂出现，为营养不良者和正常人补充营养。

尽管如此，希望永在人心，我们终会发现能促进心智功能或延缓衰老作用的天然产物。学界发现红酒中的白藜芦醇能够延长生命及增进年老小鼠的生理功能，这又激起另一波希望。然而，难处在于有效剂量非常可观，相当于每天喝下 750 ～ 1500 瓶葡萄酒！这是否意味着没有天然产品可以帮助延缓衰老带来的认知功能衰退，或者帮助那些因睡眠不足或其他情况而精神受损的人？研究的匮乏，很大一部分原因是由制造商导致的，质量也达不到目前的标准。

草本药的危害

一般使用的草本制剂多半无害，而且有些是有效的，补充剂中的草本成分尤其对分子中存在缺陷的人特别有效。不过有些确实带有危险。本章所提到的草本药中，麻黄素一类的兴奋剂风险最高，因为使用者很容易吃进足以引起高血压、中风或心肌梗死的剂量。药商往往建议超量服用，对于曾出现高血压症状或心血管问题的人来说，这种补充剂显然相当危险。

对于正在接受特定治疗或服用特定药物的人来说，有些营养补充品相当危险。能够促进单胺神经递质（如苯丙氨酸或酪氨酸）生成的草本药，对正在服用抗抑郁药［单胺氧化酶抑制剂类药物，如那地尔或帕定平（Eldepryl）］的人相当危险。这些药物能抑制单胺类神经递质的分解，如果与增进这类物质生成的营养补充品一起服用，可能造成高血压。此外，苯丙酮尿症患者若服用苯丙氨酸，也可能发生危险，因为患者无法正常代谢苯丙氨酸，会使血液中的苯丙氨酸浓度过高。健康的人长期大量服用各种草本药会有什么影响，目前尚不清楚。拜这股草本药热潮所赐，我们将会得到所需的数据，但不幸的是，这些数据可能是粗心大意的用户牺牲健康所换来的。我们的建议是，随时留意有关营养补充品与大脑功能的科学研究，因为科学界正在不断努力。

第六章

吸入剂
Inhalants

药物类别｜多种。

药物种类｜亚硝酸盐类：丁基或戊基；麻醉剂类：氧化亚氮（笑气），手术用的气体麻醉剂（氟烷、乙醚）；溶剂、油漆、喷雾剂及燃料：甲苯、汽油、强力胶、罐装喷漆、电脑清洁剂等。

俗名｜更衣室（locker room）、rush、爆竹（poppers）。

迷醉作用｜这些化学物质唯一的共同点是采取吸入方式，在化学结构、药理作用、毒性等方面则少有相同之处。

亚硝酸盐能放松平滑肌组织，影响平滑肌调节血管、膀胱、肛门及其他组织的大小和形状。血管舒张会使血压降低、心跳加速，产生温暖及温和的愉悦感，也可能扭曲视觉。

氧化亚氮是目前已知最温和的麻醉剂，能产生轻微的愉悦感、减轻疼痛及降低压抑感，随着浓度增加，人会变得困倦欲睡。其他种类的麻醉剂也有相同效用，但只需些许剂量就能产生强烈效果。

溶剂类吸入剂的作用与酒精类似，能够造成刺激、降低压抑感、带来轻微的愉悦感，接着便是抑郁。也可能出现知觉扭曲及幻觉。

过量及其他不良影响 | 吸入过量亚硝酸盐致死的风险并不高。由于亚硝酸盐能使血管扩张，导致血压降低，因此可能造成心悸（快速而猛烈的心跳），以及从平躺站起身时丧失意识，还有头痛。有心血管疾病的人应在医生指示下使用这些化合物。长期使用亚硝酸盐会有负面影响，将在下文说明。摄入剂量过高可能会引起严重问题，包括死亡。

麻醉剂过量的风险可能很低（氧化亚氮），也可能非常高（现代外科手术用的麻醉剂）。氧化亚氮最大的风险，是使用者吸入该气体时无法吸到足够的氧气。其他麻醉剂的风险则是干扰心脏功能及抑制呼吸，继而致死。吸入足量麻醉剂而陷入昏迷是十分危险的状态，应立即就医。

严重溶剂中毒与喝醉酒的症状类似，包括肌肉不协调、头痛、腹痛、恶心及呕吐。这些药物有许多都是易燃品，因此也可能发生严重灼伤。吸入过量溶剂致死的风险相当高，死因通常是心脏节律受到干扰（心律不齐）或缺氧，意外或自杀死亡的概率也相当高，因为使用吸入剂致死者，有相当比例都是初次使用。

与其他药物并用的危险 | 吸入剂与任何具助眠效果的药物一起使用都非常危险。这些药物包括酒精及其他镇静剂，例如阿片类药物（海洛因、吗啡或得马诺等）、巴比妥类药物（如苯巴比妥）、安眠酮、苯二氮䓬类药物［如地西泮（diazepam）］以及感冒药，包括抗组胺药。

不同药物合并服用，可能致命，即使不会造成昏迷或呼吸困难的剂量组合，也可能大大损害身体的活动力，影响运动表现、开车及操作机械等。

吸入剂简史

在本书提到的所有化学物质与药物当中，年轻人群最常使用的那些，通常也是毒性最强的，这实在令人感到不安。由于强力胶、汽油、有机溶剂、油漆和喷雾剂都很容易取得，许多孩子便从吸食这些常见的化学物质走上用药一途。这些孩子获得了迷醉，但也带来令所有化学安全专家胆寒的毒性作用。在本书撰写期间，大约 9% 的中学生表示过去至少使用过一次挥发性溶剂。[1]好消息是，自我们在 Buzzed 杂志首次公布这个数据以来，使用这些药物的人从 20% 下降到 5%。

虽然自古希腊时代以来，人们就懂得吸入化学物质求取快感，但直到 18 世纪后期氧化亚氮首次合成后，人们才开始为了快感而使用特定化学物质。"笑气"在英国相当流行，伦敦剧院甚至也曾供应笑气。关于"笑气"的有趣故事，PDR 出版社出版过一本名为《哦，极好的气袋》（*Oh Excellent Air Bag*）的书。书中收录了一封诗人罗伯特·苏蒂（Robert Southy）于 1799 年 7 月 12 日写给他哥哥托马斯（Thomas）的信，信中说："哦，汤姆，戴维发现了一种神奇的气体！一氧化二氮！哦，汤姆！我也

1　Monitoring the Future Study (http://www.monitoringthefuture.org/pubs/monographs/mtf-overview2012.pdf).

试过了。它让我笑个不停，手脚指尖感到刺痛。他发明了一种全新的快乐，语言无法描述。哦，汤姆！今晚我要再去试试——它让人变得强壮和欢乐！如此辉煌的快乐！而且没有后遗症，增强了身心的活力——哦，极好的气袋。汤姆，我敢肯定天堂里的空气一定是这种神奇的快乐气体。"

随着科学与工业发展，挥发性化合物如汽油等成为一般大众相当容易取得的物质，在20世纪20年代，严重滥用吸入剂和中毒事件比比皆是。从50年代开始，吸食强力胶成为公认的严重问题，而随着越来越多化学药品上市，滥用药物的种类也跟着增加。

由于本章所提到的化学物质相当多样，我们分为三部分讨论：亚硝酸盐类、麻醉剂类和溶剂类。麻醉剂及部分亚硝酸盐为供人体使用而制成，至少我们了解这些物质对身体机能的影响。溶剂类物质，包括汽油、喷雾剂、强力胶、油漆及清洗剂，却不是为人体使用而制造。我们认为这些溶剂类物质是所有娱乐用药中毒性最强的一类，无论如何都不该用于人体。

亚硝酸盐

亚硝酸盐是什么，如何作用

这类化学物质是黄色、易挥发、易燃的液体，闻起来有水果味。亚硝酸盐是一大型药物类别（包括亚硝酸异戊酯、亚硝酸丁酯、亚硝酸异丁酯，以及硝化甘油等亚硝酸盐）下的一部分，这类药物能使平滑肌放松，这些平滑肌控制着血管直径、眼睛虹膜，也保持肛门关闭以及防止漏尿。这些肌肉一旦放松，会导致血管扩张、血压下降、眼睛接受更多光线，还有大便失禁。

自 1846 年硝化甘油合成出来之后，这些化合物便一直成功地用于医疗。没错，就是硝化甘油，我们熟知的爆炸物，同时也是非常重要的药物。化学家先是注意到，舌头沾到少许硝化甘油便会造成严重头痛（他们并不知道这是因为硝化甘油使血管扩张的缘故）。不到一年，硝化甘油就被运用在医学上，放在病患的舌头下以减轻血管阻塞引起的心脏疼痛。硝化甘油与所有这类化合物都能扩张血管，今日仍常用于缓解心脏病患者的心绞痛（冠状动脉痉挛引起的疼痛）。电影不是常出现老人捂着心窝跌倒在地上，还挣扎着从口袋里掏出药物，然后总是有坏蛋拿走了药，使老人就此丧命。那个老人需要的，十之八九就是硝化甘油。

亚硝酸盐类药物，包括娱乐使用的亚硝酸异戊酯（俗称爆竹），基本作用与硝化甘油相同。亚硝酸盐类最初在 1857 年合成并用于医疗，但不久之后，医生发现其药效短暂且不可靠，因此舌下硝化甘油至今仍是医疗使用的首选。亚硝酸异戊酯目前在临床上的使用，只限于某些需要通过吸入方式迅速吸收的心脏病疗程。

硝酸盐与亚硝酸盐的副作用非常普遍且一致，都与血管扩张有关。医生开立处方时会告诉病患，服用这些药物将出现头痛、皮肤潮红、头晕、四肢无力等症状，身体姿势更换剧烈时甚至还会失去意识。

我们对绝大多数药物的作用方式其实都所知不多，而对于亚硝酸盐，我们确实也不了解为何这类药物能影响心智、吸引人使用。使用者指出，用药后身体会感到温暖，伴随着头晕及猛烈的心跳。精神上则感觉压抑获得解放、皮肤变得敏感，并感受到性高潮前的兴奋及加速感。视觉障碍也是常见症状，通常会看到亮黄色斑点与紫色放射状线条 [1]，这些作用可能归因于大脑血管扩张。最后，有些人不是为了精神作用而使用这些药物，是为了放松肌肉以便肛交。

毒性

亚硝酸盐类药品中，唯一专为合法人体医疗用途而制造、包装的，只有亚硝酸异戊酯。未经美国食品药品监督管理局核准的任何制品，即使经过纯化，还是可能含有害污染物质，因此都应视为工业化学用品，而非供人体使用。

跟许多药物相比，亚硝酸异戊酯只要依正常方法吸入，毒性是非常低的。当然，血液循环有问题的人还是有可能因为血管扩张而感到不适。就如同所有药物，使用前都应该向医生咨询。

然而，亚硝酸盐如果吞食而非吸入，毒性就相当大。亚硝酸盐吃进肚子后，可能会干扰血液输送氧气，引发严重的问题。血液中的红细胞将氧气输送到身体组织，红细胞含有血红素，能够与氧气结合，再将氧气释放给人体细胞。血红素一旦无法与氧结合，组织就会缺氧窒息并迅速死亡，这也是氰化物（纳粹毒气室所用的气体）的作用原理，不过亚硝酸盐与血红素的交互作用，

---

[1] 有关亚硝酸盐类药品作用的描述，摘自《挥发性亚硝酸盐的性心理观点》（The Psychosexual Aspects of the Volatile Nitrites）一文，作者为托马斯·劳里（Thomas P. Lowry）医师，文章刊登在《精神药品期刊》[*The Journal of Psychoactive Drugs*, Vol. 14（1-2），pp. 77-79]。

与氰化物略有不同。

　　1992年美国新泽西州一起不幸事件正可说明亚硝酸盐的危险性。10月20日，一所小学里的40名儿童同时进了保健室，他们吃过午餐后，嘴唇及双手变成蓝色，并有呕吐、头痛等症状。这些儿童因为亚硝酸盐中毒而产生变性血红素，中毒的原因并不是药物滥用，而是更令人惊讶的事：学校的锅子不知何故盛有大量亚硝酸盐液体，混进了煮汤的热水中，所幸这些孩子就医后已经完全康复。

耐受性及戒断

　　频繁使用亚硝酸盐及硝酸盐可能产生耐受性，戒除时也可能出现戒断症状，炸药工业的工人就是很好的例子。工人刚开始在含硝化甘油的环境下工作时，可能会出现头痛、乏力及头晕等症状。几天后产生耐受性，这些症状就消失了。然而周末放假时，工人可能会因为戒断而产生头痛及其他症状。有些工人在戒断之后出现心脏及循环系统的问题，并接受了硝化甘油的治疗。针对心脏病患者持续给药的硝化甘油贴片问世后，许多人因长期接触硝化甘油，产生了耐受性。医学界相当关切这类问题，因为耐受性会降低化合物的效力，而戒断又会产生心脏问题。

氧化亚氮与其他气体麻醉剂

　　氧化亚氮与其他气体麻醉剂是什么，如何作用

　　手术中的适度麻醉，是每个人都可能经历的重要药物经验。

麻醉有三项重要功能：缓解疼痛、放松肌肉，以及使意识丧失。大多数手术都少不了适度的麻醉。所有气体麻醉剂都能使人丧失意识，有些则能放松肌肉、缓解疼痛。缓解疼痛的需求再明显不过：没有人希望在痛觉不受抑制的情况下被刀切、被针刺。由于最常用的麻醉剂只能让人丧失意识，并不能缓解疼痛，因此麻醉师必须加入止痛剂。手术过程中肌肉必须放松，才不会因不自主收缩而影响医生工作。最后，病患丧失意识才不会对手术感到焦虑及厌倦，或许还可以忘记手术过程。以上特性或许正是气体麻醉剂遭到滥用的原因。

　　过去的外科手术并不像现在这么容易，直到 1847 年都还是在没有麻醉剂的情况下进行。酒精、鸦片或许能派上些用场，但通常是由一群壮汉固定患者，手术就在患者的尖叫声中进行。1847 年，美国马萨诸塞州总医院首次使用乙醚，情况自此有了转变。当时乙醚才刚合成出来，而牙医注意到了这种物质的麻醉效果。一位名为莫顿的牙医宣称，他能利用这种神奇的化合物进行手术所需的麻醉，并将在麻省总医院证明这一点。当天，观察走廊上挤满了人，患者一如往常被一列壮丁固定住，这位牙医带着他发明的乙醚麻醉剂出现了。这是首次病患在接受重大手术时安睡，而心跳及呼吸都保持正常。消息在一个月内广为流传，从此乙醚成为医疗手术中的重要角色 [1]。

1　参见古德曼与吉尔曼（Goodman and Gilman）的《治疗的药理学基础》[*The Pharmacological Basis of Therapeutics*, 11th ed., edited by Joel G. Hardman and Lee E. Limbird (New York: McGraw-Hill, 2006)] 第十三章 "麻醉学历史与原理"（The History and Principles of Anesthesiology）。

乙醚是良好的全身麻醉剂，能满足我们对麻醉的需求，但乙醚相当易燃，可能造成手术室火灾。新型麻醉剂如氟烷没有易燃的问题，且效果强大，吸入含有少量氟烷的气体就能带来麻醉效果。这些新型麻醉剂对手术帮助很大，却因为很容易摄取过量，带给药物滥用者极大的伤害。随着麻醉程度加深，使用者的三项重要身体机能将会受损，即呼吸、血压和心脏收缩。

呼吸是由大脑深处一群神经细胞启动，这群神经细胞对麻醉剂有些许抗药性，但麻醉剂浓度增高时，活性会被抑制，于是呼吸也受到抑制。此外，维持血管直径的平滑肌细胞也会放松，造成血压下降。最后，麻醉剂也会直接影响心脏收缩，使心脏活动减弱，节律便容易受到干扰。卤乙烷特别棘手，因为这种药物的有效浓度与可能造成问题的浓度相差无几。

许多化学药品及气体都能当麻醉剂使用，从氙气等惰性气体，到最现代的化合物。科学家仍不了解麻醉剂的作用机制。我们知道麻醉剂能抑制神经细胞活动，有些则能够放松不同肌肉。目前我们只知道麻醉剂能通过增加神经递质 GABA 的活性而降低意识，因为 GABA 会抑制具兴奋作用的神经活动。（关于 GABA，详见第十三章"大脑基础知识"。）

无论吸入哪一种麻醉气体，所引起的系列反应大多相同，首先可能是短暂的兴奋或刺激，如同喝下第一杯酒后的感觉。接下来是疼痛缓解、头晕、乏力、身体机能受到抑制。浓度更高时，各种生理反射可能完全丧失，如眨眼、吞咽和呕吐等。最后则是心脏功能与呼吸功能丧失，导致死亡。过量服用某些药物（如恩氟醚）会产生更强的刺激效果，但可能引发癫痫。有些药物不会产生太大的刺激作用，只会抑制神经系统。

达到麻醉效果与致死的浓度差异相当小，医疗人员会小心混合麻醉气体与氧气，并持续监测各种身体维生功能。麻醉师必须完全掌控患者的呼吸，并在必要时给予心脏兴奋剂。即使这么小心地关照，还是可能出现问题，如果没有仔细监测，受麻醉者很可能不幸死亡或遭受永久性的脑损伤。

氧化亚氮

氧化亚氮是无色、近乎无味的气体，18 世纪晚期首度合成后，人们立刻发现这种气体的麻醉与止痛功效。有相当长的时间，氧化亚氮被排拒在主流医学之外，主要用在日常消遣及嘉年华会的娱乐上。19 世纪中期，牙医发现这种气体是抑制疼痛的良方，才首度用在医疗上。

单凭氧化亚氮无法使人进入手术所需的深度麻醉，除非是在大气压力较高的环境。氧化亚氮今日在医学上的用途，主要是强化其他麻醉剂及镇静剂，或用于患者可保持清醒的小手术。吸入剂量足以缓解疼痛时，也会带来愉悦感。"笑气"一名，就是来自氧化亚氮带来的晕眩状态。与其他娱乐用的吸入剂相比，氧化亚氮比较安全，因为不太会影响呼吸、大脑血流量等重要的身体功能，以及肝、肾功能和消化作用等。

氧化亚氮的药理机制还没有完全确定。当然了，氧化亚氮的作用就像一般的麻醉剂，而且浓度升高时，可能使人丧失意识，因此我们怀疑氧化亚氮也跟其他麻醉剂一样，可能会增强 GABA 对神经细胞的抑制作用。氧化亚氮可能也有一部分是作用在大脑的类阿片系统上（这也是吗啡及海洛因的受体），支持这种推测的最佳证据是，在动物实验中，阿片拮抗剂纳洛酮能阻断这种气体的止痛效果。

最新研究显示，氧化亚氮也作用在神经递质麸胺酸的受体上，也就是 NMDA 受体。酒精及 K 他命同样也作用于 NMDA 受体，造成解离状态。

氧化亚氮的毒性与耐受性

如上所述，氧化亚氮在临床环境中没有什么毒性。然而，用在娱乐上可能就有四种危险：无法获得足够氧气，因气体供应装置运作异常而受伤，反复使用将干扰体内维生素 B_{12} 的作用而引发相关问题，与 NMDA 拮抗剂类药物合并使用会对大脑产生毒性。

第一，请记住，氧化亚氮是麻醉气体，重可导致昏迷，轻则使人混乱、失去判断能力。假如使用者是利用面具或袋子吸入纯氧化亚氮气体，并因此失去意识而只能吸入氧化亚氮，会发生更严重的问题：因缺氧而窒息。

第二，身体组织暴露在任何正在膨胀的气体下，都会产生生理伤害。曾经把手放在喷出的空气或气体之前的人都知道，膨胀中的气体会冷却，这是空调设备的基本原理。有些使用者会尝试直接吸入罐口的气体，却没有控制流速，让嘴巴、气管及肺遭到冷却气体的严重伤害。此外，这些气体以高流速、高压力的状态进入人体，也会使肺部过度膨胀，带来直接的生理风险。

第三，长期使用氧化亚氮会造成奇怪的并发症，类似维生素 B$_{12}$ 缺乏症。氧化亚氮会使一种依赖维生素 B$_{12}$ 的酶失去活性，导致神经纤维受损（即某种神经病变），造成神经系统的问题。这些症状可能包括虚弱、刺痛感，或感觉丧失。医学文献中有几个氧化亚氮造成严重神经损伤的案例报告，有些常使用氧化亚氮的牙医也发生了相同的神经病变。

第四，动物研究显示，氧化亚氮等 NMDA 受体阻断剂可能对大脑某些区域产生神经毒性。K 他命与氧化亚氮一起使用时，特别容易出问题。在动物实验中，两者能够协同作用，产生的杀伤力远远超乎意料。氧化亚氮的娱乐使用者应保持警惕，千万不要并用氧化亚氮与其他 NMDA 受体拮抗剂（如 K 他命和乙醇）。

使用者可能对氧化亚氮产生耐受性，获得的快感会因反复使用而降低。然而，如果是不常使用的娱乐用药者，不太可能产生耐受性。

溶剂类吸入剂和抛射剂

如果说有哪一类药物是绝对不能碰的，那么一定非此类莫属。任何你想得到的溶剂，只要是容易取得又能挥发让人吸食的，都属此类，包括各种工业化学药品如甲苯、苯、甲醇、氯仿、二氯二氟代甲烷，以及其他冷媒（氟利昂）、油漆、强力胶与各种气体。我们认为这些化合物对于首次使用者与长期使用者都有很大的毒害，无论如何都不应使用。但是我们都知道，仍有人在吸食这些化学物质，因此我们将在以下段落介绍其中比较常见的几种，并讨论其毒性。

溶剂类吸入剂是什么，如何作用

这些化合物除了都具有毒性以外，只有两个共同特征。首先，能形成可吸入的气体；其次，或多或少能产生像酒精或麻醉剂的作用。

溶剂滥用者常以简陋的方法吸入这些化学物质，通常称为"哈气"（huffing）。使用者让化学物质浸湿抹布，然后以抹布掩住口鼻呼吸，或把化学物质放在罐子或杯子中，吸入烟雾。就如同吸入麻醉剂，使用者吸气几分钟后，血液中的化学物质浓度便达到高峰值，而大部分的化学物质会被身体脂肪吸收。血液中的浓度上升后，使用者会头晕、神志不清，初期可能有一段刺激感，随后转为抑郁及头昏眼花的感觉。有使用者表示，用药时对物体或时间的感知也会产生变化，也可能出现妄想及任何感官幻觉。随着药物浓度升高，会出现肌肉不协调，还有耳鸣、复视、腹痛及潮红等。最后则是化学物质抑制住中枢神经系统的标准症状：呕吐、反射作用丧失、心脏及血液循环异常、呼吸抑制，并可能死亡。

吸入剂最危险的作用，是导致"突发性吸入猝死症"（sudden sniffing death），通常发生在滥用冷媒、喷雾剂（如二氯二氟代甲烷）和燃料气体（如丙烷及丁烷）等可能引发心脏节律失常的药品。死因可能是控制心脏跳动模式的心脏细胞的兴奋性受到抑制，其他心脏细胞对于肾上腺素的敏感性则获得增强。此外，不断有研究报告称，人们若吸入用于清洁电子设备的喷雾，常会出现死亡和严重疾病的情况，这些产品通常含有抛射剂二氟乙烷。近来发现，这种物质会对心脏造成毒性、对肾脏造成损伤，并导致骨骼病变，还会冻伤呼吸道。

我们不知道这些化合物究竟如何影响心智，然而，基于这些化合物对身体的作用，我们推测其机制与麻醉剂相似。

毒性

这类化合物种类繁多，我们不可能一一列出每一种的毒性作用。此外，长期吸用这些化合物的人几乎都会使用其他药物，因此很难归纳哪些毒性作用是属于哪种药物或哪些药物的组合。但这些化合物都有一个共通的脉络：许多使用者不是直接受到药物毒害，而是在使用时造成意外伤害。失去方向感及肌肉不协调都增加了发生事故的风险，而且这些化学药品大多是易燃性物质，因此容易导致严重灼伤。一项严谨的研究指出，在与吸入剂有关的死亡事件中，有26%都是意外事故。

此外，人们会在吸入剂的影响下自杀。在同一研究中，与吸入剂有关的死亡事件中有28%的人是自杀。到底是吸入剂引发抑郁症及自杀倾向，还是有自杀倾向的人往往使用吸入剂来减轻痛苦？正如许多其他药物一样，两种情况都有可能。

首次使用吸入剂便可能致死。英国针对一千个使用吸入剂致死的案例进行研究得出，约有五分之一的案例是初次使用。死因有很多，也的确与使用吸入剂有关。这项统计相当惊人，应该足以让任何有心尝试这些化学药品的人心生警惕。

长期使用吸入剂又会带来什么影响呢？这项课题已有许多研究发表，但几乎所有研究对象都有其他健康问题，以大量没有健康问题的吸入剂使用者为对象的广泛研究，目前还付之阙如，因此我们无法从统计角度得知长期使用的毒性作用。然而，针对这些有健康问题的个体所进行的医学研究也相当发人深省。有一项神经学研究以转介入院治疗的吸入剂滥用者为对象，经临床检查及神经影像学检查后，确知 20 名研究对象当中，有 13 人（65%）的中枢神经系统受到伤害。另一项针对不同群体的研究则显示，中枢神经系统受到损伤的人占 55%。

甲苯是目前研究最透彻的化学药品之一。这是常见的工业溶剂，也是强力胶的成分之一。一项针对长期吸食甲苯者的研究显示，24 名患者中有 11 人出现小脑损伤。小脑主掌精细、复杂肌肉动作的控制，根据新的研究结果，可能也对学习有重要影响。小脑损伤在停药后会不会恢复，目前尚未确知。一些研究认为长期吸食甲苯会让小脑细胞死亡，大脑的部分区域也会受到影响，包括视觉及其他神经回路等。但我们也必须留意，要以人体进行完整的对照研究是不可能的。

智商测验的结果显示，滥用者的记忆、注意力及专注力都出现了问题。如同人体的研究，这些研究也只针对少数有健康问题的人，因此在解读这些结果时要特别谨慎。然而，毫无疑问，有些长期使用吸入剂的人确实出现严重健康问题，中枢神经系统都遭受了严重的损害。

吸入剂也会影响其他身体功能，我们很难一一列举不同化学物质对身体功能的影响。每天都有新的研究结果出炉，这份列表也不断增加。不过我们可以说，长期使用吸入剂，可能伤害心脏、肺、肾、肝、血液及许多身体部位，当然还有神经系统，这些化学物质真的完全不适合用于人体。

第七章

大 麻
Marijuana

药物类别 | 无特定类别，但在法律上，大麻被列为附表一的麻醉剂（由美国缉毒局认定，代表滥用可能性高且没有公认的医疗应用价值）。各州法律有所差别。

药物种类 | 低等级大麻［四氢大麻酚（THC）含量1%～3%］；高等级大麻——无籽大麻（平均含量10%，最高可达24%）；印度大麻（含量7%～20%）；哈希油（含量可达70%）；"酊剂"或其他用于电子烟的液体（高达90%）；蜡（一种由使用丁烷从大麻中提取而制成的大麻类似物质）。

俗名 | 大麻、大麻烟、大麻脂、草、饭、麻仔、老鼠尾、电子烟。

迷醉作用 | 每个使用者的用药经验都有很大的不同，且取决于所用大麻的药性强弱。通常，刚开始吸食大麻会让人放松、情绪昂扬。药效通常几分钟就会浮现，随后约半小时内即显现嗜睡及镇静的作用。有些人认为这是刺激后的镇静所带来的放松感。使用者可能时而雀跃，时而陷入出奇的沉默，但这种情绪波动往

往取决于使用者的状态。

吃下印度大麻或高等级大麻时，需要较长的时间才能感觉到这些药效（最长可达 1～2 小时），而且产生的反应可能更偏向迷幻。商用食品也是如此，虽然它们可以提高吸收效率、加快起效速度，但与直接食用植物材料相比，还是有所不同。在愉悦感结束之后，大麻对学习及记忆等心智功能的影响还会持续很长一段时间。因为人体需要很长的时间才能完全清除 THC 及其副产物（其中有些也会影响大脑功能）。一剂大麻对使用者认知功能的影响，可能持续一整天，甚至更久。

过量及其他不良影响 ｜吸食过量大麻致死几乎是不可能的，偶有使用者表示，在一般剂量或大量吸食后，不久即感到焦虑或恐惧。发生这种情况，最好的处置方式是与使用者聊天，让对方感到放松及安心。

尽管从来没有人因为过量吸食大麻而死亡，但是大麻确实会降低判断力，损害开车时所需的各种复杂协调能力。因此，吸食大麻最大的风险，是导致交通意外及其他危险事故。然而，患有心脏疾病或高血压的使用者也可能面临危险，因为服用大麻会使心跳加速，增加心脏的负担。使用、保管不慎也可能发生危险，过去曾有幼童误食大量大麻饼干而昏迷的报道。近年来，随着越来越多的可食用大麻产品（一些看起来像糖果）被引入合法和非法市场，无意接触的风险大大增加了。

有证据显示，青春期反复使用大麻，可能对某些大脑系统（如视觉控制等）产生长期影响。此外，THC 损害青少年学习与记忆能力的风险高于成人，在青春期阶段长期使用大麻，也会提高将来发生精神问题的概率。最后，还有一个令人头疼和不解的问题，就是精神分裂症的早发和大麻类药物的使用之间的关系。我们目前还不知道它们的发生是巧合还是确有关联。

与其他药物并用的风险 | 大麻可能会与心脏用药、血压用药，或抑制免疫系统功能的药物发生危险的交互作用。此外，一项研究显示，大麻与可卡因并用将对心脏造成相当大的危险。由于 THC 会影响专注力和信息处理能力，与酒精或其他镇静药物结合使用可能对这些心理功能产生叠加影响。

大麻简史

所有具精神活性的大麻制剂都来自大麻植株。关于大麻种植最早的文字记载出自中国的典籍[1]，年代可追溯到公元前 28 年。但是大麻的种植历史很可能比文字记载还早了几千年。文献记载，人们种植大麻以取用纤维，但也了解大麻的迷醉效果及药性。事实上，在大约公元前 950 年的埃及木乃伊内脏中就有 THC（还有尼古丁及可卡因），到了公元 1000 年左右，用大麻植株达到迷醉效果的做法，已经流传到地中海东部。欧洲探险家游历此地，把印度大麻药效的迷人故事带回了家乡。

大麻引进东欧的时间要更早（约公元前 700 年），但直到 19 世纪初，拿破仑远征埃及之后，欧洲才算完全认识印度大麻。到了 40 年代，大麻制品（以及其他数种药品）的娱乐用途已经蔚

1　应该是指西汉晚期的《泛胜之书》。——译者注

为风尚，并成为法国艺术家和知识分子圈的时髦玩意儿，许多人在寻求提升创造力及审视世界的新途径时，都会借助大麻的药效。

尽管第一批欧洲探险家将大麻种子带到新大陆，生产大麻纤维作为绳子和布匹的原料，但直到 20 世纪初，大麻才开始直接冲击美国社会。

大麻植株及其制品

大麻的用途非常广泛。大麻茎的纤维很坚固，是制造绳子、布料和纸张的原料。干燥后的大麻叶及大麻花具有精神活性及医疗作用，大麻的根也能入药。中国古代也把大麻种子当成食物，而大麻种子至今仍用于榨油并作为动物饲料。

火麻（*Cannabis sativa*）及印度大麻（*Cannabis indica*）是最常见的两种大麻。过去人们种植火麻以生产大麻纤维，在自然环境下，火麻会长成 5～7 米高的瘦长植物，而且目前仍是美国南部各地常见的野生植物。印度大麻则广泛种植于世界各地，主要取其树脂制作精神活性物质。它通常不超过 3 米，但比火麻粗厚、浓密。

大麻植株含有四百种以上的化合物，其中有些具有精神活性。到目前为止，精神活性最强的是大麻树脂中的 THC。大麻的花是树脂浓度最高的部位，在大麻的花未受精之前，树脂会形成黏稠的外层，保护花免于太阳的高热，并增加受粉机会。大麻的叶和茎含有少量树脂，浓度相当低，因此没有什么迷醉作用。

目前有许多因药用而栽种的大麻植株品系，但植株花朵的 THC 含量差异极大。除了植物本身的基因组成之外，生长环境、收成时间、干燥处理环境以及储存环境等，都会显著影响最终产品的药效。植株成熟后，树脂中各种化学物质之间的平衡跟着改变，花顶所分泌的树脂含量也随之改变。刚成熟时，大麻二酚酸（CBDA）的成分居多，然后转化成大麻二酚（CBD），随着大麻进入花期高峰转换为 THC。每株大麻的"迷药品质"主要取决于大麻二酚转换为 THC 的多寡。当植株成熟进入开花末期及衰老阶段时，THC 会转化成大麻酚。在花期高峰收成的植株，THC 相对于大麻二酚和大麻酚所占的比例很高，通常我们会说这样的大麻精神活性很纯、很干净、很高，镇静效果相对较低。然而，有些种植者会过了高峰期才采收，以得到镇静效果较强的大麻。使用者描述高峰期及高峰期之后采收的大麻所带来的不同感受时，前者是"快感"，后者是"恍惚"。

燃烧大麻会产生数百种化合物。因此，吸食一剂大麻也等于吸入这数百种化学物质。我们知道其中有许多化合物会对人体多处器官及系统产生作用，却不了解主要影响是什么，无论是偶尔还是长期使用。因此，许多科学研究将焦点放在 THC，让我们至少能评估大麻素对大脑与行为的影响。

药品制剂：从"头痛大麻"到"医院大麻"

大麻植株制成的各种精神活性药品，THC 含量差异极大，效力也相差很多。

低等级大麻是由雌雄两种植株的叶子混制而成，这些叶子的THC 含量比雌株的雌蕊及邻近嫩叶少得多，做成制剂后 THC 含量可能只有 1%，甚至更少。使用者有时把这种制剂称为"头痛大麻"，因为吸食后所获得的与其说是快感，不如说是头痛。

中等级大麻是由雌株顶端已受精的开花部位干燥制成。雌株与雄株种在一起受粉制成的大麻药效有限，因为雌花在受粉后便不再分泌含有 THC 的树脂。此时雌花在受粉后不再需要具保护作用的树脂，并开始结种子。

高等级大麻是由未受粉的雌花制成，雌花必须与雄花隔离种植，制成的大麻称为无籽大麻。由于雌花在成熟过程中并未受粉，因此会持续分泌树脂，包裹娇弱的花朵及周围的嫩叶。这些雌花生长密集，树脂含量相当高。这些"苞"经收成、干燥后，THC 平均含量为 12% ～ 16%，有些样本检验出的含量甚至高达24%。这说明与四五十年前相比，药效显著提高了，但是这个浓度的 THC 含量在过去十年一直如此，变化并不大。

这种效力强大的大麻被称为"医院大麻"，因为偶尔会有不知情的使用者本想获得中等级大麻的温和快感，却被无籽大麻快速而强烈的药效所惊吓，陷入恐慌，最后被送进急诊室。其实，治疗恐慌最好的办法是朋友平静而令人宽心的"安抚"。恐慌来自无预期的失控感受，发生恐慌的使用者只需要旁人给予安全感，并了解自己不受威胁即可。

在美国，有些种植者在严密控制的室内培植出 THC 含量高达 24% 的大麻，但大部分大麻的 THC 含量都只有 10%。近年来，美国大麻的药效据称已经跃升至 20 世纪六七十年代的十倍以上，但这种说法不完全正确。自 70 年代以来，美国执法单位查获的大麻都交给密西西比州的"药性监测计划"（Potency Monitoring Project，由美国政府资助）检测 THC 含量，初期检验出来的浓度一般都很低（0.4%～1%），但这些样本通常来自效力弱、产量大的墨西哥"大麻砖"，而这些大麻砖的 THC 含量可能比当时大多数人吸食的大麻要低。此外，一直到 70 年代后期，市面上药效较强的大麻产品才列入药性监测计划的分析样本中，包括大麻苞及无籽大麻。因此，在 70 年代该计划所测得的 THC 含量，可能低于当时实际吸食的平均含量。在那个年代，独立实验室分析的大麻样本 THC 含量往往远高于药性监测计划报告的数字，为 2%～5%，比目前一般的大麻样本含量低。1980 年以后，药性监测计划的检测样本便包括一般市面上售卖的大麻，代表性较高。在 1981～2000 年，该计划测得的 THC 含量为 2%～5%，与 70 年代独立检测所得的平均范围相符。尽管如此，栽植大麻的技术已今非昔比，可以合理推测，娱乐用大麻的 THC 浓度也提高了很多。而且这个浓度可能会持续升高。一些州最近关于医用大麻和娱乐用大麻在法律上的修改可能会激发基因植物的选择和种植技术的改进。尽管目前吸食大麻的方法有很多，例如直接食用或用蒸馏器吸食，但大多数人还是抽大麻卷烟，对于多数人来说，他们需要吸食的量越少越好。大麻中的有效成分浓度越大，需要吸食的量就越少，所以我们认为大麻种植者会持续研发提高大麻中有效成分的方法。

印度大麻（hashish）是把大麻树脂与植物原料分离取得的，纯度最高的印度大麻几乎全由树脂组成。在印度，这种纯度极高的产品被称为大麻脂（charas）。然而，大部分的印度大麻并不是纯树脂，或多或少含有植物原料。大麻脂通常制成深色的树脂球，质地硬而不脆。印度大麻的 THC 含量平均为 8% 左右，但个别差异很大，最高含量可达 20%。印度大麻通常以烟管抽吸，或者混入烟草或较低等级的大麻，卷成烟一起吸食。较传统的吸入方式是点燃一小块印度大麻，以玻璃杯或杯子盖住燃烧，然后使用者倾斜杯子，从下方开口吸入烟雾。

哈希油（hash oil）是大麻制剂当中药效最强的，制法是将大麻植株放在酒精中煮沸，然后滤除固体、水分蒸发后，剩下的就是哈希油。哈希油通常是厚实的蜡状物质，THC 含量非常高（20%～70%），刮取一些抹在烟斗内缘，或涂抹于烟草、大麻烟上即可吸食。

随着电子烟类产品［如电子烟和"魔笛"（MODS）］的推出，能够释放大麻素蒸汽的液体种类更加繁多。这些液体与大麻、大麻油相比，效力如何呢？无论哪一种，都有相应的效力。有些"电子烟油"含有较低浓度的 THC，而其他则非常强劲。然而在讨论"电子烟油"时，THC 的效力并不是唯一的变量，不同的大麻素平衡程度也可能存在显著差异。潜在的效力／大麻素混合组合数量是多变的，对用户来说，了解所吸入物质的成分至关重要，以避免意外情况发生。许多大麻素蒸汽系统配备内置调节器，在吸食数秒后会切断蒸汽——仿佛在提议："你刚才吸了一口很棒的烟，请花几分钟时间感受它对你产生的影响。"这或许是个不错的建议，即使它来自一个可以放进口袋里的小魔笛。

THC 如何在人体内代谢

人体吸入大麻后，供血充足的肺部便能迅速吸收 THC。"气化"的大麻也是同样道理，尽管未经燃烧，但植物或电子烟中的 THC 仍可以转移到肺部。由于肺部的血液会直接通过心脏流入大脑，短短几分钟之内，大麻带来的快感以及对心跳与血管的影响就会立即显现。大脑的 THC 含量会在数小时内大幅降低，然而，其他器官如肝脏、肾脏、脾脏和睾丸等，将累积高浓度的 THC。THC 很容易随着孕妇的血液流入胎盘，进入胎儿体内。

人体实际摄入的 THC 含量因吸食方式而异。吸食大麻烟能摄入 10% ～ 20%；烟管吸入的效果较佳，可摄入 40% ～ 50%；水烟管（或大麻烟斗）的效果更好，因为水烟管能留住大麻烟雾，直到吸入人体为止。理论上除了吸食者呼出的二手烟之外，几乎所有 THC 都能进入人体。大麻蒸馏器会很有效地向人体输送 THC，除了因为前述的肺部具有良好的血液供应以外，大麻蒸馏器不产生刺激肺部的烟雾，因此不会限制吸食者的吸入或者呼出大量烟雾。这也是一个问题，尤其是当吸食者由抽烟的方式转为用蒸馏器的时候。采用吸烟方式的人习惯了将烟吸入肺里，并将这种感觉作为衡量吸入大麻的量的标准。而蒸馏器不刺激肺部，吸食者失去了衡量标准，有些新手因此在找到新的衡量方法之前吸入了比预想更多的 THC。另一个需要考虑的因素是，电子烟中的 THC 浓度差异很大，因此在使用电子烟产品之前，了解具体 THC 来源的效力非常重要。

尽管快感在吸食不久后便会消失，THC 停留在体内的时间却长得多。吸食大麻 20 小时后，约一半的 THC 会残留在血液中，并借助血液进入肝脏，部分被转换成其他化合物，并可能在肝脏存留数天。部分代谢产物仍留有精神活性，因此最初的快感虽在一到两小时内即告消退，但大麻对心智及生理功能的部分影响可能持续数天。

THC 及其代谢产物不但能在血液中残留数天，也可能在脂肪组织停留更长时间，因为这些物质具有高脂溶性，十分易于吸收并储存于脂肪组织。脂肪组织中的 THC 会缓慢地释放，需要相当长的时间才能够排出体外。也就是说，吸食大麻之后，约有 30% 的 THC（及其代谢产物）会在体内滞留整整一周，并持续对心智及生理功能造成复杂的影响。事实上，使用者吸食一次高剂量大麻后，很可能在三周后还能从体内检测出 THC。

如果是食用而非吸入大麻，上述规则也大致适用，只不过 THC 进入大脑的量较少，速度也慢得多。大麻（或任何药物）由胃部吸收后，含有 THC 的血液会先流到肝脏，然后才到身体其他部位（包括大脑）。这意味着两件事情：首先，部分 THC 会先遭到肝脏分解，没有机会作用在大脑上；其次，剩余的 THC 由于是通过间接的血流路径输送，因此会更慢抵达大脑。然而，以口服方式摄入的大麻及其产品被人体吸收的速度更慢，血液中 THC 浓度的高峰值也会持续更长的时间（不过还是比吸入等量烟或电子烟来得低）。

摄入方式不同，THC 在体内运送及代谢的方式就不同，而这些差异似乎也对用药经验产生重要影响。口服大麻不会体验到快感急遽涌现，而是感受缓慢而渐进的改变，且持续时间较长。

许多经验丰富的使用者表示，吃下大麻的用药体验会让人联想到温和的迷幻蘑菇或 LSD，那并不单纯是"获得快感"。高浓度的 THC 可能造成类似迷幻药的经验，口服大麻者若表示有这样的感受，代表体内的 THC 浓度实际上比许多吸入者来得高（尽管肝脏已在 THC 进入大脑前代谢掉其中一部分），这是因为这些人吃进的剂量，比一般吸入的剂量更高。

对大脑的影响

大脑的 THC 受体

在大麻素的相关研究中，最引人注目的应属 20 世纪 90 年代初大脑中大麻素受体的发现。近年来，关于大脑天生的大麻素受体以及内源性大麻素（大脑自行制造来与大麻素受体交互作用的化学物质）两类主题的相关研究大幅增加，科学家对这些受体的作用机制及功能相当感兴趣。相关研究还很新，不过这些受体似乎会影响一些重要功能，如学习、焦虑控制，或许还有对其他药物（如酒精）的反应能力。研究人员并非首度发现这类针对某种植物原料的大脑受体，科学家多年前发现的阿片受体便与疼痛的调节有关，或者更广泛来说，可能与压力的调适有关。但是，尽管我们可以理解人类的大脑为何要演化出处理疼痛的化学系统，却不太清楚为什么人体要演化出 THC 受体，还有这项研究对人类有什么样的意义。对内源性大麻素的研究逐渐集中在这些化学物质如何影响单个神经元上。研究显示，它们在调节大脑回路神经元相互通信方面发挥着微妙且重要的作用。实际上，它们是相互联通的神经元的即时反馈系统，可以调整细胞之间传递的信号强度，从而使大脑回路对强度变化做出反应——这是一种细胞间通信的自我调节方式。它影响细胞接收和发送信息的方式，因此对于调节细胞间的通信非常重要。显然，这种通信系统若要正常工作，就需要精准地让神经回路中的内源性大麻素浓度维持平衡。一个人通过使用大麻制品向神经回路中添加额外的（"来自外部"）大麻素时，浓度会大幅上升，从而扰乱神经元之间的正常交流。虽然这种干扰会导致兴奋，但也会以某种方式破坏神经回路，从而影响学习、记忆及其他信息处理方面的功能。

由于大脑本身即具备大麻素受体，因此一定也能自行分泌化合物来刺激这些受体。大脑中自然存在一种名为 anandamide（来自梵文 ananda，意为"极乐"）的内源性大麻素，能与大麻素受体结合。还有一种会活化大脑的 2-AG 受体，而且分泌量可达 anandamide 的 170 倍。大脑中可能还存在其他类似的天然化合物，因为科学家已经发现了好几种不同亚型的大麻素受体。

海马回

虽然我们还需要人类学家及民族植物学家来帮忙解答为什么人体具有大麻素受体，不过我们已经知道这些受体在大脑中的分布，这可能有助于我们了解大麻的作用机制。海马回对形成新记忆具有相当重要的作用（如第一章"酒精"所述），而该区域的大麻素受体密度相当高。在大麻对心智功能的负面影响中，目前最为确定的就是这种药物会抑制记忆形成，这点并不令人意外。

动物实验发现，THC 会严重损害大鼠的记忆形成能力，这里指的不是回忆过去所得信息的能力，而是储存新记忆的能力。事实上，THC 处理过的动物，执行记忆任务的表现与海马回受损的动物一样差。动物学习记忆任务时，海马回的细胞通常会被活化并彼此沟通。然而，动物的海马回细胞在 THC 影响下，活化情形不如正常情况。这些实验结果让我们相信，大麻之所以造成记忆障碍，是因为 THC 抑制了海马回细胞的活性，因而阻碍了新记忆形成。一旦排出 THC 以后，实验动物的记忆能力与海马回功能便恢复正常。大脑中另一种天然化合物 2-AG 同样会刺激 THC 受体，也会抑制海马回执行某些与记忆有关的功能。

但事情并没有那么单纯，最近的动物研究显示，THC 对青少年与成人的影响在某些方面非常不同。例如，以学习与记忆来看，THC 对青春期动物学习能力的干扰，远高过成年动物。目前仍无法确知这是否代表 THC 对青春期大脑的海马回更具影响力，不过有些非常初步的研究显示，情况很可能就是如此。此外，THC 所带来的焦虑、厌恶感等不愉快的副作用，在青少年身上也较为轻微。使用者是否继续使用某种药物，往往取决于药物所带来的快乐是否大于痛苦，因此，如果 THC 带给青少年的负面影响较为轻微，他们很可能发现自己能从大麻中获得更多愉快感受，也就会更频繁使用大麻，随之而来的风险也就大为增加，就像酒精一样。

无论研究对象是成人还是青少年，只要是关于大麻对身体影响的研究，都会引出一项重要问题：反复使用大麻到底有何影响。大麻是否会杀死脑细胞？目前许多科学证据都显示，无论使用剂量多高、时间多长，答案都是否定的。在一些研究中，研究人员长期给予大鼠高剂量的 THC，探究这种物质对海马回等不同大脑区域的影响。尽管其中某些研究指出可能造成损伤，但是这些研究所采取的实验方法使人质疑其结果是否适用一般情况。这些研究让动物几乎每天暴露于高浓度的 THC，持续好几个月（占了大鼠一生的大部分时间），给予的剂量往往相当于人类一般使用剂量的好几百倍。当研究人员给予较低剂量时，尽管施药时间长达两倍之久，海马回受到的影响仍大幅减轻。在这些动物研究中，即便给予低剂量的 THC，实际上也还是比大多数吸食者的剂量高得多，施药次数更为频繁，时间也长得多。有一项研究所采用的 THC 浓度确实比较接近实际情况，这项研究是利用年轻大鼠的海马回细胞（培植在人工培养液中，而非活体内的细胞）来研究 THC 是否降低海马回细胞的存活率。加了 THC 的培养液确实降低了脑细胞的存活率。另一项研究也显示，在细胞培养液中加入类似 THC 的药物，能降低海马回细胞互相沟通的能力。虽然这些研究让我们对大麻的使用更加警惕，不过还是要对这些研究结果持保留态度，因为我们观察到的这些作用，都出自非常不寻常的情况。

这类科学进展通常源于科学家在大鼠或小鼠的实验中观察到显著的结果，而后科学家会观察在恒河猴等灵长类动物（大脑构造和行为比较接近人类）中是否也有相同反应。有些实验运用恒河猴来评估连续一年每天吸入适量大麻烟雾所带来的影响。实验结束时，研究人员检查这些恒河猴的大脑，并未发现神经元出现永久的显著变化或死亡。我们不难想象，长期接触 THC 可能对大脑组织或神经元的化学组成造成长远的改变，但这种改变很难检测。大脑若是在发展阶段（童年或青春期）长时间暴露于 THC 中，造成的改变将更为重大。目前并没有生物学上的证据支持这项推论，然而，我们稍后将会讨论到，人体研究显示长期使用大麻可能对使用者造成长远影响，甚至停止用药也不会恢复，原因很可能就在于大脑内部的细微变化。

那么，我们要怎样解读动物研究的结果呢？动物研究并不完美，无法提供我们最后的答案，但有许多理由值得我们认真看待这类研究结果。海马回的相关研究尤其如此，因为无论就外观或功能（产生记忆）而言，大鼠的海马回构造都与人类非常相似。虽然在动物研究中观察到的严重海马回损伤，不太可能发生在非重度大麻使用者身上，但中度使用者仍可能受到较轻微的影响。大麻使用者的海马回可能遭受细微且不致引起明显记忆障碍的损伤，他的神经回路是否不如正常人敏锐，我们还无法确定。

大脑的其他区域

大脑还有两个区域的大麻素受体分布特别密集：小脑与基底核。这些区域辅助我们协调、调整肢体活动，而大麻也会影响这些功能。然而，科学家并未在脑干中发现大麻素受体，而脑干对呼吸非常重要，也许就是因为如此，几乎不曾有人死于大麻吸食过量。

对身体其他部位的影响

免疫系统

除大脑之外，THC 受体也存在于人体许多部位，并通过各种方式影响身体功能。其中之一是免疫系统，免疫系统由各种结构、细胞及化学物质组成，能对抗感染与疾病。事实上，目前已知的大麻素受体可分为两种主要类别：其中一种密集分布于大脑，另一种则集中在特定种类的免疫细胞。

动物研究显示，THC 会降低人体对感染的免疫力，不过这些研究所使用的剂量，远大于人类可能使用的剂量。不幸的是，目前还没有足够的可靠研究能提出有力证据说明 THC 是否会影响人体免疫功能。20 世纪 80 年代的一项研究采用了严格的双盲测试、安慰剂控制方法，结果发现服用 THC 的人，免疫功能并无异常。但最近的研究显示，医用大麻使用者有几种指标显示其免疫功能受到了抑制，并确定了几种产生这种后果的特定化学途径。尽管越来越多的研究开始表明 THC 对免疫功能有影响，但想下定论还为时过早。我们不得不期待更多的结论性研究成果，才可以正确看待这种东西对人类健康造成的影响。

心脏

吸食大麻会提高心率，实验室研究指出，大麻使每分钟心跳次数增加 20 ～ 30 次。频繁吸食大麻的人确实会对这种作用发展出一定程度的耐受力，但即使是已经有耐受性的人，吸食大麻后的心跳仍然会大幅增加。有些设计良好的研究指出，大麻会加快心跳并降低运动时心脏的泵血效率，这都会增加心脏的负担。这些心脏方面的影响显然会对某些族群造成危险，特别是心脏疾病或高血压患者，或者正在服用会改变心脏节律的药物的人。不过目前还没有明确证据显示吸食大麻会直接导致心脏疾病或心肌梗死。

肺部

此处包含两个重要问题：长期吸食大麻是否会损害肺部功能？长期吸食大麻是否会增加罹患肺癌的风险？

针对第一个问题，答案是肯定的。研究显示，长期、重度吸食大麻的人，肺活量会不如未曾吸食大麻的人。一项研究表明，每天吸食三到四支大麻的人与每天吸一包或一包以上香烟的烟民患慢性支气管炎的概率一样高。此外，也有可靠研究发现，跟无吸烟习惯或只吸烟草的人相比，重度吸食大麻的人，呼吸道往往呈现异常的临床外观，并出现异常的组织细胞。

据说吸食大麻对肺部的毒害比吸食烟草高十倍甚至百倍，但事实上，两者造成的肺部伤害非常相似。许多有毒化合物，如焦油、一氧化碳和氰化物等，在大麻烟与一般烟草中的含量都差不多。这两种烟都含有称为安息香比林（benzopyrene）的致癌物，但大麻烟的浓度较高，而亚硝胺则只存在于一般烟草中。到目前为止，并没有确切的证据能够证实吸食大麻与肺癌的关系，但两者间的关联迟早会获得确认。有一项研究检测吸食大麻者、吸食烟草者与不吸烟者的肺部细胞，观察DNA有无损伤（一般认为是癌症发展的前兆），发现大麻吸食者无论是否有吸烟习惯，肺部细胞往往都会出现DNA损伤。这项发现指出，光是吸食大麻就会提升罹患肺癌的概率。但最近一项针对5000多名受试者的研究发现，吸食大麻与患肺癌风险之间并无根本联系，长期吸烟者也是如此。有证据表明，同时有吸烟和吸大麻习惯的人患肺癌的风险更大，且患病的年龄也更早。但是目前证据一致表明，除非吸食大麻的人也吸烟，否则他们患肺癌的风险不会增加。

当然，吸食大麻和吸烟非常不同。大麻吸食者一天内所吸入的大麻烟雾量，鲜少能与烟草吸食者一天所吸入的烟草烟雾量相比，然而，大麻的吸食方式与烟草是不同的。每吸入一口大麻烟，进入肺部的烟雾量比一般吸食烟草要多三分之二。大麻烟的烟雾通常更深入肺部，停留的时间则是一般烟草的四倍。大麻烟的毒素有更多机会进入肺部，造成的伤害可能比烟草还要大。一项研究显示，吸食大麻烟后，血液中一氧化碳浓度的某项指标为吸食等量烟草的五倍，吸入体内的焦油量则比一般烟草高出三倍，残留在受试者呼吸道中的焦油量，也比吸食一般烟草多了三分之一。

这些因素可能解释了上面提到的大麻吸食者肺功能下降却没有增加患肺癌风险的原因。

胃肠系统

2004 年，首次描述了一种奇怪的综合征，它出现在慢性大麻使用者中。其特征是反复发作的恶心和呕吐。患者通常会在经历数天甚至数周的恶心和呕吐后，因脱水前往急诊科进行静脉注射及服用抗呕吐药物。他们感到非常难受，许多患者发现的唯一缓解的方法是淋浴。自 2004 年以来，人们对这种综合征进行了一些研究，称之为"大麻素剧吐综合征"（CHS）。这种综合征非常危险，因为电解质失衡和脱水可能导致肾功能衰竭。不幸的是，常用的抗呕吐药物通常对此无效，唯一有效的治疗方法是停止使用大麻制品。由于缺乏普遍研究，很难知道有多少人受到影响，但随着许多州放宽大麻产品的合法性，其流行率近年来似乎有所上升。2018 年，纽约市一家公立医院报告了 18～49 岁的人每月使用大麻 20 次或以上。他们不是因为与大麻有关的胃肠道问题或与之相关的其他问题而住院的。但在这些受试者中，大约有三分之一被发现有 CHS 症状。美国有 800 多万名每日或几乎每日吸食大麻者，如果纽约样本准确反映了全国 CHS 症状的流行率，那么这意味着全国可能有 200 万～300 万人患有此类症状。目前还不清楚 CHS 的病因，因此新疗法的开发进展缓慢。对于长期使用者来说，目前看来明智的做法是留意恶心和呕吐等症状，如果症状持续存在，不要犹豫，请及时寻求医疗帮助以补充水分。

生殖系统

虽然大麻不像传闻所言会让人失去生育力，但是长期使用大麻确实对生殖功能有一些影响。大麻会抑制大脑分泌有助于调节生殖系统的激素。对男性来说，这意味着精子数量减少，长期高剂量使用可能造成勃起功能障碍（即阳痿）；长期吸食大麻的女性可能会有经期失调的问题。虽然以上这些影响几乎从未导致完全不孕，却可能降低受孕概率。

对于男性，大麻还有另一种激素方面的影响，是促使乳腺组织发育（即男性女乳症），这是一般男性所不愿见到的。造成这种现象的原因是，大麻能够促进泌乳素分泌。

主观效应："内部"经验

大麻是难以归类的药物，不像多数精神药物那样恰好落在某个大类别，却与许多精神药物有共同的特点。因此，与其勉强为大麻的作用归类，不如先描述大麻的各种作用，然后尝试以务实的方法来归纳这些信息。

直到最近，许多人，也许是大多数人在最初几次使用大麻时甚至感觉不到兴奋。现在不同之处在于，大部分大麻和电子烟中的 THC 浓度可能比过去几年占主导地位的大麻中的浓度高得多。不过，对于那些一开始吸入浓度较低的人来说，这种未获得期待效果的特别现象可能来自使用者不了解吸食技巧，例如吸入适当的量，并使烟雾在肺部停留。使用者似乎也需要学习如何体会或感受这种药物带来的快感，这点与许多重复使用后便失去效力（产生耐受性）的药物非常不同。但如今市面上的高浓度的大麻素制剂可能完全抵消了人们初始对 THC 的耐受性。

每个人使用 THC 的主观经验都不同。多数人表示，大麻的快感能给人智力方面的趣味、愉悦的情绪，或两者兼具。这种快感的"趣味"面，可能与许多人所说的增进感官知觉有关。有些使用者表示在语音或音乐中听到的一些微妙之处，要使用大麻才能辨识出来。有些人则认为在大麻的影响下，某些视觉影像看起来会更强烈或更具意义。同样，用药者的情绪往往较为强烈，或者跟没有使用药物时完全不同。使用者通常会正面解读这些认知及感觉的变化，但是他们的解读也取决于当时的环境。换个环境，使用者所感受的幸福情绪与智力启发可能不那么令人愉快。

我们很难评估这些感知、认知或情绪洞察力增强的报告是否准确，因为快感很难用直接的语言描述。很多使用者表示自己曾试图写下大麻作用时所产生的微妙想法与感受，后来却发现他们写下的文字根本无法传达那种经历。即使在快感消失前便加以记录，即使当时认为自己捕捉到了那一刻，但得到的结果仍然无法表现那种经历的本质。

不过，无法准确描述这种经历代表着什么？是否这些人在快感当时所出现的感觉与想法其实不如他们以为的那么深刻？会不会这些想法或感受其实不一定要吸食大麻才会出现，但却被药物过度放大了？也许这种药物能让人放松并变得开放，因此对一般的感觉及想法能更有深刻的体会。但是这种作用不会只来自放松，因为地西泮等药物对知觉、思维及情绪的作用显然与大麻不同，其中的差异可能来自 THC 对记忆及时间感知的影响。

一些初步研究报告指出，大麻会改变使用者的时间感知，让人觉得时间变慢了。大麻使用者有时称这种经历为过着"大麻时间"，即使是非常短暂的事件，在这"时间"下也仿佛永无止境地延展。原因可能是注意力涣散或记忆脱节。也许是因为 THC 使人难以记住自己的想法及感觉，只有最突出或最重要的部分牢牢地留在记忆中，于是改变了使用者对于经验的理解。大麻造成的记忆损伤也可能是许多使用者体会到惊奇感的原因，当使用者的记忆以不同寻常的方式形成，所经历的时间线便因而扭曲，平时不会注意到的事物也变得有趣。当记忆受损，一段乐曲、一个想法或一幅画都可能吸引更久的注意力。这是件坏事吗？一方面，我们似乎可以合理推断，当人的大脑无法正常运作，所产生的感知就不会准确，因此可能并不真实。另一方面，我们也可以说，这种认知的"损伤"反而使人有机会察觉到一些原本不会注意到的经验。

耐受性、依赖性及戒断

虽然大麻使用者确实会出现耐受性，但情形不像其他药物那么单纯或明确。根据使用者的描述，经常吸食大麻烟或口服THC 的人所得的快感，往往少于较少使用的人。有趣的是，有些经常使用的人在吸食无药效的安慰剂之后，竟表示有快感产生（不过还是比吸食真的大麻烟少）。这些研究结果显示，使用者的主观效应确实会产生耐受性，而且长期使用也会发展出显著的学习效应。或许经常使用会把快感的感受与吸食时周围的各种环境刺激联系起来，因此只要吸一根大麻烟（甚至是无效的假大麻烟）并预期得到快感，就会让经常使用的人产生快感，即使并未吸食真正的大麻。

有几种方式可测量吸食者对大麻的依赖性，但通常来说，即使是重度吸食大麻也不会发展出其他药物使用者的任何一种药物依赖。例如，有一种测量方式是判定吸食者是否极度渴望药物，以至于许多行为都受控于这一渴望。依赖药物的人通常很难克制自己用药，而且愿意牺牲许多以换取药物。但如此依赖大麻的人并不多见，而且大麻似乎也不会让人产生如此强烈的渴求。而且我们还要明确定义"渴求"是什么意思。在药物成瘾的语境下，它意味着一种持续的、无法抑制的寻找和使用药物的冲动或需要——几乎不计风险与成本。而那些单纯想要获得快感的人也会用"渴求"来描述他们的愿望，但这是完全不同的事情。据说有些使用者对大麻产生了心理依赖，但是这些案例很难评估，因为每个案例的情况都很独特，且目前缺乏完整对照的研究资料。

长期吸食者突然中止用药可能产生戒断症状，并出现不适甚至危险的反弹作用。常见的症状包括阿片类药物戒断的躁动不安及不适，还有焦虑，有时也出现类似酒精戒断的颤抖和癫痫。即使是最深的大麻依赖，戒断的影响也比较轻微。在一项研究中，受试者每隔三到四小时口服 10 或 30 毫克的 THC，最多持续 21 天。这样的剂量相当高（以口服来说也算高剂量），给药也持续一段很长的时间，可说是最极端的大麻用药模式。受试者停药后，最常表现出易怒及躁动不安，比较不明显的症状是失眠、冒汗及轻微的恶心感。一旦重新给药，这些症状就消失不见，这显示出都是由 THC 戒断所造成的。另一项研究发现，每天吸食大麻多次，持续约 14 年的人，在停止吸食三天后出现许多显著的临床症状，包括易怒、食欲下降、难以入睡等，而这些都是重度大麻使用者可能发生的戒断症状。这项研究记录了突然停用大麻所产生的显著临床症状，因此相当重要。上瘾远比戒断棘手，但如果戒除大麻会造成不适的戒断反应，使用者还是会想要再次吸食。

大脑有个区域与某些药物的报偿作用有关（可能还有成瘾），称为伏隔核。伏隔核中有许多神经细胞使用多巴胺作为神经递质（参阅第十五章"成瘾机制"）。直到最近，仍无证据显示 THC 会影响伏隔核的多巴胺活性，因此许多人认为大麻没有成瘾风险。

但也有动物实验指出，THC 能使伏隔核的多巴胺浓度提高，因此，大麻是否会使人成瘾目前还没有定论。请记住，在科学中，只根据少数研究结果是无法下定论的，不过这些研究报告至少提高了 THC 影响大脑报偿系统的可能性。如果真是这样，那么大麻就加入了性、酒精、美食、尼古丁、海洛因等物品的行列，一同刺激我们大脑的报偿系统。我们期望科学研究终将证明任何使人愉快的东西（甚至是美味的饼干）都能够刺激多巴胺分泌，而且如果这种愉快经验的重复次数够多，戒断时便会产生不适感。（谁会愿意放弃美味的食物呢？）不过，关键就在于程度。美食、性与大麻也许能使报偿回路释放一些多巴胺，但可卡因的效果更强，因此更容易上瘾。一如我们不断强调的，充分的信息是做出健康决策的关键。我们不应该因为某人下了"大麻能刺激报偿回路"这样的结论，就推断这种药物的药理与可卡因、海洛因等是相同的。

对记忆及其他心智功能的影响

急性效应

虽然研究人员无法把电极直接插入人脑去探究大麻是如何影响记忆力的，但已经有研究证明了急性大麻中毒对记忆力的影响。整体而言，这些研究结果与根据动物实验所做的推测相同。人体吸食大麻并产生快感时，显然比平常更不易储存新信息。事实上，对记忆力的干扰，是大麻所有影响认知的作用中最常见且最可能再现的一种。此处必须强调，大麻跟酒精一样，损害的不是回想既有记忆的能力，而是形成新记忆的能力。

例如，假设让二十多岁的受试者吸食大麻烟，在产生快感的时候阅读并聆听故事，受试者记忆故事细节的能力会明显受损。但如果是在吸食大麻的前一天，受试者就能够毫无困难地记住故事内容。因此，大麻损伤的可能是学习新信息的能力，而不是回忆既有信息的能力。

"残留"及长期效应

由于 THC 留在体内（及大脑）的时间很长，因此我们也应了解记忆力（及其他认知功能）受到影响的时间有多长。研究人员已经进行了相当多的研究，但是大多数的研究都有缺陷，如无法控制受试者的吸食过程或智力等影响因子。尽管如此，科学家综合所有研究结果后发现，大麻残留对认知功能（包括记忆力）的影响似乎长达 48 小时。因此，在吸食大麻后一两天内执行具有挑战性的测验如驾驶飞机等，可能并不是明智的决定。此外，每隔几天就抽大麻的人可能永远无法完全脱离大麻的作用，他们会一直活在认知轻微受损的状态之中，思考及解决问题的能力因此受到影响。

在一项控制严谨的研究中，研究人员把招募来的大学生分成两个群体：重度吸食者（研究展开前 30 天，几乎每天吸食大麻，且在加入实验时血液中可测出 THC），以及轻度吸食者（实验开始前 30 天平均只吸食一次大麻，且加入实验时血液中并没有测出 THC）。学生在研究人员监督下度过一晚，第二天早上接受一系列心理测验。这项研究原本是为了评估重度使用者的认知功能，但研究人员在重度吸食与轻度吸食两个群体的背景资料中，发现了一些有趣的异同之处：重度吸食者往往来自收入较高的富裕家庭；两个群体的精神病史并没有什么差异，有精神问题的人数比例相当。然而，研究人员评估受试者实验当时的情绪状态时发现，重度吸食者比较快乐（不过要记住，这时他们的血液中仍存有 THC）。

这项心理测验揭示了两个重要发现。首先，重度吸食者解决问题的心智灵活度比轻度吸食者差，经常在同一项测验中重复同样的错误，这显示他们比较容易固守一定的解决策略，而且不懂得在既有策略无效时开发新的策略。其次，重度吸食者还表现出记忆力受损，但不是在所有记忆力测试中都出现这个问题。重度吸食者记忆他人朗读短篇故事的能力，不输给轻度吸食者。然而，当研究人员展示图形给受试者，并请受试者回忆图形时，男性重度吸食者的表现就没有轻度吸食者来得好（女性重度吸食者则无此问题）。在长时间学习大量词语的测试中，重度吸食者也明显比较困难。

我们从这项研究中得知，自最后一次吸食大麻的隔天起，每天吸食大麻的人接受词汇及图片记忆测试的表现明显不佳，在需要一定心智灵活度的问题解决能力测试中，出错次数也比预期要多。但由于轻度吸食者在参与实验时血液中完全没有 THC，我们无法得知吸食频率低于每天吸食的人，在吸食大麻的隔天会受到什么样的影响。此外，我们也不知道大麻对重度吸食者的残留影响会持续多久，或者是否会产生源于脑部受损而非 THC 残留的永久性伤害。

　　这项研究试图解决上述的第二个疑问。研究人员更仔细地检视了轻度吸食者的情况后发现，虽然这些受试者在参与研究前的一个月内只使用了少量大麻，但有些人过去的吸食量较多（有些人甚至是重度吸食）。研究者依据大麻吸食史将轻度吸食者分成两个群体后发现，这些受试者的心理测验成绩与过去大麻使用量的多寡没有关系。只要受试者接受测试时血液中没有 THC，不管过去吸食了多少大麻都不影响结果，大麻并没有造成显著的永久影响。不过，将轻度使用者分成两组后，每一组的人数变得相当少。因此，纯粹从统计观点来看，我们应该谨慎解读这次实验结果，直到有更多包含大量受试者的研究出炉。

　　有项计划则研究了过去几乎每天吸食大麻（平均每次两支）、时间平均达 10 年与 24 年之久的人，研究人员把这群受试者的心理测验表现与一群不吸食大麻的人做比较，发现这些人有一些学习上的问题。但这项研究也有一些问题，首先，这些使用者都因为药物相关问题正在寻求治疗，许多人除了大麻之外也长期使用其他药物。更令人怀疑的是，受试者最后一次吸食大麻到接受测试之间的平均时间，只有 17 小时。这些结果反映的显然是最近一次吸食大麻的残留影响，不能体现长期使用造成的永久影响。

　　另一项设计较良好的认知功能研究仔细检视了两组用药习惯不同的受试者，并与不曾吸食大麻的对照组做比较。第一组受试者的年龄层在 45 岁左右，过去曾大量吸食大麻（每天约 5 根）的时间平均为 34 年。第二组较为年轻（平均 28 岁），过去每天平均吸食 4 根大麻，平均为 8 年。两组吸食者的测验表现都与年龄相当、不曾吸食大麻的对照组做比较。年龄较大的长期吸食者在语言学习与记忆力，以及分散性注意力[1]方面的测验表现都比其他组别差。这项研究得出几个重点：长期重度吸食大麻的人出现了一些认知功能缺损，而且似乎是永久性的；但是持续 8 年重度吸食大麻的人，则没有显现出认知功能的损伤。两个群体还有一个差异，那就是开始吸食大麻的年龄，年纪较大的一组从 12 岁左右开始吸食，而年纪较小这组从 20 岁左右开始吸食。这么年轻便开始吸食大麻，可能与成年后的功能缺损不无关系。

这项发现是否也说明在青春期重复接触 THC 可能导致某些伤害，但如果在成年后才有相同程度的使用，便不会产生这些伤害？目前我们所能给予的答案还是：不知道。不过也有一些信息值得我们思考。一项针对视觉功能的研究显示，年轻时吸食大麻可能改变视觉系统的发育。研究人员要求定期吸食大麻的人与不吸食大麻的人做一项视觉测试，受试者必须扫视研究人员给他们看的东西并找出重要特征。这种视觉扫描能力在 12 ～ 15 岁时发展相当迅速。研究人员发现有些大麻吸食者的视觉扫描能力已受到损伤，而原因估计与此人开始吸食大麻的年龄有关。这种能力损伤与 16 岁前开始吸食大麻有关，16 岁以后才开始吸食的人便没有这种损伤。但这项研究并非完全没有问题，这些大麻吸食者受试时可能仍受药效影响，因为受试者从最后一次吸食大麻到接受测试之间平均相隔约 30 小时。尽管如此，研究结果显示，在青春期早期开始吸食大麻的人，比晚期开始吸食的人更容易遭受长期伤害。

1　将注意力投注于多个目标的能力。——译者注

最近有一项研究追踪了英国近 2000 名 5 岁至 18 岁的双胞胎，测量了他们在 5 岁、12 岁和 18 岁时的智商，并测量了他们在 18 岁时的执行功能（这取决于额叶成熟度）。结果发现，在青少年时期使用过大麻的受试者在 18 岁时的智商低于其他受试者。不过，他们在使用大麻之前的童年时期智商也较低。被诊断为大麻依赖的受试者，在 12 岁到 18 岁之间也没有表现出智商下降的迹象。但有大麻使用史的 18 岁青少年，在执行功能测试（"工作记忆"，测试的是在处理不同任务时保持新记忆的能力）中明显表现较差。研究人员观察有不同大麻使用史的双胞胎时，发现使用大麻更频繁的双胞胎表现更差。这表明在青春期经常使用大麻会损害执行能力，不管这方面的遗传倾向是好是坏。其他研究表明，年轻人大量使用手机会导致认知功能的缺陷，比如影响学习能力、抽象思维能力和处理信息的速度。这些影响似乎会持续几天，但不会太久。研究表明大麻的影响也会持续数天，但并不意味着青少年或年轻人在使用大麻后会出现永久性的认知缺陷。

关于大麻的永久性损伤或者是持久的影响问题仍然存在争议，但有证据表明，在大量使用大麻后，青少年可能比成年人更容易经历长期的认知功能下降。很难进行解答长期影响问题的研究，因为需要很长时间以及大量的受试者。在一项优质的研究中，研究人员测量了 1037 名 13 岁少年的智商（IQ）及其他能够衡量认知功能的数据。随后，研究跟进了这些受试者整个的少年以及青年时代。在这期间，研究者采用访问的方式，在研究对象 18 岁、20 岁、26 岁、32 岁和 38 岁时跟踪记录他们的大麻吸食情况。在他们 38 岁时，重新测量其智商和认知功能。其间，被诊断有大麻依赖的实验对象表现出明显的 IQ 下降和不同程度的认知功能退化，如抽象思维功能和迅速捕捉信息的功能。由于大麻依赖者多数受教育程度较低，所以考虑教育因素也非常重要。但是即使在统计分析中控制了教育水平因素，有大麻依赖史的研究对象仍显示出比正常对象更差的 IQ 和认知能力。还有另外两项因素能够预估大麻吸食者的认知下降水平——吸食持续的时间和初始年龄。13 ～ 18 岁的研究对象对大麻依赖的时间越长，其认知功能退化得越厉害。这当然说得通，但是所有明显的认知水平退化都是在 18 岁以前每周吸食大麻（或被诊断为大麻依赖）的实验对象中发现的，这个特征较为突出。而成年后才开始吸食的人，则不存在明显的认知功能退化。这个发现非常重要，它与其他有关的研究结果相一致。其他研究也表明，高级认知功能和语言智商方面出现缺陷只出现在青少年时代就开始吸食大麻的人群中，而非成年以后开始吸食的人群，而且区别非常明显。当很熟悉受试者的人被问及时，他们表示已经察觉到了实验中认知功能受损者的认知问题。最后一点也很重要，戒掉大麻并不能使青少年时代就开始吸食的受试者恢复其神经心理学功能，这表明青少年时代对大麻有规律性的使用确实会造成对大脑的长期影响。

我们仔细探讨了这个实验的细节，因为我们认为这个实验非常成功，结果也非常重要。但要意识到，这个实验仅在一个范围进行，虽然实验涉及的整体受试群体数量很大，但是有一些大麻依赖群组只包括 40 ～ 80 人。这个数字虽差强人意，但是并不够大，因此，想要得出结论就必须十分谨慎。另一个因素是，表现出认知功能退化的实验对象都是重度吸食者，也就是说他们在18 岁前或是收到过医生开具的大麻依赖诊断，或是每周都有大麻吸食行为。所以研究的结论可能对偶尔吸食，还有因娱乐性活动而吸食大麻的人并不适用。不管实验的漏洞和缺陷在哪儿，青少年以及他们的父母都应该严肃看待这项研究。在我们看来，这项研究提供了一个很好的理由来回答，为什么年轻人在吸食大麻之前要三思而后行。

近年来的研究显示，早期吸食大麻可能会增加一个人在日后生活中出现心理障碍的概率。精神障碍类型严重，包括妄想和精神分裂症的症状，所以我们必须认真对待。这些研究提出了一个问题，即在青少年大脑发育期间接触 THC 是否会改变大脑发育的轨迹，从而损害未来的心理健康。从统计数据来看，患这些疾病的风险非常有限，而且绝大多数吸食大麻的人不会患上精神疾病，因此科学家推测，对于那些易患精神疾病的人来说，可能是基于遗传特征，青春期反复吸食大麻只是意味着患心理疾病的风险相对较高。具体来说，对于那些产生脑酶儿茶酚 -o- 甲基转移酶（COMT，一种分解神经递质多巴胺和去甲肾上腺素的酶）的基因表达异常的人来说，青少年吸食大麻和后来精神病症状之间的关联似乎比一般人群要高。早期吸食大麻和后来的精神病症状之间的关系取决于多种因素，包括吸食大麻的量、最初吸食大麻的年龄和遗传易感性。它是复杂的。但精神病很严重，可能危及生命，所以青少年需要了解这种风险。显然，需要做更多的工作来了解青少年使用 THC 的长期认知和心理影响，目前的证据倾向于造成持久的负面影响，应该告知使用它们的潜在用户。

　　当青少年对吸食大麻的害处的认识开始走下坡路时，上述研究出现了，它及时强调了青少年吸食大麻的风险。相信大麻完全无害的十二年级学生的比例有了显著的增长——大约 21% 的人持这种观点。相应地，近年来的多项调查显示，青少年吸食大麻人数的不断增长，或许与吸食者对大麻危害的认识不断下降有关。这也许可以追究到现在不断热议的公共话题上，这些公共话题不断强调大麻的医疗和娱乐性用途；同时也可以追究到周围一些对大麻娱乐性用途的立法改革上（见第十六章"法律问题"对最近大麻法律改变的更多讨论）。

　　科学界还需要时间来填补这项研究的不足。我们目前的看法是，应该把这些研究结果当成严厉的警告，劝诫青少年小心大麻。

大麻会增强攻击性吗？

　　一言以蔽之，不会。在 20 世纪 20 年代后期到 30 年代之间，美国社会开始注意到大麻的使用情形，有些报道认为大麻与犯罪有关。当时某些政府机构也不断宣传吸食大麻会导致攻击行为。连美国《科学美国人》（*Scientific American*）杂志编辑也在 1936 年写道，并用大麻与其他迷醉药物将使吸食者变得凶恶且有杀人倾向。（有趣的是，在当时的政治气候之下，《科学美国人》的编辑选择将逞勇好斗的行为归咎于大麻的作用，而不是其他迷醉药物，如酒精。）大麻的作用在这个时期的形象完全不同于 60 年代（在伍德斯托克音乐节上，有着梦幻眼神的年轻女子手拿大麻烟对着相机镜头微笑）。大麻是否造成攻击行为尽管仍有争论，但有个巧妙的研究已清楚指出，若说大麻对于攻击行为有任何影响的话，那也是降低人被激怒时的攻击行为。这项研究值得向大家说明一下。

研究人员将年轻男子带进实验室，给他们看桌子上的两个按钮，并告诉他们，只要按下 A 按钮就能累积点数，换取奖励。研究人员也告诉受试者，若按下 B 按钮，在另一个房间接受相同测验的受试者，就会被扣除点数，但其实并没有其他受试者。这些受试者在接受测验时，不时会看到自己的点数减少，并认为这是因为另一名（虚构的）受试者按了 B 按钮。研究人员能决定受试者被扣除了多少点数，让受试者以为另一方对自己很有攻击性，或者没有。不出所料，当虚构的受试者较具攻击性时，真正的受试者就会开始按下 B 按钮来报复。然后，研究人员让受试者吸食大麻烟或味道像大麻但实际上不含 THC 的安慰剂，并继续进行按钮测验。在吸食大麻烟之后，受试者对于"另一名受试者"的高度挑衅行为的反应明显较为温和。这项研究显然不是针对真实情况，但却拥有控制严谨的对照组以及定义明确的测量方式等科学优势。此外，坊间传闻大麻能让人变得平和，这点也与研究结果相符。

对运动机能及驾驶的影响

有些人认为大麻不会影响驾驶能力，但事实相反。大麻会降低注意力及专注力，让使用者操作任何重型机械都变得险象环生。大麻吸食者的反射能力也许可以控制汽车，但如果无法专心路况，反射能力再好也是徒然。同样，大麻会改变感知和时间感，躺在沙发上的娱乐用药者或许觉得有趣，然而一旦上了高速公路，却可能带来致命的危险。科学家在实验室里利用驾驶模拟器进行研究，结果显示，大麻严重损害集中精神与修正错误的能力，在真实情况下似乎也是如此。一项研究显示，表示自己常在大麻影响下开车的人，发生事故的频率是不吸食大麻者的两倍。开车时不使用任何损害运动机能或认知机能的药物（无论是合法、非法还是处方药物），才是上策。

医疗用途

长期以来这可是敏感问题，过去十年积累的证据表明大麻产品具有有效的医疗应用价值。关于此事的争论还是很有启发性的。在 1900 年之前，大麻制品经常用于刺激食欲、松弛肌肉及止痛。在 20 世纪早期，医疗院所仍使用大麻，但随着具有同等功效的其他药物陆续问世，大麻变得不那么流行了。终于在 1937 年，大麻税法实行，所有合法的医疗用途跟着终止。根据 1970 年通过的《联邦管制物质法案》（Controlled Substances Act），大麻归类于其所列出的附表一药物，表示这种药物被认为遭滥用可能性高、没有公认的医疗用途，即使在医生的监督下使用也不安全。1972 年，全国大麻法改革组织（National Organization for the Reform of Marijuana Laws，NORML）开始大力游说政府将大麻改列为附表二药物，开放合法医疗处方。该组织要求麻醉品与危险药物管制局（Bureau of Narcotics and Dangerous Drugs，现改名为缉毒局）重新归类大麻制品。不过，缉毒局花了超过十年的时间，才在 1986 年召开依法必须举办的听证会。经过两年来多场听证会，缉毒局的行政法官弗朗西斯·杨（Francis L. Young）终于写下大麻是"已知对人体最安全的活性疗法物质之一"（当然夸大其词了，但表明了他的观点），于是大麻成为现行法律下可用于医疗的药物。然而，杨法官将大麻改列为附表二药物的命令，却被缉毒局否决了。

随着辩论持续进展，将大麻用在医疗上的声浪也提高了。美国食品药品监督管理局终于被说服，核发了少数特别许可给需要的病患，称为"个人治疗研究性新药申请"［Individual Treatment Investigational New Drug Application，有时也称为人道用途研究性新药申请（Compassionate Use IND）］。到了 20 世纪 80 年代后期，艾滋病患者及其医生要求允许使用大麻来提高病患食欲，以对抗艾滋病造成的恶性衰弱，请求人道用途的人数也随之大幅增加。然而，该计划因为与老布什政府的禁毒政策相左，于 1991 年被叫停。许多艾滋病患者不得不违法使用大麻来对抗恶性衰弱。旧金山有一群医生及研究人员希望能针对大麻这项临床效果进行对照研究，他们在 1997 年估计，光在旧金山就有 20 万名艾滋病患者使用大麻促进食欲。1999 年，美国国家科学院医学研究所经研究后得出结论，认为大麻同时具有潜在的治疗价值和有害影响。特别令人忧虑的有害影响都与吸食大麻有关。于是，人们把大麻与许多药物放在一起，开始评估其医疗用途。该研究建议应多加研究大麻的作用，以及如何开发非吸烟式的给药系统。该机构也呼吁进行更多有关大麻医疗用途的研究，并获得2001年美国医学协会相当大的回响。

吸食大麻用在医疗上有两大疑虑：影响肺功能和含致癌物质。虽然癌症患者可能每隔几周才使用一次大麻，但艾滋病患者或青光眼患者（见下文）使用的频率却可能高得多。支持大麻列入医疗使用的人认为，使用水烟管多少可以解决影响肺功能的疑虑，非吸烟式的给药系统来供应大麻蒸气可以避免燃烧带来的致癌物质。例如研究人员有可能会从大麻中抽取有效成分，制成流体的悬浮液，并利用吸入器给药。另一个疑虑则是可能毒害免疫系统，特别是免疫系统已经受损的艾滋病患者。虽然医学文献对此议题仍争论不休，但一项针对男性艾滋病病毒感染者的大规模研究发现，没有证据能够证明大麻会加剧免疫系统异常。虽然大麻的使用确实会影响某些免疫功能——就像许多事情一样——但它是否成为某些健康问题的直接原因，目前尚不清楚。

恶心

虽然长期大量使用大麻会引起恶心（参见我们前面对大麻中毒的讨论），但在某些情况下，大麻产品可以帮助治疗急性恶心。癌症化疗（用药物杀死癌细胞）最令人不适的副作用，就是会让许多人感到恶心，THC显然有助于控制这种副作用。事实上，从1985年起，以"马尔诺"（Marinol）为商品名供癌症患者使用的THC胶囊［成分为屈大麻酚（dronabinol）］上市，被美国缉毒局归类于附表二药物。马尔诺已被证明有助于控制恶心症状，也能帮助患者增加体重。然而有些医生及病患认为，与大麻烟（为了抑制恶心症状而非法使用的大麻）相比，马尔诺的剂量及药效持续时间较难控制（因为是采取口服而非吸入的用药方式），而且不那么有效。这样的看法不无道理，因为除了 THC 的止吐作用外，大麻中的天然化合物大麻二酚也具有抗焦虑的效果，能有效协助病患，但马尔诺并没有这种成分。过去赞成大麻用于医疗的人认为，在 THC 合成制剂尚无法完全复制大麻中各种大麻酚化合物的作用之前，应允许大麻烟用于医疗。但随着含有大麻素的电子烟和食品出现，吸食大麻来治疗恶心的需求明显减少了。而且最新的不含大麻素的抗恶心治疗对化疗患者有很大帮助。所以现在两种情况都有很好的选择，和恶心有关的癌症化疗已明显减少。

青光眼

20 世纪 70 年代，研究者发现大麻能大幅降低青光眼患者过高的眼压，避免可能造成的伤害。然而无论是大麻还是马尔诺，目前并未用于这方面的治疗。美国眼科学会并不推荐将大麻产品用于青光眼的治疗。这存在的问题是，单剂量只能降低眼压几个小时，而青光眼需要持续治疗。因此如果想要有效，一个人需要一天 24 小时随身携带大麻素。此外，大麻素对血压的影响也可能会使青光眼恶化。科学家正在研究，THC 类的化合物只使用于眼部，能否有效治疗眼压过高，其实眼科医生还可以提供其他治疗方法，因此大麻素产品不太可能被大规模用于青光眼的治疗。

癫痫

最近有一些备受瞩目的关于难以医治的儿童癫痫病例（用传统的抗痉挛药物难以医治），这些患者被大麻成功治愈。夏洛特·费琪（Charlotte Figi）在 2013 年受到了全球性的关注。她在出生一个月大的时候就开始出现癫痫，到五岁的时候，她每周出现癫痫症状三百次，认知功能已经退化，她的父母被告知这种病症无法治愈。绝望之余，她的父母就给她吸食大麻，结果居然阻止了癫痫的发作。结果证明，他们使用的这种特殊品种的大麻因为并不能给使用者带来很大的快感，而没有受到大多数瘾君子的欢迎。这种大麻中 THC 的含量很低，但 CBD（大麻二酚）的含量却很高，CBD 并不是一种影响精神的物质。研究表明，THC 和 CBD 在动物实验中都表现出可抗癫痫的性质，但是它们抗癫痫的机制完全不同。事实证明，夏洛特的案例可能成为医用大麻争议的分水岭。从那时起，医用大麻的使用已经更普遍合法化，一些商业种植者正在生产专门用于医疗的大麻品种。要探索大麻作为抗癫痫药物的潜力还需要更多的研究。它或许仅在个别重度癫痫的病例中起作用，或许只在儿童患者中起作用。但是，很明显，癫痫发作代表了一系列广泛的医学问题，可以开发出非常有用的大麻素制剂。

痉挛

痉挛是一种运动异常障碍症，与多种细胞壁硬化症及其他因素有关。治疗这种疾病的典型药物——抗癫痫药物和苯二氮草，都有助于该疾病的治疗，但其作用都有一定局限。最近，西班牙和英国的一些诊所开始使用一种叫作 Sativex 的大麻类药物，作为当常规药物不起作用时针对成年患者的辅助用药。就像上面提到的，与对儿童癫痫患者有效的特定大麻品种一样，Sativex 这种药物掌握住了 THC 和 CBD 的平衡，而削减了 THC 对神经系统所起的作用。目前的研究正在评估可能存在的益处和风险，早期的报告表明，这种药物对上述不能被常规药物治愈的人群具有长期的益处，而不存在严重的不良反应。目前的底线是，某些掌握 THC/CBD 平衡的大麻产品对痉挛患者是安全的，可以适度使用，尽管所导致的不良反应会限制它们的用途。

大麻绝对不是上述各种医疗状况的唯一有效药物，但具有无可置疑的医疗价值。报告指出，大麻对于多发性硬化症与其他造成肌肉控制能力受损的疾病（大麻可松弛肌肉），以及痉挛、癫痫、慢性疼痛和偏头痛等症状也有正面效果。支持将大麻用于医疗的人指出，就安全性来说，大麻是难以匹敌的。正如上文所描述，大麻几乎没有过量问题，成瘾性不高这点更是比目前许多药物还要安全，如肌肉松弛剂或止痛药等。然而，减轻疼痛所需的大麻用量已足以产生迷醉效果，这将对患者的工作和学习造成极大影响，但许多目前认可的止痛药并不会对心智功能产生如此强烈的影响。重要的是，儿童和青少年比成年人更容易受到反复使用大麻素的长期负面影响，年轻人每天使用大麻素是不可取的，除非在极端情况下。

医疗、休闲用途的最新立法行动

1996 年 11 月，美国亚利桑那州和加州都通过有关大麻医疗用途的提案。加州于 1996 年以 12% 的得票差距（56% 对 44%）通过了"人道使用法案"（Compassionate Use Act，第 215 号提案）。基本上，根据该提案，经医生建议而拥有或种植医用大麻的患者，或符合定义的照顾者，可拥有法律上的豁免权，除此之外，一般人禁止拥有或种植大麻。该提案也指出，建议患者使用大麻的医生不必因此受到任何形式的处罚。该提案表明，只要有医生"推荐"即可使用大麻，且并未对推荐条件做出特定规范。该提案也提到，因医疗目的使用大麻的人，如果从事危及他人安全的行为，或将大麻转用于非医疗目的，仍可能被追究法律责任。尽管如此，从提案内容能够清楚看出，加州选民在将近 20 年前就支持从宽解释"医疗用途"。

亚利桑那州在 1996 年以 65% 对 35% 的差距通过了"药品医疗化、预防与管制法"（Drug Medicalization，Prevention，and Control Act，第 200 号提案）。这项提案同样就大麻的医疗用途设下底线，并且进一步让医生可以建议使用附表一的其他药品。附表一的药品包括 LSD、海洛因及其他恶名昭彰的滥用药物，许多人认为大麻一开始就不应该被列入附表一，理由是大麻不会致瘾，作用强度也远不如附表一上的大多数药品。然而，且不论这项争议，亚利桑那州的提案也引发了将其他附表一药物用于医疗的强烈关注。

这两项提案通过后的两个月内，美国国会举办了听证会，克林顿政府也回应了这个议题。美国医生若要开立许可的管制药品，必须先取得美国缉毒局核发的许可证，否则开立的药品种类就会受到限制。为了不让加州及亚利桑那州的医生推荐患者使用大麻，联邦政府宣布将调查那些建议使用大麻的医生，并可能撤销其许可证。一些医生、医疗机构及病患于是向联邦政府提出诉讼。

事情发生了多大的变化啊！截至2019年，九个州和哥伦比亚特区将医用和娱乐大麻合法化，19个州将医用大麻合法化。这些做法都与联邦法律严格禁止因个人或医疗需求而持有或使用大麻的规定产生不同程度的冲突。于是双方在法律上展开激烈攻防，一方是州政府和地方利益关系者，另一方则是联邦当局。最终的结果还有待观察，但有关患者权益、州政府权力以及科学在医疗政策与法律制定过程中所扮演的角色等许多令人高度关注的问题已随之浮现。与过去的管理部门的政策相比，一个重要的改变就是奥巴马总统要求司法部门在某些情况下不要强制实行不允许持有大麻的法律。2017年，司法部不出所料地采取行动扭转了这一立场，尽管现任总统也不出所料地在这个问题上含糊其词。

某些人士与机构相信，医用大麻的提案只是掩饰毒品合法化的烟幕弹，他们担心，一旦某种药品（或某一类药物）核准用在医疗上，接下来便可能出现非医疗用途合法化的声浪。无论这种担忧是否合理，大麻作为药物的潜在用途及上述的倡议行动都是在对一个更情绪化的论辩火上浇油，那就是大麻完全合法化。

合法化的问题

有关大麻（以及所有滥用药物）法律地位的课题，一直激起某些人强烈的情绪反应。但是近些年来，讨论的基调已经从情绪化和道德化转移到了更广泛的角度，包括药理学、社会学和经济学。任何药物的法律地位，都与该药物在文化上的观念以及当时所涉及的主要社会习俗息息相关。例如，目前美国政府在联邦一级政府层面将大麻列为附表一药物，不开放合法使用，却允许尼古丁及酒精等致瘾药物的售卖和广告。有些社会则强力禁止饮酒，对大麻制品却几乎或完全放任。我们应承认，有三项主要因素能够改变人们对药物的态度和与药物相关的法律，那就是文化、时间和金钱。目前，27 个州以及华盛顿特区规定了大麻产品的合法性，他们开始量化与大麻合法化相关的收入及其创造的就业机会。他们也开始评估合法化是否会导致大麻滥用、交通事故、对其他药物成瘾等问题。但答案还需要一段时间才能浮出水面。

美国对待大麻的态度及相关法律

19 世纪艺术家和知识分子对大麻的迷恋，转眼便因为美国对大麻的疑惧而蒙上阴影，人们担忧大麻与犯罪（尤其是暴力和性犯罪）可能有关联。虽然我们现在知道大麻与暴力或性犯罪并无关联，但到了 20 世纪 20 年代中期，大众媒体仍有这样的观念，而且还在不断加深。虽然当时跟现在一样，没有科学证据能证明使用大麻会导致暴力行为，但在 30 年代中期，全美各州法律都规范大麻的使用。正如前文所述，连科学杂志都跟着这股风潮起舞。《科普月刊》（*Science Monthly*）与《科学美国人》都在 1936 年发表文章，将大麻描绘成对美国社会，尤其是对年轻人的"威胁"。

将大麻提升至"全国性威胁"的重要推手，正是在 30 年代担任缉毒委员的哈里·安斯林格（Harry Anslinger）。他掀起反大麻的战斗，巧妙利用国会证言、医疗机构及大众媒体，向美国社会警告大麻的危害。安斯林格赢了这场战斗。1937 年，美国国会举办听证会强调大麻与犯罪的关联。此时局势已十分明朗，国会打算限制大麻的持有和使用，并在 1937 年通过了大麻税法。该法案并没有把大麻列为非法物质，却针对大麻产品的种植、流通、销售和购买创造了一个税务架构，人们几乎不可能在不违反该税法的情况下种植或购买大麻。

有趣的是，大麻税法甫一通过，钟摆便立刻摆向另一端。20世纪 40 年代初，许多公开发表的研究结果显示，大麻的害处相当轻微，之所以与犯罪行为有关，很可能是因为使用者混用大麻与酒精，而酒精已被证明是引发攻击性的首要原因。这段时间发表的其他研究也指出，虽然吸食大麻会立即损害认知功能，但并不会改变吸食者的个性，且大麻对于思绪及情感的影响多于对行为的影响。到了 60 年代后期，美国最高法院裁定大麻税法违宪，安斯林格所主张的大麻与暴力犯罪有关是不可信的。尽管如此，大麻已被列为非法物质，对大多数人来说，光是这个标签就代表着"危险"。法律主张大麻是危险的，而科学文献不断证明大麻（以正常方式使用）对成人相当安全，从那时起，这两者的角力就一直相当有趣。

尽管在 20 世纪五六十年代，大麻的使用日渐广泛，相关科学研究却不多见。60 年代的媒体逐渐把焦点放在 LSD（直到

1966 年前仍属合法，1967 年起被列入附表一）等"硬性"药物上，大麻则成为年轻人抵制"威权体制"的象征。60 年代后期到 70 年代初期，大麻使用快速增加，美国国家心理健康研究所（National Institute of Mental Health，NIMH）估计，曾吸食大麻（至少一次）的人数高达两千万。1970 年 12 月，盖洛普咨询公司估计有 42% 的大学生曾吸食大麻。尽管大麻在药效（和对个人的风险）上与 LSD 和海洛因等药品有着相当大的差异，但美国缉毒局仍将大麻与 LSD 和海洛因并列为附表一药品，或许是因为 60 年代的美国社会常把大麻与 LSD 联想在一起。80 年代，社会及政治上的保守主义高涨，大麻使用量随之减少，但在 90 年代，人们认为大麻并没有那么危险，使用量再次增长。目前，大麻的使用似乎维持平稳状态，某些年龄层（如中学生）的使用则稍微减少。但是，最近大麻及其他大麻产品的法律地位可能会有所改变，无论朝哪个方向。最近的全国调查显示了一些有趣的使用方式。显然大多数吸食者年龄在 18 岁到 25 岁之间。其中 33% 的人在过去一年中使用过，21% 的人在过去一个月使用过。12 岁到 17 岁和 26 岁以上的人使用的次数则要少得多：大约 12% 的人在过去一年内使用过，大约 7% 的人在过去一个月使用过它。大麻产品法律地位的变化是否会增加某些群体的使用频率，将是一件有趣的事情。

列为非法的后果

由于人们还是继续吸食大麻，却不能像在街角杂货店购买咖啡、香烟和啤酒那样随意取得，非法的流通渠道便应运而生。这些渠道竞争激烈，因而衍生暴力犯罪，成了日常所见的新闻。同时，大麻吸食者也自然而然地被当成了罪犯。美国每年花费相当可观的经费来逮捕、起诉及监禁与大麻相关的犯罪者。昂贵的法律成本显然未能遏阻大麻人口（尤其是年轻人）显著的增加趋势。在 90 年代，大约有 30% 的美国高中生在过去一年曾吸食大麻，法律也未能减少这个数字。美国社会仍无法接受街角药店售卖大麻，但无论保守派或自由派，都开始呼吁彻底反省大麻法律及政策，且呼声日渐高涨也得到更多州的响应。

许多人觉得自己被肩负教育大众之责的政府机构欺骗了，除了犯罪议题以外，在科学方面也是如此。20 世纪 60 年代，尝试过大麻的年轻人越来越多，他们发现大麻并没有让自己变成疯子、暴力杀手，因此开始对营造这种印象的政府产生反感和不信任，政府对药物相关议题的公信力开始流失。40 年过去了，流失的公信力并未恢复，部分原因是在各项政治和道德讨论中往往不见大麻（及其他药物）的科学真相。

除罪化的声音

1970 年，为检视大麻相关法律而成立的委员会提出建议，持有少量供个人使用的大麻不该再被视为犯罪，但贩卖大麻或在开车时吸食大麻仍应予以惩治。该委员会发表报告的同一年，美国医学协会和美国律师协会建议降低或消除持有少量大麻的刑罚。不久之后，许多州纷纷采取措施为大麻的个人使用除罪化，1977 年，卡特总统和总统夫人也呼吁持有少量大麻的合法化。70 年代许多支持大麻除罪化的人普遍认为，反对大麻的法律比大麻本身危害更深。

摇晃的钟摆

　　然而在保守的"里根八〇年代"，当局对非法药物议题的态度再次变得强硬，除罪化的趋势突然逆转，取而代之的是向毒品宣战。美国开始回归到更严厉的药物政策及罚则。在 20 世纪 80 年代，18～25 岁的大麻使用者逐步减少，酒精使用却日益增加，吸食白粉、快克、可卡因的情形开始大幅攀升。快克成为都会底层阶级的一大祸害，无论是在药理学还是在社会学上，这种药物一向都是导致城市暴力犯罪的重要因素。

　　不过，大麻的使用在 90 年代初显著增加，特别是在年轻族群中。1992～1994 年短短两年之间，12～17 岁的使用者人数几乎倍增。也许这只是钟摆从保守、反动的 80 年代再次摆到另一端，也或许是新一代的药物使用者正在探索各种药品。80 年代是可卡因的年代，这十年也是许多金融作家笔下"精力充沛的八〇年代"（Go-go Eighties）。可卡因的确是"精力充沛"的药物，大麻的作用则很柔和、引人进入冥想，这也许正反映了时代精神的变化。

未来如何发展？

　　美国社会有许多药物问题比大麻更急需处理。政治倾向与专业领域互异的医学专家、科学界人士、政治评论家、商业界成员等，共同形成一股理性且具说服力的声浪，要求美国政府重新调整法律对待娱乐用药的态度。有人呼吁所有药品全面合法化，也有人主张较温和的改变，无论如何，改变显然是必要的。大麻的法律争论依然复杂，一方面，如今大麻的医疗用途已相当明确，大麻对社会的危害，显然不如拥有合法地位的酒精。一份报告指出，大麻是美国最大的经济作物，收益比玉米和小麦加起来还高。种植、销售大麻所带来的赋税与收益将相当可观，能够把查禁、起诉行动所造成的资源消耗转变成合法的经济利益与政府收益。已经将医用、娱乐用大麻合法化的州很快就能详细研究其经济影响。已知科罗拉多州、华盛顿州和俄勒冈州（大麻合法化时间最长的地方），截至目前与大麻销售相关的税收总额已达 13 亿美元。更重要的是，大麻合法化会消弭非法生产和销售的需要，与之相关的暴力和社会乱象也会随时消失。随着时间的推移，我们将更多地了解已经合法化的州所产生的社会影响。

另一方面，大麻并非如部分支持者所声称的那样完全无害。虽然大麻的危害程度不如某些合法药物，但这不代表大麻不必受到管制。只要吸食一剂大麻就能带来相当持久的效果，而且可能严重危害青少年吸食者。此外，长期重度吸食大麻是否会损害大脑，吸食可燃大麻是否会增加罹患肺癌的风险，目前尚无定论。随着雾化形式的大麻素越来越受欢迎，除了 THC，雾化大麻中的各种成分对健康产生的影响也存在疑问（有关电子烟的讨论，请参阅"尼古丁"一章）。最后，尽管跟其他毒品相比，大麻的形象相对良好，不过在很多州目前仍属非法药物，光是这样的标签就足以形成一般大众心理（及政治）上难以克服的障碍。

因此，这场辩论仍未落幕，且相当激烈。但我们猜测，在并不遥远的未来，药物法令将大幅调整，而大麻的相关法律会是其中之一，并且名列前茅，因为其他娱乐用药的合法化目前仍没有多少理据，但我们已有正当理由去改变大麻法令。

"合成"大麻

在结束本章之前，我们还需要搞清目前不断涌现的、被称为"合成"大麻的一种混合型药物。市面上有将近 200 种化学混合物被称为"合成"大麻，尽管从化学角度讲它们绝对不是大麻，而且还产生很多大麻并不具有的非常糟糕的影响。这种混合型药物有很多名称，包括"香料"（Spice）、K2、假大麻（fake weed）、尤卡坦之火（Yucatan fire）、臭鼬（Skunk）、月石（Moon Rock）、黑色眼镜蛇（Black Mamba）、斯迈力先生（Mr. Smiley）、香（Incense）和火焰（Blaze）。事实上，这些化学物质的成分各不相同，名称多达 700 种，仅凭名字来识别它们的安全性是不可能的。它们包含很多不同的作用于精神的化合物，尽管药物中并没有大麻本身的成分，但仍包含有大麻素，因此被冠以"合成"的名字。确实，这些药物的一个问题就是，你几乎不可能弄清楚其中究竟包括了什么。吸食者事实上在吸食的时候玩的是"摸彩"游戏。尽管这些药品的外包装常常声称，其中是天然成分，但它们并不含任何干燥的植物材料，其中的有效成分就是大麻素合成物。另一个问题就是这些化合物中包含的大麻素常会以更强大的力量，或不同的方式与大脑中的大麻素受体结合，从而产生比 THC 或其他天然大麻素更强的药效。我们这里的讨论，一直承认大麻最近出现的医疗用途。我们对身体中大麻素受体的了解才刚刚起步，还有很多未知领域。所以，当你开始使用"合成"大麻，让那些化合物与你的大麻素受体碰撞的时候，可能会产生不好的结果，吸食者可能会处于非常疯狂和危险的状态。

这些药物的使用者报告称，吸食"合成"大麻产生的体验和真正的大麻制品差不多，如放松和感觉的改变，但是他们也常称有一些不快的效果，如产生了妄想、幻觉、嫉妒、愤怒、激动和神经混乱。呕吐、心率过速、血压升高和向心脏供血量减少也常被观察到。有很多媒体报道死于医院急诊室的患者表现出了上述极端症状，其中一些的死因就是服用"合成"大麻。最近的一项研究表明，每年有28500例急诊与使用这些药物有关。有趣的是，其中70%是男性，30%是女性，而且就诊的大多数（78%）是青少年和年轻人（12～29岁）。但是，造成那些患者产生这些症状的原因还是很难说清楚，因为这些"合成"大麻中的药物有的非常新，并且不常见，市场上这些药品出现得太快，以至于医院中并没有相关的毒性检测。因此，很多情况下，只有等患者情况稳定了，或者有患者的朋友告知医生毒品吸食的具体情况后，医疗处理才能起作用。这简直是让急诊室猜一个无聊的谜语。对于这些药物，最好的应对方法也许就是全面禁止。

第八章

尼古丁
Nicotine

药物类别｜无特定类别，是戒烟用的处方及非处方药，成人以任何形式使用皆属合法。

药物种类｜烟草、尼古丁口香糖、尼古丁贴片、口嚼烟草、鼻烟、香烟、雪茄、烟斗、电子香烟。

迷醉作用｜尼古丁是特别的兴奋剂，能增加注意力、专注力，也（可能）有助记忆力。也有许多使用者表示，尼古丁具有镇静或抗焦虑效果。

过量及其他不良影响｜过量摄取尼古丁而发生危险的情况相当罕见，但仍有可能发生。严重过量会引起悸动（肢体不自主颤抖）及抽搐，可能麻痹呼吸所需的肌肉而导致死亡。较轻微的尼古丁中毒则会造成头晕、虚弱无力和恶心，一旦药物代谢排出，症状便会消失。许多第一次吸烟或首次因戒烟疗程而使用尼古丁口香糖（这种口香糖的尼古丁含量比香烟高）的人都会出现这些副作用。

跟许多药物一样，怀孕的母体会把尼古丁传送给胎儿，而且可能造成永久伤害。如果母亲吸烟，所有身体的负面作用也都会影响胎儿。

与其他药物并用的危险｜尼古丁对心脏及血液循环具有强大的刺激作用，与其他能提升心率、血压或者降低血液携氧能力的药物一起使用，可能会造成问题。并用尼古丁与可卡因对心脏造成的压力远远高过单独使用其中一种，这种组合会增加心肌梗死的风险。

尼古丁简史

尼古丁和当今的许多娱乐用药一样，曾经用在医疗上。16世纪，烟草用于治疗许多疾病，如感冒和头痛，烟草的药用价值在当时相当受尊崇，被奉为神草。1828 年，法国外交家让·尼科（Jean Nicot）从葡萄牙购买了烟草带回法国后，法国化学家分离出烟草的活性成分，命名为尼古丁。烟草因为人们所认定的疗效而一直在某些地区备受好评，但也开始有人提出烟草可能不利于健康的意见。到了 19 世纪 90 年代，美国已经不再把尼古丁当成处方药。

这一切都发生在吸烟席卷美国之前。19 世纪中期，绝大多数工厂生产的烟草都用口嚼而不吸食。到了 20 世纪初，吸食开始取代口嚼，烟草最初是制成可咀嚼也可吸食的雪茄（吸食者常将雪茄叼在口中，让口腔也吸收尼古丁），提供过渡的选择。

但香烟终究流行了起来，在美国成年人市场的人均销售量于 20 世纪 60 年代初达到高峰，当时美国成年人的吸烟人口约有

40%，后来下降至约占美国成年公民人数的 16%。原因可能是具公信力的研究结果指出吸烟会造成癌症及其他健康问题，而这项结果也广泛用于诚实、可信的戒烟宣导教育，以及政府对香烟电视广告的禁令。

但还有些因素与吸烟本身有关。我们现在知道吸烟行为与教育程度有明显的关联：教育程度越高的人，吸烟的比例越低，大学毕业者的吸烟比例不及未接受大学教育者的一半，而男性吸烟的比例（18%）通常也比女性（14%）稍微高一些。根据最近的统计，有吸烟习惯的人数比例也随着年纪稳定增加，从初中生的 2% 增加到高中生的 9% 以上。但高中毕业之后，吸烟比例的成长更为显著，美国疾病防治中心的数据显示，年龄在 45～64 岁的人吸烟比例最高（18%），25～44 岁的人紧随其后，占 17.6%。讽刺的是，生活水平低于贫穷线的成人吸烟比例（25.3%）高于贫穷线以上（14.3%），而美国的烟价已经变得非常高昂，每包的价格平均为 6 美元，不免令人觉得有些可悲。

那么，为什么人们要继续吸烟？为什么吸烟往往从年轻阶段开始？我们不知道，或许是电视以外媒体的广告效应，加上年轻人以为香烟对自身健康的影响不大。这些年轻人或许已从父母或亲人身上见到香烟的危害，却认为那是因为他们年纪大了。这个观点不容易反驳，因为吸烟对年轻人身体健康的负面影响的确不及年长者。但是年轻人迟早会老，在中学时代所做的攸关身体健康的选择，未来将严重影响生活品质。尼古丁显然会使人上瘾，从青少年时期就开始吸烟，等于是让自己暴露在成瘾的高度风险中。事实上，几乎所有"老烟枪"都是从青少年时期开始吸烟的。

以大鼠进行实验的研究发现，尼古丁会降低成年大鼠的活动量，但对于青春期大鼠并未造成同样效果。大鼠对于身体状态相当敏感，遇到危险或可能带来危险的事物时，活动力往往会变差，但青春期大鼠对这种药物的嫌恶反应似乎不如成年大鼠强烈。另一项重要研究的结果也支持这样的解读。研究证明，只要有机会，青春期大鼠会比成年大鼠服用更多尼古丁。也许青春期大鼠比成年大鼠更喜爱尼古丁的刺激效果，或者对副作用的感受较弱，也可能两者兼有。这项研究的重点在于，年轻的吸烟者往往在思考到未来或感受到吸烟的不良影响之前，就已染上烟瘾。如此一来，戒烟就变得颇为困难，不是不可能戒除，但确实有难度。

尼古丁如何在体内代谢

进入人体

摄取方式会强烈影响尼古丁进入血液及抵达大脑的速度与效率。以吸烟方式摄取，尼古丁会快速被肺部吸收并进入血液，几秒钟便抵达大脑。一根普通香烟的尼古丁含量就足以造成儿童死亡或使成人严重不适，但并非整根的尼古丁都会经过肺部进入血液（大部分尼古丁都跟着呼出或未吸入的烟雾流失），吸一根香烟还不至于过量。

跟吸烟相比，口嚼鼻烟（无烟烟草）的尼古丁可能吸收得更完整，但需要较长时间才能抵达大脑。举例而言，通过香烟吸入的尼古丁剂量大约是 1 毫克，然而一份口嚼烟草经过 30 分钟的连续咀嚼后，进入人体的尼古丁剂量为 3 ～ 5 毫克。口腔黏膜周边有许多血管，是吸收尼古丁的绝佳渠道，但吸收速度较慢。因此，尽管口嚼鼻烟一段时间后的总摄取量比吸烟还要高，但血液中尼古丁含量的高峰值则是两者大致相同。

通过尼古丁口香糖摄取的尼古丁剂量比鼻烟低，就算持续咀嚼 30 分钟，通常也只得到大约 1.5 毫克的尼古丁。几家烟草公司正在发展并市场测评无烟草的尼古丁用品。其中一种叫作"热情"（Verve）的产品，是一种无须吐出的，既可以咀嚼又可以含在口中 10 ～ 15 分钟的咀嚼棒。几十年来，吸烟行为在美国已经逐渐减少，烟草公司所做的研究表明，30% 的成年烟民对无烟产品感兴趣，但其中一些人觉得咀嚼烟草或吸鼻烟并不舒适，因此烟草公司正在设计更多有创意的能通过口腔输送尼古丁的无烟草尼古丁产品。这些特殊的口腔尼古丁产品不管如何层出不穷，如果尼古丁是从口腔内被吸入的，那它进入血液的途径就都是一样的。

通过雪茄摄入尼古丁的情况相当特殊，因为一般吸雪茄的人并不会深吸，除了部分烟雾会进入肺部之外，大部分尼古丁都由口腔及上呼吸道的黏膜吸收。借助口腔黏膜进入体内的尼古丁量与雪茄的吸食方式大有关系。有些人会一直叼着雪茄，直到雪茄末端看起来就像老旧引擎的量油尺底部，相较于手拿着雪茄不时吸一口的人，前者从口腔吸收的尼古丁量比较高。

在人体内输送

尼古丁被吸收后如何在体内输送？这同样与摄取方式有关。如果是以吸烟方式摄取，大约 10 分钟后，肺部、血液和脑部的尼古丁浓度便达到高峰值，但随着尼古丁重新输送到身体其他组织，它在血液中的浓度将迅速下降。大约 20 分钟后，血液及大脑中的尼古丁浓度会下降至 10 分钟前的一半。以鼻烟方式摄取，尼古丁在体内的输送速度较为缓慢，但浓度的高峰值与吸烟非常相近。

排出体外

研究人员利用动物实验深入研究大脑的尼古丁浓度，结果显示浓度在给药 5 分钟后达到高峰，大约 30 分钟之后便几乎完全消失。尼古丁能迅速从肺部吸收的特性，加上大脑内浓度变化的模式，让吸烟者能够十分有效地控制体内的尼古丁浓度。以此而言，香烟是非常有效的药物输送系统。

这些特点也让吸烟者很容易成瘾，原因有二。第一，尼古丁会迅速传送到大脑，快速而有效地提供刺激。第二，尼古丁会从大脑快速重新分配到身体其他部位，意味着大脑中控制吸烟行为的区域在吸完一根烟之后会很快准备好接受更多尼古丁。尼古丁被吸收并输送到身体各部位之后，大部分会被肝脏分解掉，变成两种没有活性的代谢产物：可替宁和 nicotine-N-oxide。肾脏借助尿液将这些代谢产物排出体外，但可替宁会在人体内停留数天，因此是以尿液检测尼古丁的指标。

尼古丁会上瘾吗？

会。任何科学或医学文献只要对尼古丁做出诚实而透彻的评量，一定会得出如此结论：尼古丁会造成生理依赖并致瘾。这项结论之所以成立，背后至少有三类相关证据。

增强作用

心理学上的增强物（reinforcer），指的是能驱使人致力于获取更多的某种事物。尼古丁会在大脑负责中介增强作用的区域中促进多巴胺分泌（请参阅第十五章"成瘾机制"与第十二章"兴奋剂"），因此不难理解实验动物会为了尼古丁而卖力做某些事。只要给大鼠机会按下开关来自行施用小剂量的尼古丁，它们就会这么做，而且如上所述，青春期大鼠按下开关的次数远比成年大鼠多。

人类一旦吸烟一段时间，也可能为尼古丁"卖命"。事实上，所有吸烟者都会，他们都肯花钱购买香烟。有一句旧香烟广告文案是"我愿意为骆驼香烟走一英里路"，这正是人愿意为香烟"卖命"的写照。

耐受性

研究显示，人体很快就会产生对尼古丁的耐受性。刚开始吸烟的人会经历一些相当不舒服的症状，例如头晕或恶心。但只要继续吸烟，过了数天或数周之后，这些症状就不再出现。人体对于尼古丁的其他作用会更快产生耐受性。例如，若给予一群吸烟者两次（间隔 60 分钟）同等剂量的尼古丁，第一次给药所造成的心跳加速及受试者感受到的主观作用，都比第二次给药更加明显。

戒断

有个接受戒烟治疗的患者在禁烟一整天的隔日早晨表示，若以一句话总结当时的感受，就是"很想伤害什么"。当我扫视房间里的尖锐物体，我意识到他出现了尼古丁戒断症状。虽然不是所有吸烟者在戒烟不久都会出现这么极端（或诚实）的感受，但大多数戒烟者都表示，在戒烟最初的二到三周会感受到强烈的烟瘾且变得易怒，这些明显都是戒断症状。

就如同耐受性，尼古丁的戒断在长期及短期也有不同表现。例如，大多数吸烟者表示，每天的第一支烟给他们的感受最棒，这可以视为整夜未抽烟的短期戒断结束所带来的效果。

主观效应

尼古丁虽然会让人上瘾（尤其是以吸烟摄入），但也明显不同于许多致瘾药物。尼古丁改变心智的作用不像酒精、兴奋剂或阿片类药物那么强烈。人们使用尼古丁不是为了追求刺激或快感，相反，大多数吸烟者表示，尼古丁能让他们平静并减少焦虑，但这些作用其实比表面所见还要复杂得多。

绝大多数使用者通过吸烟摄入尼古丁，因此我们应该把吸烟当成一种特定的给药方式。许多人都会从个人的小习惯或仪式中得到安抚和平静，例如用脚点地或对自己唱歌，而吸烟这种给药方式就常与这类小习惯或仪式产生联结。从点烟、拿着香烟、就口、移开到呼出烟气……这些小仪式本身往往便能使吸烟者冷静下来，而这样的效果后来却被归因于尼古丁的药理作用。电子香烟不含有烟草，却能够释放尼古丁，它能够满足吸烟者的日常需求，也能像真正的香烟一样向肺部传送尼古丁。因此，使用电子香烟，除了不产生烟雾，其他方面基本与真正的吸烟相同。这样的联结让我们很难判断，尼古丁在香烟的安抚效果上究竟扮演什么角色。另一个思考点是，表示吸烟能抵抗焦虑及安抚心情的吸烟者通常已经吸了一段时日，因此，我们很难知道这种抚慰作用究竟来自尼古丁，还是只因为他们对香烟的渴望获得了纾解。

也常有吸烟者表示吸烟使他们食欲减低，我们同样无法得知这种效果究竟是来自尼古丁还是吸烟行为本身。不过有动物实验显示，尼古丁可使动物减少进食，且无须采用吸烟形式给药。就人体来说，吸一根香烟便能够减少胃部的饥饿收缩。另外，食欲减低的部分原因可能在于吸烟削弱了味蕾功能，而吸烟对能量代谢及血糖浓度的影响也是可能因素之一。事实上，我们并不知道为什么吸烟能抑制食欲，但吸烟确实降低了某些人的食欲，这点毋庸置疑。当然了，这件事是一体两面的：吸烟者在戒烟时胃口往往也会变好，体重也会增加，这可能是身体对尼古丁的戒断反应，也可能是吸烟者需要别的口腔动作来代替吸烟。

对大脑与心智功能的影响

在 20 世纪 80 年代之前，人类完全不了解尼古丁是如何影响大脑的。我们现在知道，尼古丁会刺激尼古丁乙酰胆碱受体，这是乙酰胆碱受体的一种亚型，广泛分布于大脑各处的神经细胞中，因此尼古丁会影响大脑的许多部位。一般来说，尼古丁会刺激神经细胞，增进神经细胞之间的信息传递。已经有几个研究指出，尼古丁能活化大脑中与记忆及其他心智功能有关的区域，以及与肢体活动有关的区域。

大脑的乙酰胆碱受体一旦被阻断，动物（包括人类）将难以记住新的信息。相反地，也有报告指出刺激这些受体能够稍微提高记忆力。由于尼古丁能够促进乙酰胆碱分泌，也能活化与尼古丁有关的乙酰胆碱受体亚型，因此有研究者推测，尼古丁具有增强记忆功能的效果，许多动物实验结果也都证实了这一点。目前科学家正在研究尼古丁是否能治疗受记忆障碍所苦的人，例如早期的阿尔茨海默病患者。在这类研究中，研究人员使用尼古丁的方式通常是注射，或采用能够缓慢给药的贴片。虽然目前仍无法确定尼古丁是否对阿尔茨海默病患者有效，但已有具说服力的研究显示尼古丁确实能改善心智功能，至少在施用后的短暂时间内是如此。一项使用尼古丁贴片的研究显示，让轻度至中度的阿尔茨海默病患者使用尼古丁，能提高患者的注意力。

然而，这不表示我们可以用吸烟或嚼尼古丁口香糖来应付读书、考试或其他需要专注力与记忆力的活动。香烟中的一氧化碳加上吸烟造成的肺部氧气交换不足将导致头晕等副作用，而这会一下子就盖过尼古丁提升注意力或记忆力的潜在效果。此外，尼古丁口香糖的尼古丁含量较高，即使是老烟枪，头一两次咀嚼也都可能会感到恶心。

尼古丁另一项可能的医疗用途，是治疗成人的注意力缺失多动症（attention deficit/ hyperactively disorder, ADHD）。虽然相关研究并未广泛开展，但已有研究指出尼古丁贴片疗法能降低或减轻症状，无论患者是否有吸烟习惯都可发挥效用。患有注意力缺失多动症的儿童与成人在使用尼古丁贴片四周之后，注意力都获得了改善。

尼古丁可能也对精神分裂症患者有益，但并非在于治疗病症，而是协助促进认知功能。精神分裂症患者往往有学习及认知功能的障碍，这很可能是因为海马回的尼古丁受体受损。科学家假设，给予患者尼古丁能弥补海马回的部分功能缺损，从而改善病患的认知功能。尽管这项研究还在起步阶段，但已有一些具有说服力的证据显示了尼古丁确实能够减轻成年精神分裂症患者的认知功能损伤。

虽然这些研究看似前景光明，颇有机会找出更有效对付这些疾病的治疗方式，但有三件事是绝对不可忽略的。首先，以上所提到的都是比较新的研究，而目前尼古丁的医疗用途仍限于戒烟，尚未在其他医疗领域开放使用。其次，这些研究中部分是以注射方式给予尼古丁，因此绝对不能在没有医生指导的情况下擅自进行。最后，这些研究结果不应该成为吸烟的理由，吸烟的健康成本远超过尼古丁所有潜在的医疗功效。

吸烟与情绪功能

抑郁症是青少年人群的常见问题，高达 15% ～ 20% 的人都可能在青少年阶段的某个时期出现抑郁症状。一般认为青少年吸烟是抑郁倾向所造成，但也可能是吸烟导致抑郁症。事实证明，有吸烟习惯的青少年出现严重抑郁症的可能性是无吸烟习惯的青少年的两倍，长期受抑郁症困扰的青少年也比没有抑郁问题的青少年更可能成为吸烟者。如果人在 14 岁时有压力，就能够预见他在 14～18 岁的吸烟行为。这表明，少年时代的持续吸烟行为可以代表对自身压力的自我治疗。虽然研究结果无法告诉我们这些事实背后的成因，却提供了可贵的警戒信息。由于有抑郁症问题的年轻人比一般人更容易养成吸烟的习惯，因此应避开诱人吸烟的环境。同样，有吸烟习惯的青少年罹患抑郁症的可能性更高，因此应时时注意他们是否有抑郁症的早期迹象，并适时展开治疗。目前尚不清楚与青春期和抑郁症相关的因素是否在驱使青少年吸食尼古丁方面发生了作用，和电子烟的问题一样，目前尚无可靠研究能够给出定论。

对心脏的影响

众所周知，吸烟会导致肺癌及其他慢性肺部疾病，但只有少数人知道吸烟也会导致心血管疾病。在美国，每年死于心血管疾病的人多过死于癌症的。尼古丁以数种方式影响心脏。心脏是强而有力的肌肉组织，跟所有肌肉一样需要丰富的氧气供应，才能将血液输送到身体各部位。尼古丁一进入血液循环系统就会促进肾上腺素分泌，并加速心跳、提高血压，接下来心脏就需要更多氧气来应付增加的工作量，但氧气供应却无法增加，因此心脏必须在没有额外帮助的情况下做更多苦工。

更糟的是，香烟的一氧化碳也会降低血液的携氧能力，对心脏而言便是雪上加霜。一再处于这样的压力之下，会造成心脏受损及功能损伤。香烟的烟雾也会直接伤害血管内壁，其中的某种物质会使血管硬化、失去弹性，加剧心血管疾病。据估计，心脏及血管疾病的死亡案例中，高达 30% 与吸烟有关。

除了对心脏及血液循环系统的各种负面影响之外，吸烟可能还有一个不那么危险但吸烟者绝不乐见的影响：使皮肤变薄。20多年前有项研究以同卵双胞胎为对象，其中一人吸烟，另一人不吸烟。结果显示，吸烟者的皮肤较薄。研究人员认为这可能就是吸烟者往往有较多皱纹、看起来也比实际年龄还要老的原因。吸烟使皮肤变薄，可能的原因是吸烟会减少最上层皮肤的血液供应，因而伤害肤质。

二手烟、三手烟与侧流烟

吸烟会产生两种烟雾：吸烟者呼出的烟雾（二手烟），以及从点燃的香烟、雪茄或烟斗本身飘散出的烟雾（侧流烟）。值得留意的是，侧流烟的致癌物质浓度比二手烟或通过滤嘴进入吸烟者肺部的烟雾还要高，但不论是哪一种烟雾都会引发疾病。依据这方面的众多研究结果，美国环保署认定二手烟本身也属于致癌物，而且是美国每年许多肺癌死亡案例的一大原因。当然，二手烟暴露量是导致肺部病变的重要因素，就如同吸烟者本身的患病风险也取决于烟雾暴露量一样。偶尔出席几次烟雾弥漫的派对不至于让人死于肺病，然而，长时间待在烟雾弥漫的场所（如酒吧），或与吸烟者同住，显然都会增加罹患肺部病变的风险。

二手烟影响心脏疾病生成的效果更是令人惊心，早在20年前我们已知，经常暴露在二手烟环境中，将使罹患心脏疾病的风险倍增。这项针对三万多名美国妇女进行的研究显示，美国每年有多达五万人可能死于二手烟暴露导致的心肌梗死。从那时起，吸烟已经明显减少了，大多数公共场所现在都是无烟的，但是二手烟问题仍然存在于吸烟者家里和其他私人空间。

在有吸烟行为发生的空间内，残留在人体皮肤表面的尼古丁会与空气中的常规化学物质发生反应，产生和烟草中相同的致癌物质。这项有毒的特征被称为"三手烟"，尽管它本身并不是烟。这种残留物造成的真正健康风险尚不明确，但最近的研究和公共健康研究人员都在担心，儿童由于比成人更容易触摸和暴露皮肤，并在未洗手的情况下将手放入口中，因此他们可能承受更大的健康风险。

对怀孕期及产后的影响

和大多数神经刺激类药物一样，孕妇吸烟（或以其他方式使用尼古丁）会通过血液将尼古丁传送给胎儿。有吸烟习惯的母亲生下的婴儿，尿液中的可替宁浓度几乎与主动吸烟者一样高。这些婴儿出生一段时间后，体内的尼古丁浓度下降，尼古丁戒断症状也会随之出现。孕妇吸烟也会把氰化物与一氧化碳传给肚子里的宝宝，这两种化合物对发育中的胎儿非常不好。请记住，一氧化碳会降低血液的携氧能力，身体组织所含的氧气会因此大量减少。此外，尼古丁会使输送血液给胎儿的血管收缩，进一步限制氧气的供应。

有吸烟习惯的母亲所生下的婴儿，体形比不吸烟的母亲生下的婴儿更小，体重更轻，头围也比较小。此外，怀孕期间吸烟也可能对婴儿的大脑与心智功能产生长期（甚至永久）的影响，就跟喝酒一样。一些研究已发现，母亲在怀孕期吸烟与孩子童年时期的语言、数学能力低下及多动症有关。母亲在怀孕期吸烟，生下的孩子成年后对尼古丁上瘾的可能性也较高。有趣的是，孩子尝试吸烟的可能性并不受母亲怀孕时是否吸烟影响，但如果母亲在怀孕时吸烟，孩子吸烟后染上烟瘾的可能性就会显著增加。这项发现暗示了影响个体尝试吸烟的主要因素来自社会，但是上瘾的倾向与生物学特性的关联可能较为密切。

婴儿出生之后，大脑仍需经历相当漫长的发育，因此也应该避免让婴儿及幼童接触二手烟。研究显示，母亲若有吸烟习惯，婴儿猝死症（SIDS）发生的风险也会增加，这可能是由环境中的香烟烟雾所致，也可能是宝宝在出生前就因母体吸烟而遭受伤害，或者是怀孕期与产后接触香烟的双重因素。

研究也指出，父亲有吸烟习惯的孩子比父亲不吸烟的孩子更容易罹患儿童癌症。牛津儿童癌症研究中心针对三千多对父母进行研究，得出的结果是，父亲每天吸烟超过 20 根，孩子罹患癌症的风险会增加 42%；父亲每天吸 10～20 根，风险增加31%；父亲每天吸烟少于 10 根，风险则增加 3%。这些结果指出吸烟可能伤害精子，造成致癌的 DNA 病变。这项研究结果很清楚地告诉我们，婴儿最好在无烟环境中成长。

无烟烟草的健康风险

我们也要强调，咀嚼烟草或使用鼻烟也会强烈威胁身体健康。除了摄入尼古丁之外，长时间咀嚼烟草也会增加罹患口腔和食道癌的风险。许多鼻烟使用者出现口腔黏膜增厚病变，这种疾病也可能发展成口腔组织的癌症。无烟烟草也会导致牙周病，可能造成发炎、牙龈萎缩，使牙齿容易发生病变。另外，由于无烟烟草产品通常含有大量的糖，因而容易造成龋齿。总之，无烟烟草并不是安全的吸烟替代品。

尽管有许多运动员都以嚼烟草来增强体能，但无烟烟草对运动员来说并非很好的"增强体能"药物。许多年轻人认为无烟烟草中的尼古丁能加速身体反应并增强肌力，有助于加强在棒球、田径、足球等运动中的表现。这其实是不正确的，没有任何证据显示尼古丁能明显缩短反应时间，而且有研究指出，在反应时间测试中，尼古丁其实会降低腿部动作的速度与力量。尼古丁对心脏功能的负面影响，也是我们不赞成在运动中使用这种药物的主因。

戒　烟

还不是太久以前，绝大多数人都认为，戒烟能否成功完全取决于意志力。这种态度暗示了吸烟不会真的让人上瘾，因此戒烟并不需要特殊的技术，戒不了烟的人只是因为缺乏戒烟的毅力而已。现在我们知道，这些观念都是不正确的，尼古丁是致瘾药物，而戒除涉及相当复杂的行为改变，非常困难。

　　许多戒烟成功的人是靠着自己的力量达成，但目前也有许多治疗方法帮助戒烟。不幸的是，由于没有任何一种治疗方式适用于所有人，或许是因为吸烟的行为习惯与尼古丁成瘾的生理问题纠结在一起，因此许多人都需要采取几种不同的治疗策略，才能完全解决戒烟的问题。针对行为的部分，治疗方式包括教育辅导、小组或个别戒烟训练、催眠或压力管理训练。生理上的治疗方式则包括使用尼古丁口香糖或尼古丁贴片。此外，有些戒烟计划也会使用一种名为"耐烟盼"（Zyban）的戒烟药物，这种药物同时也是抗抑郁药，以"威博隽"（Wellbutrin）的商品名出售。一些其他药物也正在积极研究中或者处于初期的临床实验中。被批准使用的戒烟药物伐尼克兰（Chantix），虽非灵丹妙药，但作为戒烟综合策略的成员，还是有帮助的。它会直接作用于大脑中尼古丁受体的亚型，并阻断人们对尼古丁的渴望。一些戒烟的创新临床实验提示了有趣的意外变化，可能很有价值。结果表明，如果吸烟者在"戒烟日"之前几周开始用尼古丁替代治疗（尤其是尼古丁贴片），可以提高戒烟的成功率。美国国家药物滥用研究所资助的早期研究证明了这一点，而目前的项目正在探究这类治疗开始的最佳时间。其他研究讨论戒烟过程中对采取哪种医疗手段、何时采取医疗手段应该采取灵活的态度。采用不同的治疗方法，有些人就较之于其他人更容易戒烟，目前的研究正在寻找解救这些戒烟患者的方法，帮助这些在戒烟过程中采用尼古丁替代疗法却没有成功戒烟的患者。

　　这些发现催生了一种新的戒烟方法——"适应性治疗"。其核心概念很简单，即根据每名吸烟者所表现出的成瘾特征进行具体治疗。大约 20% 的吸烟者在生理上对尼古丁高度依赖，他们需要更高剂量、多种药物或更高浓度的贴片才能度过戒烟的初始阶段。很多人复吸是为了应对生活中的压力。因此有效的治疗方案会在早期识别压力反应，并在他们最初戒烟时提供情绪管理，而不是等到复吸使他们偏离轨道。这些只是吸烟者具体需求的两个例子。目前正在进行的研究旨在找到微调适应性治疗方法，为患者提供个人最佳的戒断成功机会。

随着戒烟治疗越来越复杂，并且治疗的方法也越来越繁多，找到戒烟方面的专业咨询就越来越重要。戒烟的最佳起步方式是请医生、心理专家或药剂师帮忙推介有制度的戒烟疗程。有些医院、诊所、小区精神保健诊所或私人医生也可能提供戒烟疗程。例如在北卡罗来纳州，有一个为希望获得烟草治疗专家认证的专业人士提供的强化培训。其内容相当广泛，侧重于烟草成瘾的医学、心理和社会层面。随着此类培训项目的推广，患者能够找到经过专门培训、提供有效戒烟方案的治疗者。

不幸的是，虽然大部分疗程都能成功帮助戒烟者暂时戒烟，但许多人都在六个月内又开始吸烟。多管齐下的治疗方式（如尼古丁替代疗法和／或其他药物治疗）似乎可以让人维持较久时间不吸烟，比采用单一方法稍微好一些。尽管如此，许多采取多重方式戒烟的人在一年内就又恢复吸烟。为什么会这样？我们不知道，但可能与吸烟涉及的行为习惯有关，也可能与吸烟者长久以来将吸烟行为与多少真实的人、地、事物联结在一起有关。戒烟几天后，戒烟者因为渴望尼古丁而产生的极度不适感会迅速降低，这段时间可以用尼古丁口香糖或贴片来帮助戒烟者。最初几天显然是最糟糕的，但大多数人表示，戒烟大约两个星期后，对尼古丁的渴望几乎完全消失。然而，一切曾与吸烟紧密相连的线索仍然存在，如早上的咖啡、晚上的啤酒、工作休息时与朋友聊天等（还有许许多多情境）。

这些强烈的刺激都会对行为产生惊人的控制作用。许多戒烟者表示，当自己再次见到过去一起吸烟的老朋友时，会感觉自己还有好长的戒烟路要走。有些人则承认自己回到以前常去吸烟、喝酒及放松的酒吧时，往往在不知不觉间又点起了香烟。戒烟疗程必须在复吸之前预见这些情况，并提供因应的策略。因此，安排后续课程来讨论这类情况、让戒烟者学习各种因应策略、给予所需的支持等，都能有效帮助戒烟者。而且这对于通过吸烟来缓解压力的人特别有帮助，这一特点在人们设定戒烟日期之前的初始临床面谈中很容易被识别出来。关于戒烟的最后一点：如果一开始你没有成功，那就再试一次。每个人都是不同的，每种成瘾情况也不同。如果自己尝试戒烟未果，治疗方案可能有用。如果一种方案不起作用，还有另一种。有足够多的方案可供选择，对于有戒烟动机的人来说，总会有一种奏效的。

电子烟："MODs"和"ENDS"

在离开讨论行为和环境影响人们吸烟并戒烟的话题之前，我们来聊一聊电子烟和其他产生尼古丁蒸汽的设备是很重要的。为了方便起见，我们将它们统称为电子尼古丁输送系统（ENDS）。"电子烟"这个术语通常指具有香烟外观的电子类产品，类似形状的电子烟终端也被称为"雾化笔"。一些电子烟看起来很像香烟，吸气时红色 LED 灯会亮起，就像香烟余烬。这是由于用户吸气时，其内部产生压力令传感器启动导致的。雾化器由充电电池供电，将液体尼古丁（与其他化学物质和调味剂混合）转化为温暖的雾，被吸入肺部。用户再呼出一种看起来很像烟的雾。电子烟终端有很多形状和大小，看起来像任何东西——从一个小小的 U 盘到一个巨大的烟枪。"MOD"一词通常指经过修改的外形更大、更强劲的电子烟笔，较小的被称为 MODs。不管叫什么，它们都是有效地将尼古丁输送到肺部（也可以输送到口腔、食道和胃）的设备，非常受欢迎，尤其是在年轻人中。

我们选择在戒烟的背景下讨论电子烟，因为它最初是作为一种能够帮助戒烟的工具而开发的。发明它的人设想，这种模仿吸烟的尼古丁输送系统可能比尼古丁贴片或口香糖更好，它可以让吸烟者继续类似吸烟的行为，同时输送一些尼古丁来减弱戒烟后尼古丁的戒断反应。那么，ENDS 对戒烟真的有帮助吗？还不知道。争论双方都得到了关注，但事实是研究尚不充分，不能确定是否有助于戒烟。一些研究表明，ENDS 对戒烟有帮助，称它们比早期的尼古丁替代疗法（如皮肤贴片）更有效，也有研究则显示并没有效果。不管是好是坏，我们只能等待。与此同时，ENDS 并没有被正式推荐用于医疗戒烟，尽管许多人出于这个目的自行使用。

如果我们抛开戒烟的用处，ENDS 作为一种吸烟替代品有价值吗？这个问题可以从很多角度来看，但如果纯粹从减少对吸烟者伤害的角度来看，就有理由支持 ENDS。它们会释放尼古丁，当然，尼古丁会让人上瘾，但它不致癌（有些电子烟系统甚至不含尼古丁，但绝大多数都含有尼古丁）。美国有相当数量的人相信尼古丁致癌，但其实绝对不会。香烟烟雾中含有大约7000种化学物质，其中70种会致癌，尼古丁并不在其列。相比之下，ENDS产生的蒸汽含有的化学物质要少得多，但里面含有某些调味剂和一些对肺功能有害的微量金属。一些电子烟蒸汽中含有苯（一种致癌物质），尽管其浓度远低于燃烧后的烟草。当然，不管尼古丁如何输送，都会影响心脏和血管功能，但电子烟的影响不像燃烧烟草时产生的一氧化碳那样剧烈。

ENDS显然不是无害的，含有的一些化学物质最好不要进入肺部。但它们也正在迅速改良。随着新一代产品进入市场，其潜在危害可能更小。为了说明我们目前对电子烟的模糊理解，2016年一份外科报告指出，电子烟蒸汽中含有可能威胁健康的化学物质；而美国癌症协会在2018年公布的一份报告指出，尽管电子烟的长期影响尚不清楚，但当前一代电子烟的危害明显低于可燃烟草产品。美国癌症协会还呼吁进行更多的研究来评估ENDS作为戒烟辅助手段的潜力。显然，那些做过研究的人认为，潜在危害是存在的，相对于吸烟，ENDS的危害要小得多。

ENDS即便不能用于戒断尼古丁，作为吸烟的替代品，也许会有价值。如果ENDS不容易导致癌症和肺部疾病，为什么不用呢？也有人担心，人们会因为使用电子烟而开始对尼古丁上瘾：对于那些从未吸过烟的人来说，电子烟可能会成为吸烟的"门径"，对于已经戒烟的人来说，电子烟也可能成为复吸的开始。一旦上瘾，他很容易从使用电子烟滑入（或回到）吸烟。这样看来，电子烟显然会造成巨大的危害。另一方面，如果电子烟最终被证明是安全的（或者新一代电子烟将安全作为优先事项），烟民变成电子烟民可以显著改善人们的生活和公共健康——更不用说为我们的医疗保健系统节省大量经费，而这些钱本不应该花在与吸烟有关的肺部疾病的人身上的。随着对这一问题的研究，我们将了解更多。

电子烟与青少年

关于电子烟，有一个迫切需要解决的公共卫生方面的问题，就是儿童和青少年的使用。不管电子烟是否能够替代吸烟或帮助戒烟，受众群体都不应该包括儿童和青少年。大多数电子烟会释放尼古丁，仍在发育中的大脑可能比成年人更容易上瘾。由于电子烟在这一点上基本上是不受管制的，它们可以做成吸引儿童的口味，并在外感和功能上吸引年轻人。常见媒体报道，学生把 U 盘大小的电子烟偷偷带进学校，与朋友分享，甚至在教室里偷偷摸摸地抽。过去他们如果在学校偷偷抽烟，烟体和气味会暴露他们，而电子烟和雾化气体则隐蔽得多。最近的调查显示，9.5% 的八年级生、14% 的十年级生和 16.2% 的十二年级生在过去一个月里使用过 ENDS，男生是女生的两倍；使用电子烟的青少年更有可能在一年内开始吸烟。这些研究得到了媒体的关注，但也应该谨慎解读，因为它们没有考虑到所有变量，当显示的都是相关性时，很容易掉入假设陷阱。换句话说，某些青少年在使用 ENDS 后尝试吸烟，并不意味着使用 ENDS 就会导致吸烟。很多青少年可能早就开始吸烟了。而且许多吸电子烟的人实际上是吸烟的，有些人两者兼有，所以这是一项非常棘手的研究。我们需要看到更多的数据和广泛的样本，才能得出关于电子烟是否会导致青少年吸烟的确切结论。

事实与数字

目前市面上有数百种 ENDS 产品。早期是一次性的，看起来很像香烟。后来开发出更受欢迎的型号——可再填充烟杆，由小电池加热里面可重复灌装的液体后产生蒸气。电子烟含有不同浓度的尼古丁，以及令其雾化的化学物质，还有调味剂，丙二醇、甘油、调味剂和甜味剂是常见成分。有些人错误地认为丙二醇是防冻剂的成分，并不是，那是乙二醇。丙二醇是美国食品药品监督管理局批准的食品添加剂，尽管尚不清楚它在加热和吸入时是否安全。另外要记住的是，电子烟目前是不受监管的，所以很难知道里面液体的确切含量。蒸汽中的尼古丁含量变化很大，通常从 1.2%(略低于香烟烟雾) 到 5%(远远高于香烟烟雾中的浓度)。不同的电子烟产品的尼古丁含量差异很大，所以检查尼古丁浓度是明智的。

有近 8000 种口味可供选择。由于每种香料都可能具有独特的化学特性，并且被用于具有不同加热和输送系统的烟杆，确定其安全性是很难的。在良好的监管体系到位之前，电子烟的使用仍是个人选择，用户只能根据已知资料自己负责了。

第九章

阿片类药物
Opiates

药物类别｜阿片类镇痛剂。本章列举的所有药物均被美国缉毒局划为管制药物，但它们根据上瘾程度和医学用途被分为从 I 类（海洛因）到Ⅳ类（丙氧酚）不一。

药物种类｜阿片、海洛因、吗啡、可待因（codeine）、氢吗啡酮［hydromorphone，如地劳迪德（Dilaudid）］、羟考酮［oxycodone，如扑克丹（Percodan）、奥斯康定（OxyContin）］、哌替啶［meperidine，如得马诺（Demerol）］、狄芬诺西莱［diphenoxylate，如止泻宁（Lomotil）］、氢可酮［hydrocodone，如维可丁（Vicodin）］、芬太尼［fentanyl，如亚离迷（Sublimaze）］、丙氧酚［propoxyphene，如达尔丰（Darvon）］、曲马多（Ultram）、他喷他多（Nucynta）、苯乙哌啶（Lomotil）、洛哌丁胺（Imodium）、二氢脱氧吗啡（Krokodil）、克瑞托姆（Kratom）。

俗名｜福寿膏、芙蓉膏、白粉、四号、细仔、魔啡、smack、白娘子、棕色（海洛因）、快速球（海洛因与可卡因）、Oxys、OCs、乡巴佬海洛因（可待因酮）。

迷醉作用｜阿片类药物是一种产生类似罂粟及其活性物质吗啡效果的药物，可以是天然的罂粟制品，也可以是实验室里合成的东西。注射阿片类药物会产生一阵快感，然后陷入做梦般的愉快状态，并且较不易感觉到疼痛。注射者的呼吸会减缓，皮肤可能潮红。使用阿片还有一种典型反应，是瞳孔会收缩到像针尖般细小。以非注射方式摄入阿片类药物也可获得相同作用，不过快感会被愉快的昏沉感所取代。除了以上作用之外，也可能出现恶心、呕吐，还有便秘症状。注射海洛因与可卡因的混合液（即快速球）能带来强烈的愉悦感、海洛因的梦幻状态，以及可卡因的刺激。口服阿片类药物的人也会感受到相同效果，但其快感会来得更缓慢并且没有那么强烈。

过量及其他不良影响｜无论是以注射还是口服方式，阿片类药物过量均会致死，这里讲的不是长年滥用的累积结果，而是第一次过量就可能致死。使用过量时，使用者的呼吸会逐渐减缓，直到完全停止。如果吸毒者能够立即得到救治，抗阿片药物纳洛酮（盐酸烯丙羟吗啡酮）能够立即化解阿片类药物的毒副作用。注射使用最常导致阿片类药物过量，或者使用者服用非法来源的阿片类药物，其中含有比想象中更强效成分的阿片类药物（例如里面是芬太尼而不是羟考酮），但其他服用方式只要剂量足够高，也可能过量，这时务必立即就医。

与其他药物并用的危险｜与其他会抑制呼吸的药物并用特别危险，这些药物包括：酒精、巴比妥类、安眠酮、普瑞巴林，以及类似安定的药物（苯二氮䓬）。

阿片类药物简史

感受过阿片药效的人物中，最知名的莫过于《绿野仙踪》的女主角桃乐丝。（记得故事中的罂粟花田吗？）正如《绿野仙踪》的故事情节所示，人们很难抵挡阿片的作用。阿片有个更古老的衍生药物：吗啡，名称来自希腊的睡梦之神墨菲斯（Morpheus），墨菲斯常被描绘成带着一把罂粟花的形象。阿片类药物的使用始于史前时代，最初可能是罂粟花制成的茶，最早用于医疗的历史记载则来自苏美尔和亚述／巴比伦文化（约5000年前）。在亚洲、埃及还有欧洲的考古遗址发现的鸦片烟管，证明人类吸食鸦片的历史大约始于公元前1000～前300年。阿拉伯商人在公元600～900年将鸦片引进中国。同一时期，鸦片在欧洲也逐渐从医疗用途演变成娱乐用途，染上鸦片的人也日渐增加。进口鸦片到中国一度是英国主要的贸易活动，中英两国更曾在19世纪因为中国禁运鸦片而爆发战争。

中世纪时期，欧洲人使用（及滥用）阿片的情况相当普遍。使阿片广受欢迎的重要推手是帕拉塞尔苏斯（Paracelsus），他创造了"阿片酊"（laudanum，意为"受称赞"）这个名词来称呼阿片制剂。许多诗人如柯勒律治、勃朗宁夫人等都曾使用和滥用阿片，柯勒律治在著名诗作《忽必烈汗》中描述了阿片的使用经验。

美国人广泛应用阿片已有长远历史，早在中国移民潮引入吸食阿片的习惯之前就已开始。在美国食品药品监督管理局成立之前，阿片就是许多市售成药的主要成分。在19世纪的美国，阿片的主要消费者是一般家庭主妇。就如同可卡因，各种阿片制剂的药效越来越强大，也越来越容易购买，于是人们也更清楚认识了这种药物的毒性及致瘾性。

吗啡是罂粟花中的主要活性成分，在 1805 年首次纯化制成。1853 年，亚历山大·伍德（Alexander Wood）发明了皮下注射器。美国南北战争时，注射用吗啡广为流传，之后美国便出现第一波注射毒品成瘾的风潮。1898 年，拜耳公司的科学家发现有一种方法可以使吗啡更快进入大脑，那就是将吗啡的分子结构加上化学基，让吗啡更容易溶于脂肪。这是吗啡的最后一次改良，所得的成品就是海洛因，拜耳公司曾以这个名字生产麻醉剂。

现今，阿片类药物是止痛类药物的主力。在减轻疼痛的功效方面，目前还没有任何药物能替代它。有些医生因为害怕患者上瘾而拒绝给予阿片类药物的治疗，因此，目前国家实施了一些计划来推动医生使用适当剂量的阿片类药物治疗疼痛。这导致可用阿片类药物总数迅速增加，过量服用致死率也迅速上升，尤其是美沙酮等长效药物。公众意识的提高促使医疗机构和立法者开始遏制过量的阿片类药物处方，有效处方的数量开始下降。

现在出现了新市场，由此迅速催生了两种趋势。首先，一些人无法获得他们想要的阿片类药物比如羟考酮，开始转向海洛因（更便宜）。然后，来自他国的阿片类药物开始充斥市场，非法制造的芬太尼衍生物比羟考酮和海洛因的效力强得多。其中一些看起来像羟考酮，过量服用的概率很大，因为使用者以为正在服用的是海洛因或羟考酮，而不是更强效的药物。音乐天才普林斯可能死于过量服用芬太尼，他将其视为药效较弱的处方药维柯丁。

幸运的是，逆转阿片类药物纳洛酮（Narcan）更广泛使用挽救了许多生命。科学家们仍在努力帮助越来越多的阿片类药物依赖者，拯救更多受到强效芬太尼衍生物威胁的生命。

阿片类药物是什么

阿片类药物指任何能产生典型阿片效果的天然或合成药物，这些效果包括：结合梦幻与愉悦的感受、疼痛感降低、呼吸减缓、便秘和瞳孔缩小等。科学家有时也使用"类阿片"（opioid）一词来通称与罂粟花所含化学物质相近的药物，以及大脑中具神经传导作用的内源性类阿片物质。

阿片由罂粟花制成，在世界各地以非常原始、劳力密集的方式采收。种植阿片的农民切开正在发育的罂粟种子荚，在数天内收集从切口渗出的黏性液体。这些汁液有几种精制方式，包括干燥成球状后直接使用（阿片胶），或干燥、捣碎成粉末（阿片粉末）。生阿片是褐色的焦油状物质，也可以用酒精加水萃取制成酊剂，就是我们曾曾祖母时代著名的阿片酊，也是当时的镇痛剂。

吗啡是一种重要的治疗疼痛的药物，是罂粟种子荚的主要成分，也是药效很强的阿片类药物，通常制成注射液或口服药丸形式，用来减轻手术后的疼痛和癌症晚期的剧痛。可待因的效力较弱，主要做成药丸，用于减缓较不强烈的疼痛，较常见的是含乙酰氨基酚和可待因制剂的牙科止痛药或处方止咳药水。可待因的药效较弱，有些药物滥用者为了得到较强的效果，会一次喝掉一整瓶 120 毫升装的药水，这样的剂量确实足以产生酩醉效果。这类止咳药水曾经是非处方药，因为太常被当成娱乐用药，才改为处方药，现在美国大多数的州都必须凭医生处方才能购买含可待因的止咳药水。

海洛因通过改变吗啡的化学结构制成，原料包含部分纯化的吗啡。海洛因拆成松散的粉末后，分装成 100 毫克一袋在街头售卖。实际的颜色从白色、褐色到黑色都有，取决于原料及制备技术。白色粉末是高纯度的盐酸海洛因，身价不菲；而墨西哥"黑焦油海洛因"的纯度与价格都低了许多，黑色的外观让这种海洛因极易辨识。海洛因可直接从鼻腔吸入，或将粉末溶解在生理盐水中注射。粉末的实际成分依售卖者而异，通常含有 10%～70% 的海洛因，此外还有各种添加物，如滑石、奎宁、苏打粉等。

罂粟生长于东南亚（缅甸、泰国）和阿富汗、哥伦比亚、墨西哥，它为非法进入美国的海洛因提供了原材料。东南亚的罂粟大部分供给欧洲的海洛因生产，少部分到达了美国。阿富汗生产的海洛因是世界范围内的主体（比次一级的供应地墨西哥高 10 倍），但是美国境内的海洛因大部分来自南美（东海岸）或墨西哥（西海岸）。（美国司法部国家毒品情报中心，2015 年危险评估报告。）

海洛因的纯度差别很大，市面上在售的浓度从 5% 到 66% 不等。根据美国缉毒局 2015 年的最新报告，来自南美的海洛因平均纯度为 30%，来自墨西哥的约为 60%。根据制毒地区的不同在 5% 到 66% 之间浮动。若说海洛因只是稍微修改吗啡的化学结构，那这样做的用意是什么？事实上，海洛因进入大脑后就会变回吗啡。然而，化学结构改变增加了药物的脂溶性——让海洛因更快进入大脑。科学家们已经制作了很多种吗啡的衍生物。科学家原本希望找到能够消除疼痛，却不会造成耐受性及成瘾的药物。这项任务一直没有成功，任何有效的阿片类镇痛剂都会让人上瘾。然而，通过这些努力，科学家已经找到一些替代性的人造阿片类药物，而且这些药物的特性也符合某些临床所需。至少有五种重要的阿片类镇痛药，要么是用罂粟花的心皮直接制作的，要么是经过了少许的改良。这些化学改良药品在医疗中广泛应用，目前对处方类阿片药物的滥用是阿片类药物危机的罪魁祸首之一。滥用处方阿片类药物的人群超过滥用海洛因的十倍以上，在过去的十年里，其比例还在直线上升，其中还伴随着过量使用造成的死亡。因此，我们将在此费些笔墨做些详细的说明。

有一些常用药以及被滥用的处方麻醉剂都是吗啡的改良品，有氢吗啡酮、羟考酮和氢可酮。氢吗啡酮（地劳迪德）是一种非常强的阿片类药物，作为镇痛药被广泛滥用。羟考酮是由非镇痛的阿片类药物（蒂巴因）合成的，在镇痛效果上介于吗啡和可待因之间。在20世纪90年代，由于它在治疗疼痛上的疗效，在美国范围内迅速广泛使用。它还与阿司匹林混合，制成一种名为复方羟考酮（扑克丹）的处方药在市场上出售。氢可酮（维可丁）是一种中性强度的阿片类药物，也被很多人滥用。

哌替啶（得马诺）与吗啡同样是抑制手术后剧烈疼痛的止痛剂，但即便是口服也能发挥很好的效果。哌替啶有一定的缺点：高剂量可能引发癫痫，因此近年来医生已经较少使用。美沙酮是长效型的阿片类药物，可以用药丸形式口服，药效作用具有独特的时间历程，特别适合用来替代性治疗戒断中的阿片类药物吸毒者以及慢性疼痛。美沙酮渐进而温和的药效能击退戒断症状，却不会令人产生"快感"。美沙酮的以上用途在某些领域仍有争议。尽管人体显然会对美沙酮产生耐受性和依赖性，但美沙酮也提供了安全而有效的治疗，而且相对不会有滥用的问题。美沙酮的一个重要特点就是其半衰期特别长，能在人体中残留几个小时。这个特征非常有助于抑制阿片戒断症状和治疗慢性疼痛。但是，对于不按照说明使用该药品的人来说，这种药物也具有危险性。随着医生更多地将美沙酮用于治疗慢性疼痛，过量致死的案例增加，而且还大多不是吸毒者，而是发生在合法使用处方的情况下。

丁丙诺啡（Buprenorphine）是治疗阿片类药物成瘾的另一种阿片类药物。它激活受体的效果不如其他阿片类药物，因此并非止痛首选，却足以抑制戒断反应。由于过量服用会导致中毒，它被广泛应用于众多防止滥用的制剂当中，包括溶解在口腔中的片剂或糖衣片。如果溶解并注射使用，就会激活阿片类拮抗剂纳洛酮，这会立即引发令人不快的戒断反应。它也以每月一次的注射或植入的形式使用，这也是一种应对滥用的策略。

芬太尼和它的近亲是极脂溶性的，是起效很快的镇痛药，常用于麻醉。芬太尼（如亚离迷）以及其他同类药物是脂溶性相当高、药效非常快的镇痛药，麻醉科医生常用来帮助病患入睡。芬太尼也可做成贴片，让药物通过皮肤慢慢释放，产生更持久的止痛效果。芬太尼最特别的剂型是做成棒棒糖，专门给手术前的幼儿使用。不少成瘾者选择以注射使用芬太尼，这是常见的药物过量原因之一。芬太尼的快感来得很快，带给使用者的感觉强烈而短暂，但很容易造成抑制呼吸致死的意外。不幸的是，来自"地下黑实验室"的芬太尼、舒芬太尼和一些新型芬太尼衍生物，包括 3- 甲基芬太尼、4- 甲氧基丁基芬太尼、乙酰基芬太尼、卡芬太尼、氟丁基芬太尼、氟芬太尼等，作为强效阿片类药物的替代品，充斥着地下市场。

丙氧酚（如达尔丰），这种药物的麻醉效果不佳，经临床研究证实甚至不比安慰剂有效多少，因此大多数医生不会使用丙氧酚。然而有些人却非常相信这种药物，尽管止痛效果并没有胜过阿司匹林。

曲马多和他喷他多是具有多重作用的药物。两者都通过阿片类药物作用和阻断去甲肾上腺素的摄取来镇痛。曲马多还能阻断血清素再吸收，而且它的类阿片作用很弱，几乎没有滥用的危险。他喷他多是一种更为有效的阿片类药物，因此有滥用的危险。对于这两种药物，联合作用似乎能更好地缓解疼痛，副作用更少，也更能防止滥用。

"鳄鱼"（Krokodil）是一种臭名昭著的海洛因替代品，最早出现在乌克兰和俄罗斯。其主要活性阿片类药物是二氢脱氧吗啡（desomorphine），在美国从未被用于医疗。根据最近的研究，其中也可能含有许多以前未知的吗啡衍生物。"鳄鱼"最出名的不是其阿片类物质特性，而是在注射部位周围出现的可怕的皮肤和肌肉坏死，以及鳄鱼皮样的皮肤病变。这些病变很可能与阿片类物质无关，而是由残留在粗制混合物中的反应成分导致的。

最后，泰国有一种克拉托姆（kratom）树，它的叶子可用于止痛，治疗腹泻和咳嗽。近年来包括美国在内的许多国家均可在网上买到。其爱好者和缉毒局对它持巨大争议，前者视其为治疗阿片类药物成瘾的万能药，后者则认为它本身也是一种具有潜在危险的阿片类药物。事实正处于这两种极端之间。它里面所含有的一种分子——帽柱木碱（mitragynine）——本身是一种非常弱的阿片类药物，但它会被代谢成 7- 羟基帽柱碱，这是一种具有更强效阿片类作用的分子。它会引起疼痛和便秘，可被纳洛酮阻断，因此被归类为活性阿片类药物。泰国有传闻称，克拉托姆的使用既能抑制阿片类药物戒断症状（这可以理解，因为它含有活性阿片类药物），又能导致成瘾。它通常以茶、粉末状或胶囊的形式服用。美国缉毒局尚未将其列入管制名单，但未来很可能会这样做。所有阿片类药物在大脑中都与同一种分子结合，只是结合程度有别。以下依据结合能力的优劣列出各种药物，这些药物的临床用途往往取决于此。显然，可待因之类的药物无法应付大型腹部手术引起的疼痛，而氢吗啡酮对于单纯的头痛又太大材小用。因此，每种药物应采用什么样的剂型、如何给药，都必须根据病患的需求调整。

阿片类药物		
高效力	中等效力	低效力
吗啡 氢吗啡酮 哌替啶 芬太尼	氢可酮 羟考酮	可待因 丙氧酚

人体如何摄入阿片类药物

大部分阿片类药物都能从各种渠道轻易进入血液，且由于这类药物可溶于脂类物质，因此能够穿越细胞膜进入细胞。海洛因与芬太尼的脂溶性最高，可经由鼻腔黏膜吸收。其他阿片类药物的脂溶性则不那么高，无法经由鼻腔被人体吸收。然而，有些阿片类药物（包括罂粟花的天然成分）加热后会形成烟雾，可以用吸烟的方式摄入，因此才有了"鸦片烟斗"这样的器具，不分古今都有人使用。几乎所有阿片类药物都可从胃部吸收，但某些种类还是以注射较为有效，例如吗啡通过胃部吸收的情况就比其他阿片类药物差。

静脉注射是最快将阿片类药物送入血液的方法，但由于这种方式比较困难，而且危险，因此许多用药者一开始都不采用，而是采用皮下注射。海洛因粉末可经溶解后注入人体，而吗啡、芬太尼、哌替啶几乎都是从合法的医疗用制剂改造而来。入门者常选择以鼻腔吸入海洛因，部分原因是要避开静脉注射药物的烙印，以及染上肝炎、艾滋病等传染病的风险。还有部分原因是，有些人可能以为不用注射方式，便不会染上毒瘾。可待因及丙氧酚通常做成口服制剂，药效较强的阿片类药物如氢吗啡酮、羟考酮、哌替啶，还有美沙酮（多乐芬），则多半做成药丸形式贩卖。有时用药者无法取得其他阿片类药物，会研磨可待因、氢可酮或美沙酮的药丸，制成悬浮液注入体内。这非常危险，因为药丸的其他成分不溶于生理盐水，这些颗粒一旦注入血管，可能刺激血管而引发连锁反应，造成血管发炎及永久性伤害。此外，药丸的颗粒也可能进入较狭窄的血管，阻塞身体某个部位的血液供应。

阿片类药物如何在人体内代谢

　　阿片类药物进入大脑的速度主要取决于摄入方式，直接将药物注入血液能够最快令人产生快感，吸入烟雾则是其次。注射或吸食阿片类药物只要几分钟时间，就能使大脑中的药物浓度达到高峰。芬太尼是脂溶性最强的阿片类药物，摄入后几秒，大脑中的浓度就会达到最高。海洛因较为缓慢，需要一两分钟。吗啡更慢一些，但也不会慢太多（约五分钟）。迷醉效果来得越快，过量致死的风险就越高，因为药物在大脑中的浓度可能上升得非常快。以鼻腔吸入海洛因的吸收速度较慢，因为必须先穿越鼻黏膜才能进入下方的血管。

　　服用药丸后，药效产生较慢，因为药物必须经过小肠吸收，而且在进入血液之前就已经被肝脏代谢掉相当多的比例。这个过程约需 30 分钟，因此口服药丸不会造成突来的快感。美沙酮正是因为缺乏这种"高潮"而常用于戒毒治疗或止痛。有时用药者能够找到方法加速缓释型药物的作用，这些用药者使用奥斯康定的方式就是恶名昭彰的例子。奥斯康定是缓释型的羟考酮，原本的设计是让药物逐步释放，使止痛效果持续数小时。但使用者发现将药丸压碎就可以快速释放，带来快感，这是制造商所始料未及的。奥斯康定于 1996 年上市，没多久便成为热门的新型滥用药物并大大出名，制造商因此重新调整配方，减少滥用的可能性。

阿片类药物药效导致兴奋持续时间长短，取决于肝脏中的酶分解药物的速率。以上所述的各种药物，药效持续时间是 4 ～ 6 小时，但实际时间可能从 2 小时（吗啡）到 6 小时（丙氧酚）不等。不过，所有阿片类药物都很相近，只有两种药物比较特别：美沙酮能持续 12 ～ 24 小时，因此可以一次给予一天所需的剂量；芬太尼则是另一个极端，其药效持续不到 1 小时。

阿片类药物对大脑及身体其他部位的作用

吗啡的药效先到达腿肚，然后是脖子后方，一阵放松感逐渐蔓延，肌肉从骨骼松弛开来，像是失去了轮廓，又如同浮在温暖的海水中。随着这令人放松的波动传遍全身组织，一阵强烈的恐惧感油然而生。我有一种感觉，有些恐怖的图像潜伏在我的视野之外，当我把头向后转，图像也跟着移动，因此我一直无法完全看到那些图像。我感到恶心，一张张图片从眼前掠过，如同电影一般：一个闪着霓虹灯的巨大鸡尾酒吧不断地放大又放大，直到街道、车辆及修路车都被吞噬；一名女侍用托盘端着一个头骨；星星在晴朗的夜空中闪耀。对死亡的恐惧影响身体；呼吸停顿、血液凝结。我打了个盹儿又醒了过来，开始感到恐惧。第二天早上，我吐了，觉得不舒服，直到中午。

威廉·巴勒斯小说《瘾君子》（*Junkie*）中的吸毒者相当精准地描述了第一次使用吗啡的经历。小说唯一没有描述的是注射药物后出现的高潮，大多数的使用者会把这种高潮与性高潮相提并论。

　　所有阿片类药物都能引发愉快、昏昏欲睡的状态，让人忘掉一切烦恼（昏睡效果），并降低痛觉（痛觉缺失）。这种感觉在注射后最为强烈，并带来高潮。高度感官愉悦消失后，性快感通常跟着消失，用药者会觉得性欲及性能力都降低了，这是因为阿片类药物会影响许多内分泌和神经递质的分泌，进而影响性行为的调节。在药效发作的当下，使用者往往会说自己不再烦恼，这些人正处于一种独特、充满安全感的状态，忘了所有忧虑。不难理解人们无法抗拒这样的诱惑，而且一开始用药时根本也无从理解成瘾及戒断的痛苦。

　　使用阿片类药物会让人处于一种梦幻般的愉快状态，伴随着呼吸减慢、瞳孔收缩，通常也会出现恶心甚至呕吐等不适症状。阿片类药物可能为呼吸带来危险，然而对其他生理机能的影响却是良性的。例如，健康的人服用阿片类药物不会造成血压剧烈变化。麻醉药物通常通过刺激大脑中特定的阿片受体发挥作用，而这些受体涉及呼吸及其他非自主性功能的控制。举例而言，使用阿片类药物的人会呕吐，是因为吗啡刺激了大脑的"化学受体触发区"，这个大脑区域的功能是在身体摄入有毒物质时产生呕吐反应。因此，在电影《低俗小说》中，对心脏注射肾上腺素以逆转阿片类药物过量是不正确的。让女主角陷入昏迷的呼吸抑制作用是发生在大脑，直接向心脏注入药物以恢复心跳的情节设计很有戏剧效果，但从药理学上来说却是大错特错。从静脉注射阻断阿片受体的药物［纳洛酮，如耐肯（Narcan）］才是治疗阿片类药物过量的有效方法。电影《猜火车》中用纳洛酮逆转阿片类药物作用的情节描述比较真实，主角昏倒在医院急诊室门口，被推进某个房间并给予拮抗剂，没过几秒钟，他便从担架上跳了下来。

阿片类药物有项非常重要的作用，多年来惠及不少旅人。那就是增加胃肠肌肉张力，使胃肠道无法正常移动食物，从而引起便秘症状。当你在墨西哥旅行发生腹泻时，这就是你最需要的。狄芬诺西莱（止泻宁）利用简单的化学把戏，让药物发挥止泻功效却不影响大脑，方法是稍微改变典型的阿片类药物分子，让这些分子不易溶于脂肪，因此无法进入大脑。这是一种安全、有效的药，可以治疗轻度腹泻，又没有成瘾风险。阿片制剂也能通过类似的作用机制使膀胱的肌肉收缩，引起排尿困难。

地芬诺酯（止泻宁）和洛哌丁胺（易蒙停）都是利用一种简单的化学方法来止泻，还不影响大脑。原始阿片分子发生了轻微的变化，其脂溶性不易进入大脑，从而成为一种非常安全、有效的药物，可治疗轻度腹泻，还不会上瘾。但这种安全性不是绝对的，特别是洛哌丁胺。某些急于缓解阿片类药物戒断症状的人服用了多达100片洛哌丁胺，这种过量使用足以致命。目前已有一项研究正在积极进行，是利用类似的策略开发出药物，这种药物与一群特别的 μ 受体结合后就不需通过血—脑屏障也能抑制疼痛。这可能就是麻醉药物研发的圣杯——不会上瘾的麻醉药物。

阿片类药物对大脑的作用

罂粟花之所以能制造阿片生物碱，可能是为了配合天敌／授粉者的生物学特性而巧妙演化的结果。罂粟花成功制造出能影响天敌及授粉者大脑的化合物，而做到这点的不仅有罂粟花，许多植物都能制造具有精神活性的化合物，例如大麻、各式各样的迷幻蘑菇以及古柯灌木等，吃下这些植物的动物在行为及生理上都会产生变化。此外，能制造类阿片物质的不限于植物，有些青蛙的皮肤也带有类阿片化合物，而且可能跟罂粟花一样。

阿片类药物作用在大脑的脑内啡／脑素类神经递质的特定受体上，这些内源性类阿片物质可以控制运动、情绪及生理机能，也协助控制许多身体活动，包括消化、体温调节和呼吸。这些神经递质也协助处理疼痛感，并活化报偿回路（见第十五章"成瘾机制"），因此刺激神经释放这些物质能让你产生快感。当大脑各部位的神经元释放了脑内啡或脑素，就会激发以上反应。一般来说，神经元都各司其职，只有在被征召时才会启动，所有内源性类阿片神经元一起被活化的状况，原则上并不会发生。而吸食海洛因，就像是大脑里所有的内源性类阿片神经元都同时受到活化。

大脑有许多种内源性类阿片神经元，其中有哪些会让我们从阿片类药物的作用中获得快感？第一种是大脑下视丘的一小群神经元。使用主要脑内啡神经递质 β-脑内啡（beta-endorphin）的神经元大都从下视丘启动，而后扩散至整个大脑。这些神经元在我们面对极度压力时会变得活跃，也许是为了使我们平静下来。根据理论推测，当人遭遇可能致死的极端压力时，这种放松是很有帮助的，此时含 β-脑内啡的神经元会疯狂活化，诱发吸食阿片般的愉快感受。β-脑内啡注入大脑会造成呼吸减缓、痛觉丧失和嗜睡等。

脑素又是另一种情况。许多神经元都仰赖脑素来互相沟通，这些神经元所在的大脑区域主掌疼痛感、呼吸控制及其他可能受阿片类药物影响的生理功能。这类神经元也在胃肠道中负责调节消化功能。最重要的是，在某些报偿系统相关的大脑区域也可见到这些神经元，而且角色可能很重要。然而，这些神经元可能不会像脑内啡神经元那样凝聚成一个单元共同发挥作用。

脑内啡与脑素是同一个神经递质"家族"中的不同成员，强啡肽则是这个家族的老三，具有一些家族共有的作用，如降低痛觉。然而，强啡肽本身却会造成不适而非愉悦的感受。这三种神经递质使用相同受体，也许正是大脑巧妙的演化策略，会利用各种类阿片胜肽及受体的组合达到不同效果，可谓"经济实惠"。

阿片类药物的主要受体中，μ 受体是药物发挥作用的关键：镇痛、兴奋、抑制呼吸——这也几乎是阿片类药物的全部作用了。第二种主受体（δ 受体）则在某些部位与 μ 受体协同作用，协助产生上述效果。第三种受体（κ 受体）是种怪异的受体，单独与这种受体结合的药物会产生镇痛作用，但又不造成快感。这样的药物应该能成为完美的非成瘾性镇痛剂，唯一的问题是：单独刺激 κ 受体，会造成与愉悦相反的感觉，或使人烦躁不安。不幸的是，目前临床使用的所有药物都是针对 μ 受体的，都具有成瘾性，因此阿片类药物的成瘾性与止痛效果是无法分开的。

天然的兴奋剂：人体内的脑内啡

　　自然的愉悦（音乐、性、冥想等）真的不输给药物吗？这可能有些事实根据。大脑确实会自行产生类阿片物质，如脑素及脑内啡，将这些物质注入动物体内，会产生类似吗啡或海洛因的效果。问题是，这些物质是在我们产生良好感受时分泌吗？我们能够学会自主控制这些物质的分泌吗？大卫·布林（David Brin）的科幻小说《地球》（*Earth*），便假设我们确实可以做到，小说中的未来世界已不再有药物滥用的问题，而学会自主分泌类阿片物质的大脑上瘾者，则成了新时代的社会边缘人。

　　自然分泌的脑内啡确实会影响行为，一位大胆的科学家发现，在动物身上进行针灸实验，能刺激动物分泌脑内啡，这为这门古老的中国医疗技术作了见证。我们如何知道自己是否正在分泌脑内啡？首先，我们可以施用一种类似纳洛酮的药物，看看愉悦感是否停止。科学家请受试者聆听自己喜爱的音乐，结果发现，接受阿片拮抗剂的受试者听音乐时获得的愉悦感较少（而旁观者则感到了愉悦感——这些音乐必须是听者都非常喜欢的，不管是贝多芬的还是 Florence and the Machine 乐队的都行）。然而，演奏音乐比听音乐的效果要好得多。最近的一项研究采用检测不断上升的痛阈[1]来代替检测大脑中的脑内啡活动来进行这个实验，实验表明演奏音乐或击鼓能够提升演奏家的痛阈。"跑者的愉悦感"（runner's high）又是怎么来的？脑内啡会在跑完马拉松后产

1　痛阈（pain threshold）是反映机体疼痛程度的量化指标。——译者注

生作用吗？一项最近的实验表明这是可以发生的。科学家向我们展示了，刚结束两小时长跑的人，大脑中会释放出内生性阿片类物质。

那么，难道这些关于脑内啡的推测都只是迷思？绝对不是！内源性类阿片物质对抑制疼痛与增强报偿相当重要。最近有研究显示，缺乏 β- 脑内啡的动物不懂得照顾自己的婴儿，这显示脑内啡也是育雏行为的关键元素。这些神经递质对一些维系人类生存的关键行为都相当重要。强啡肽对人类行为也有重要影响，让我们知道压力经验会带来不好的感受，使我们避开压力。

成瘾性、耐受性及依赖

阿片类药物的迷醉作用或许诱人，但也让人付出代价。阿片类药物会同时刺激整个类阿片受体系统，除了使用者希望获得的效果之外，也会带来许多不受欢迎的作用。其中之一便是戒断周期。使用阿片类药物一段时间之后（如数周），可能发展出明显的依赖性及严重上瘾，一旦停止用药，便会出现戒断症状。阿片类药物成瘾者大多每天使用数次海洛因或其他阿片类药物，这种使用模式让人很快就对阿片类药物的多种作用产生耐受性，但速度各不相同。实验室研究发现，人体很快就对阿片类药物的镇痛作用产生耐受性，但长期面对剧烈疼痛的人，如末期癌症患者，实际上只会产生些微耐受性。人体也很容易对阿片类药物的呼吸抑制作用产生耐受性（因此使用者才禁得起剂量逐渐增加）。然而，便秘的问题仍然存在，使用者的瞳孔也依旧会缩小。这多少有些好处，因为后者可以用来判断昏迷的患者是否药物过量，甚至协助辨认长期用药者。虽然人体也可能对阿片类药物带来的快感产生耐受性，但这类药物还是能提供用药者源源不绝的快感。

人体之所以产生耐受性，部分原因在于细胞对阿片类药物的反应出现改变。当海洛因持续存在，细胞产生了适应性，对海洛因的反应也因此改变。适应性能彻底改变细胞，让细胞不受海洛因影响而正常运作。耐受性的另一成因则纯粹来自制约反应，药理学家通过动物实验得知这一点。当实验动物一直待在同样的房间，每天接受一剂海洛因，耐受剂量便越来越高。然而，一旦将动物移到陌生的环境，再给予原本的耐受剂量，动物却死亡了。我们认为这是因为制约反应使动物的身体能预期药物将带来的作用，并加以因应。人体可能也有这种制约作用。经验丰富的阿片类使用者在陌生环境用药丧命的事件，其实屡见不鲜。

阿片类药物的戒断症状十分痛苦，但不至于危及生命（不像酒精戒断症）。威廉·巴勒斯在《瘾君子》中也精准描述了阿片类药物的戒断症状：

> 可待因的药效结束了，我鼻涕、眼泪直流，汗水湿透了我的衣服。我被冷热交替的感觉袭击，仿佛一扇炉门反复打开又关闭。我躺在行军床上，身子太虚弱而动弹不得。我的双腿抽搐、疼痛，难受得不知道往哪儿摆，我将身子移往另一侧，在汗湿的衣裳里晃荡着……忧郁的心情随着病恙感而来，而且简直比病恙感更糟糕。一天下午，我闭上眼睛，看见纽约成了废墟，巨大的蜈蚣与蝎子在42街空荡的酒吧、

餐厅还有药房里爬进爬出，丛生的杂草从路面的裂缝及孔洞中冒出来，街上空无一人。五天后，我才开始感觉好一点。

戒断症状的早期征兆是流泪、流鼻涕、打哈欠、出汗。长期重度使用阿片类药物的人，在最后一次用药的药效消退之后，立刻就会出现轻微的戒断症状。接下来，用药者会感到烦躁不安、易怒、没有胃口，整体上看，就像感冒一样。戒断症状最严重的时候，用药者会出现腹泻、发抖、出汗、全身不适、腹部痉挛、肌肉疼痛等症状，而且对疼痛通常会越来越敏感。接下来的几天，打哈欠和睡眠障碍的情况会越来越严重；几天之后，最糟糕的生理症状便会减弱。

如果停止用药只是引起感冒症状，治疗海洛因成瘾问题简直易如反掌。不幸的是，停用海洛因之后，还会出现一种不易察觉但可能持续更久的症状：烦躁不安（感觉什么事都不对劲），这可能是阿片类药物引起的愉悦感的逆转。用药者会强烈渴求药物，严重到完全无法思考其他事情。对毒品的渴求，在生理症状减轻之后仍可能持续好几个月，并且经常复发。

这类戒断症状大多与药物作用完全相反。例如，阿片类药物会造成便秘，戒断时则发生腹泻。成瘾者的身体适应药效后，无论体内是否有阿片类药物，胃肠道都会维持在造成便秘的特定蠕动模式。停用药物之后，原本与这种现象互相拉锯以维持身体正常运作的生理秩序，突然之间不再受到抑制。电影《猜火车》中的马克就经历了这样的过程。在一场戏中，这种现象让他疯狂地跑厕所，这代表身体遭遇干扰时的阴阳反应。（假如阿片类药物戒断时会使人发抖、觉得很冷，那阿片类药物事实上会如何影响体温呢？）

许多药物成瘾研究者认为，人们一旦药物上瘾，摆脱戒断症状的渴望会比药物带来的快感更能使他们继续上瘾。若使用者才刚开始上瘾，用药时间还不是太长，不足以在停止用药后产生严重的戒断症状。然而，上瘾数个月或数年之后，戒断症状增强，就会促使上瘾者继续用药。如果再次施用药物就能摆脱眼前的问题，对上瘾者来说似乎就是最简单的解决方案，不是吗？大脑一系列变化所造成的压倒性冲动，终究才是让上瘾者继续用药的主因。研究人员认为，对药物的渴求可能是大脑两个区域的化学变化所共同造就的负面效果：其一是追求报偿的部位对药物的反应变得强烈，另一个则是大脑主掌焦虑和不良情绪的区域在药效退去后立即活化。

用药模式：你是瘾君子吗？

许多人偶尔使用阿片类药物寻求快感，服用方式包括吞药丸、喝止咳糖浆或注射海洛因、芬太尼。有些人已经养成每天使用的习惯，经历一段时间便维持在某个程度。这些人每隔几小时就服用阿片类药物一次，一到两个星期之后，身体对药物的某些作用产生了耐受性，每次药效退去都会产生戒断症状，于是使用者又开始服药，展开新的周期。

什么样的用药习惯可以称为上瘾呢？有可能第一次用药就上瘾吗？就阿片类药物而言，答案与我们讨论过的其他药物并没有什么不同。认定上瘾的标准不在于使用者是否以注射方式用药、是否只在周末用药，或者从来没有共用过针头，以及是否曾经因此产生黑朦反应（"断片儿"）。上瘾与否，关键在于使用者是否已经无法控制药物的使用，只能持续依循自己已经确立的使用模式。有些上瘾者可能是服用可待因酮药丸或以吸烟的形式吸入，有些人则注射药物或从鼻腔吸入，而有些人甚至可能是喝含有可待因的止咳糖浆。或者绝望地服用 50 片洛哌丁胺来避免戒断反应。研究表明，大约 10% 使用阿片类药物治疗慢性疼痛的人会对止痛药上瘾，只有一小部分人（5%）会转向使用海洛因。然而一旦开始使用海洛因，他们继续滥用药物的可能性会更高（20%）。

出现戒断症状是否代表上瘾？或者，反过来说，没有戒断症状的人，是不是就不算上瘾？这是一般人常用的判断方式。如前所述，阿片类药物的使用者如果持续规律用药，以至于身体适应了药物，就会产生戒断症状。这就是产生耐受性的明确征兆。适应通常意味着使用者已经形成规律的使用模式，但使用者可能在长期使用并因此发生严重戒断症状之前就已经上瘾了。相反，使用模式可能带有强迫性，但容易满足，戒断症状则可能温和而不容易被注意到。病患若为了止痛而服用类阿片物质的处方药，当服用时间长达数天或数周，也可能发生戒断症状。这不表示使用者已经上瘾，而只是身体适应了类阿片物质。

美国国家药物滥用研究所累积了许多关于"成瘾历程"的统计，以及阿片类药物上瘾者的典型用药模式。使用者之所以开始用药，往往都是偶然的实验，通常从鼻腔吸入或皮下注射，或只在周末使用，而后在几个月内逐渐增加，变成每隔 4 ～ 6 小时便需要用药。阿片类药物成瘾的历程令人惊讶的地方是，药瘾通常会结束。许多阿片类药物使用者有 10 ～ 15 年的时间都遵循这样的用药模式，然后完全戒除，而且往往没有进行长期治疗。我们并不十分清楚其中原因，但那可能包括许多社会及生理因素。

阿片类药物过量及毒性

短期效应

服用阿片类药物会同时刺激体内所有类阿片受体，有个坏处就是会产生许多生理影响，其中最可能的就是过量致死。阿片类药物最危险的特点显然就是抑制呼吸（而这通常也是致死原因），有可能让使用者在注射药物几分钟内便丧失性命。这并不是毒性累积的结果，而是一次剂量所造成，通常病患此时已经相当安静且昏昏欲睡，瞳孔缩小如针尖。阿片类药物过量致死的原因中，最常见的是使用者摄入远高于预期的剂量，街头贩卖的海洛因成分差别很大，使用者永远无法确知自己购得的是什么。在某些城市角落，海洛因的纯度可能高达 70%，也可能仅有 10%，人体的耐受性有时不足以承受这种剂量的差异。极高剂量的阿片类药物可能导致癫痫，被成人刻意喂食药物的婴幼儿及儿童尤其危险，一般成人因药物过量而癫痫发作的情况罕见得多，但仍可能发生。麻醉药物与具镇静作用的药物（如酒精）合并使用，会提高死亡风险。2005 ～ 2007 年，美国得州发生一连串死亡事件，肇因于黑市将黑焦油海洛因与含有抗组胺药苯海拉明的感冒药组合贩卖。这种麻醉药与抗组胺药的组合，一直深受成瘾者的喜爱，因为抗组胺药能增强麻醉药品的快感，但不谙药性的青少年往往因为并用这两种药物而丧命。

阿片类药物还有一些令人不适但并不危险的副作用：恶心、呕吐、便秘及排尿困难。有时阿片类药物也会造成皮肤潮红和发痒，这是因为吗啡可促进组胺释放，而组胺正是中介皮肤过敏反应的分子。

如果阿片类药物成瘾者身体健康，应该不必太担心这些问题。不幸的是，成瘾者通常并不健康，这些人常常营养不良、身体衰弱，往往也对酒精或其他药物上瘾，如果他们采用注射的方式，也常是艾滋病病毒或肝炎病毒携带者。对大多数人来说，阿片类药物对血压的影响非常轻微，然而，罹患心血管疾病的人所受的影响就较为严重。同样，胆管收缩可能引发胆管抽搐，对于胆管本来就有毛病的用药者来说尤其痛苦。

非法海洛因注射制剂中的添加物也会造成危害。海洛因常混入奎宁或滑石等其他无活性成分，视药物来源而定（但人们几乎不会知道来源）。有些使用者之所以使用海洛因过量，其实是由这些添加物造成的。

长期效应

阿片类药物有哪些长期效应？其中又有哪些是危险的？答案可能让你大吃一惊。我们的恩师，即充满智慧的英国元老级药理学家弗雷德里克·伯恩海姆（Frederick Bernheim）过去总喜欢在课堂上说，如果你不介意阳痿和便秘的话，阿片类药物成瘾真的不会太糟糕。如今的情况大概无法让他这么轻松以对，但这种说法还是有一定的道理。

一如我们的恩师所言，每天服用阿片类药物对于人体的长期影响可能颇为温和。是的，上瘾的人可能会不举，而且不分男女，性功能与生殖功能都有可能受损，女性往往不再有月经，男性则精虫数量减少。正如伯恩海姆所言，长期使用阿片类药物的人也会有慢性便秘。使用者常常体重下降，因为他们需要花费许多时间寻觅药物，根本无法好好吃饭。除此之外，与长期饮酒截然不同的是，阿片类药物本身并不会伤害身体器官，"死之华"（Grateful Dead）乐队成员杰里·加西亚（Jarry Garcia）的死亡就是典型的例子。加西亚有毒瘾，长期使用阿片类药物，但却死于糖尿病引起的并发症。更戏剧化的是，我们在这一章中数次引用的威廉·巴勒斯可说相当长寿，尽管一生中有大部分时间都活在阿片类药物的药瘾之下，但他是在83岁自然死亡的。

这些听起来都不太糟，不过仍有其他因素要考量。首先，有强迫性用药模式的人往往一心只想着取得药物，不重视其他事情，因此便忽略了健康，常不好好吃饭，且因为疏于照顾自己而受其他并发症所苦。此外，成瘾者往往为了药物铤而走险，许多女性成瘾者为了赚钱来满足药瘾，与人发生危险的性行为，增加了染上性病的风险。许多人共用针头注射毒品，大大增加了感染艾滋病病毒及肝炎病毒的风险，纽约市有相当比例的海洛因成瘾者便感染了这两种病毒。事实上，从鼻腔吸入海洛因最近大为风行，很可能就是为了避免共用针头。这些用药者不担心上瘾，但确实不希望自己因共用针头而感染致命疾病。就艾滋病病毒及其他性传染病患者而言，阿片类药物对免疫系统的潜在影响确实相当令人忧虑。阿片类药物似乎会抑制免疫功能，而且大多数免疫细胞都有类阿片受体。许多新近研究显示，免疫细胞暴露于阿片类药物会导致功能变化。长期使用阿片类药物还有其他负面影响，如前文所述，注射药物颗粒或使用未经消毒的针头可能引起静脉发炎，甚至严重伤害血管。

新的研究显示，经常使用阿片类药物的人，大脑无法正常运作。首先，许多药物上瘾者无法进行复杂的决策，他们往往做出错误的选择，而且不容易学习新知识。我们还无法确定这跟用药是否有因果关系，但这些问题在长期使用者身上更为严重，因此很可能与药物有关。滥用兴奋剂的人也有相同的状况，这意味着，问题可能就出在这两种药物活化并改变大脑报偿系统的能力。

重复使用阿片类药物会经常抑制呼吸，这是另一个长期使用带来的危害，因为可能会使大脑缺氧（低血氧）。长期用药者的呼吸量完全不足以维持正常的血氧浓度。尽管这类问题不限于阿片类药物，但这个潜在副作用却有可能造成长久问题，包括认知功能受损。

过量与成瘾的治疗

阿片拮抗剂纳洛酮几乎可以立即逆转药物过量时致命的呼吸抑制作用，但成瘾问题则没有即刻见效的解决办法，这点与其他药物成瘾问题相同。许多酒精成瘾的治疗策略曾被试着用在阿片类药物上，有些团体如麻醉药品滥用者互助协会（Narcotics Anonymous），特别强调药瘾戒治，以及让成瘾者出席戒治会议等。

此外，目前有两种药物证实对于处理麻醉类药物成瘾问题非常有效。美沙酮是长效型阿片类药物，参与勒戒计划的患者可以从门诊取得。这项策略的用意在于让成瘾者免于戒断症状，也不必不断寻求药物。美沙酮的另一个优点是采用口服方式给药，没有静脉注射的风险，并且能逐步降低剂量。虽然有人批评这只是用一种成瘾药物替代另一种，并没有解决成瘾问题背后的社会及心理因素，但是患者的生活确实能因此改善。重点在于有效，而且能改善成瘾者的生活。至少，它帮助患者戒除了毒瘾，并重新回归有所作为的生活，较之于没有接受药物治疗的患者降低了死亡率。美国最近已批准使用另一种阿片类药物丁丙诺啡（buprenorphine）来治疗阿片类药物成瘾问题。丁丙诺啡也能刺激阿片受体，但不会带来快感，因此可作为成瘾者的替代药物。丁丙诺啡与美沙酮的不同之处在于能够阻止海洛因等致效剂与受体结合，因此既能消除戒断症状，也能让成瘾者无法从海洛因中获得快感。一些丁丙诺啡的配方中加入了纳洛酮，所以如果使用者没有采用吞服药丸的形式，而是注射至体内的话，就可能感受不到快感，并可能会感受到毒品戒断症状。使用这种配方就是为了降低对此类药品的滥用。因为丁丙诺啡与美沙酮不同，可以由医生开具处方购买，因此才有了这种配方产品。美沙酮则只能在诊所中使用，这就可以避免一种尴尬：一些老患者常常抱怨，他们来诊所接受治疗的时候的那种环境氛围，是唯一能让他们重温旧时吸毒环境的时刻。

含有长效缓释的类阿片拮抗剂纳曲酮的药丸也可以这样利用。比如丁丙诺啡，该药物被植入皮下，并持续释放。这种情况下，在纳曲酮药效消退前，都能让使用者无法产生快感，但这就是问题所在：当药效消失，使用者便回到原点。这种治疗方法的成功率并不如美沙酮或丁丙诺啡。

科学家一直在探索阿片成瘾的治疗方法和药物，伊博格碱是其中一种化合物。其化学成分来自一种非洲灌木，在用药者之间流传着一个传闻：有人用了一次伊博格碱，之后就再也不碰类阿片物质了，这个耸动的消息引起了科学家的注意。伊博格碱事实上也属于迷幻药，尽管相关研究仍在进行中，但似乎不太可能成为主流疗法，因为伊博格碱本身就具有丰富且难以估计的精神活性。尽管全世界有大量的诊所，美国国家药物滥用研究所认为若放手研究这些药物的潜在副作用，实在太多了，因此科学文献中罕有这些方面的记录。

第十章

镇静剂
Sedatives

药物类别 | 镇静剂、安眠药、抗焦虑药。本章涉及的所有药物都是法律上规定的Ⅱ～Ⅳ类管制药物（由美国缉毒局划分，有被滥用的可能，也被临床应用）。除了GHB：它作为娱乐性用药属于Ⅰ类管制药物，而作为处方药［羟丁酸钠（Xyrem）］则属于Ⅲ级管制药物。

一般镇静剂 | 巴比妥类：苯巴比妥、戊巴比妥［pentobarbital，如内布特（Nembutal）］、司可巴比妥［secobarbital，如速可眠（Seconal）］、异戊巴比妥［amobarbital，如阿米妥（Amytal）］、水合氯醛（chloral hydrate，如Notec、Somnos、Felsules）、苯乙呱啶酮［glutethimide，如导眠能（Doriden）］、其他［艾奎尼尔（Equanil）、眠尔通（Miltown）、Noludar、Placidyl、Valmid］、甲喹酮（methaqualone，如安眠酮）。

苯二氮䓬类药物 | 氟硝西泮［flunitrazepam，如罗眠乐（Rohypnol）］、地西泮、氯二氮䓬［chlordiazepoxide，如利眠宁（Librium）］、安定文（Ativan）、当眠多（Dalmane）、赞安诺

（Xanax）、舒宁（Serax）、安兰辛（Tranxene）、Verstran、弗塞得
（Versed）、海西恩（Halcion）、派克西泮（Paxipam）、雷斯利尔
（Restoril）等。

专为助眠设计的药物 | 唑吡坦（zolpidem，如安必恩）、佐
匹克隆［eszopiclone，如鲁尼斯塔（Lunesta）］、雷美替胺（一种
褪黑激素受体致效剂）、苏沃雷生（Suvorexant）。

GHB | γ-羟基丁酸酯（gamma-hydroxybutyrate，如羟丁
酸钠）。

俗名 | 红中（司可巴比妥），青发（异戊巴比妥），白板、弗
得、忽得（安眠酮），液态摇头丸（GHB）。

迷醉作用 | 所有镇静类药物的精神活性作用都差不多，一开
始会带来放松感、减低焦虑情绪，总体而言是种"柔美"的感
觉。剂量较高时，除了上述感觉，接下来便会出现头昏、眩晕、
嗜睡、口齿不清、肌肉不协调等状况。使用者的学习能力会受到
伤害，对于药效影响下所发生事件的记忆也可能不完全，使用苯
二氮䓬类药物则尤其明显。药效持续的时间从数小时到超过一天
不等，需注意身体受损伤的时间也可能因此延长。这些药物有时
会导致不可预期的不良反应，如焦虑、噩梦、敌意和暴怒（与预
期的镇静效果刚好相反）。这些药物都会影响驾驶能力，而且药
效常会因饮酒而增强。镇静剂和酒精并用的情况下，绝对不可
开车。

过量与其他不良影响 | 单独服用苯二氮䓬类药物时，药物过
量致死的风险很小，高剂量摄取也只是延长睡眠时间，并可能在
药效影响期间记忆力受损。然而，苯二氮䓬类药物若与其他镇静

剂并用，可能抑制呼吸而发生生命危险。如果遇到服用苯二氮䓬类药物后无法清醒的情况，应假设用药者也同时服用了其他药物，立即送医处置。

除了苯二氮䓬类药物外，几乎所有镇静剂都可能因服用过量而抑制呼吸并造成心脏衰竭，最后导致死亡。症状的发展历程如下：嗜睡及肌肉不协调、口齿不清→睡眠深沉且无法唤醒→眨眼、咽反射→痛觉刺激等反射作用消失→呼吸受到抑制→死亡。遇到使用者服下镇静剂后无法唤醒的情况，应该立即送医。

与其他药物并用的危险 | 与酒精、阿片及吸入剂一样，镇静剂（包括苯二氮䓬类药物）与任何具催眠效果的药物并用都相当危险。这些药品包括酒精及其他有镇静作用的药物，例如阿片类药物（如海洛因、吗啡、哌替啶）、全身麻醉剂（氧化亚氮、氟烷）或溶剂类药品。有些感冒药含有抗组胺成分，与镇静剂并用则可能抑制心跳及呼吸。最近，FDA 对苯二氮䓬类药物和阿片类药物混合使用发出了强烈警告，二者同时使用会导致阿片严重过量。

即使未发生昏迷或呼吸异常的情形，也可能严重损害身体的活动力，导致无法运动、开车及操作机械等。

有报道指出，GHB［派对毒品易莱（Easy Lay）］与氟硝西泮（罗眠乐或 roofies）常被加入饮料中作为迷奸药物。如果有人喝下饮料后产生不应有的感受，如虚弱、晕眩、头昏或神志不清等，应考虑送医治疗。

镇静剂简史

从有历史记载以来，人类便不断寻求各种减轻焦虑、恢复平和与平静的方法，并通过冥想、宗教仪式、心理治疗及各种化学物质来达成。从历史来看，酒精一直是化学物质中的首选，至今对许多人来说仍然如此。但随着生物学与医学的长足进步，人们更加了解如何以药物操纵情绪、在手术中失去意识、促进睡眠或减轻焦虑。

镇静剂的现代药理学，始于19世纪中期合成出水合氯醛，这种镇静剂现在仍在使用。接下来是1903年合成的巴比妥，这是巴比妥类药物中的第一种药品，巴比妥无疑是美妙的化合物，只要稍微修饰基本化学结构，就能产生不同特性的镇静剂。例如，苯巴比妥具有抗癫痫的作用，在能够发挥药效的剂量下，也不至于产生太强烈的催眠效果。有些巴比妥类药物的药效非常短，有些则足以用在手术麻醉上。目前已经有超过2500种巴比妥类药物被合成，至少有50种进入商业市场。这不仅对患者和医生具有重要意义，也向科学家证明，稍微调整分子结构便可能制造出效果独特的药物。

重要的是，巴比妥类药物跟早期的镇静剂一样，带有致命的副作用，高剂量使用时会抑制维系生命的大脑功能，尤其是呼吸。这是非常大的危险，开立这些药品的处方给有焦虑及抑郁症状者，恐有安全上的疑虑，因为他们可能利用这些药物来自杀。1957年，人类合成出第一个苯二氮䓬类化合物（氯二氮䓬，如利眠宁），改变了这种情况。人们很快发现苯二氮䓬类药物的妙用，这类药物可以降低焦虑却不会使人过于昏沉，而且最重要的是，不会过度抑制呼吸，这些都使得苯二氮䓬类成为更安全的药物。当时人们并不了解这些药物功效如何，但显然很有效，而且已经有相当多种（超过 3000 种）化合物被合成出来。

一般镇静剂

一般镇静剂是什么，如何作用？

几乎所有被娱乐使用的一般镇静剂，都是为了医疗用途而生产，源头也都是合法的。这些药物往往通过非法处方及偷窃方式取得，或从无须处方即可购得的国家进口而来，因此几乎都是以药丸、液体包装或注射制剂等形式出售。这些药物的外表看起来都差不多，但是药效却可能有很大的差异。

我们主要通过巴比妥类药物研究来认识一般的镇静类药物。巴比妥类药物及类似药物能强化神经递质 γ- 氨基丁酸对神经细胞的抑制作用（见第十三章"大脑基础知识"）。也就是说，假使有个信号促使少许 γ- 氨基丁酸释放至细胞或细胞网络，那么在巴比妥类药物的作用下，等量的 γ- 氨基丁酸将能达到更强的效果，原因在于这些药物能延长细胞通道的开启时间，而细胞通道开启的时间越长，就能让越多抑制性离子通过，细胞受到抑制，无法形成动作电位的时间也越长。当 γ- 氨基丁酸及巴比妥类药物的量够多时，神经细胞就完全不启动，神经网络也会关闭。

人们使用镇静剂就是为了关闭神经网络，但只限于特定区域，我们不希望维系生命现象的神经网络也被关闭，而这正是药理学的秘诀：找到想要的药效，而且不会产生不该有的作用。只要知道正确的使用方式，巴比妥类药物及一般镇静剂都是相当好的药物，但若不能善用则会危及性命。

举例而言，苯巴比妥就是良好的巴比妥类药物，具有温和的镇静作用和抗癫痫效果。临床上适当剂量的苯巴比妥会让人有点昏昏欲睡，也可能稍微减轻焦虑。剂量稍微提高时则会让人入睡，但要相当高的剂量才会使重大生命功能（如呼吸）停止。苯巴比妥并不适合用于手术麻醉。假设有人曾经用过苯巴比妥，也知道多少剂量可以获得所需的效果，但却无法取得这种药物，于是这个人用戊巴比妥来代替。戊巴比妥对 γ- 氨基丁酸的抑制效果往往比苯巴比妥强得多，因此非常适合用于手术麻醉，但是戊巴比妥也会影响控制呼吸的神经网络。因此，若以苯巴比妥的相同剂量来使用戊巴比妥，可能导致致命的呼吸抑制作用，接受人体实验的人很可能因为过量而出现生命危险。

由此可见，这些镇静剂的作用机制都是相似的，但药效可能差距很大，甚至对于重要维生网络的特定药效也非常不同。服用镇静剂时一定要确认药物种类及合适的剂量。

毒性

巴比妥类药物不含其他已知的有毒物质，可供人体使用。临床上适量使用时，一般来说毒性并不是很强。如前所述，在高剂量下则可能发生呼吸抑制致死的风险。正常剂量下应考虑的问题是，镇静作用可能比助眠效果还要持久，如此一来，使用者在服用后一天之内，从事驾驶、飞行或其他需要肌肉协调性的能力都可能尚未恢复。此外，与其他具镇静作用的药物相同的是，这类药物也可能产生兴奋效果而非镇静作用。目前原因仍然不明，但有些人服用这类药物的反应，就好比某部分神经系统受到了刺激一般。

长期使用巴比妥类药物，肝脏对这些药物的代谢能力会增强，可能造成一定的耐受性，也会提升其他药物的代谢效率，包括类固醇、乙醇及维生素 K 和维生素 D。因此，巴比妥类药物与其他药物并用时，他种药物的药效可能会不足，医生可能需要增加剂量。

水合氯醛是种液体，会刺激口腔与胃黏膜，可能引发呕吐。水合氯醛也可能导致头昏、眩晕、肌肉不协调甚至做噩梦等。也有报告指出长期使用者有猝死的危险，可能由于药物过量或肝功能受损所造成（肝脏受到伤害时，其代谢及解毒能力也会受影响，原本属正常剂量的药物也可能造成中毒）。

只要遵循医务人员的指示，并且不与其他具镇静作用的药物混用，这些药物通常都很安全。任何人尝试使用这些药物时都应当注意，这些药物的有效剂量与致死剂量可能只有少许差异。

最近的一个表明医院以外使用麻醉镇静剂的危险性的例子就是迈克尔·杰克逊（Michael Jackson）的死亡。杰克逊先生似乎有严重的睡眠障碍，因此他雇用了一名私人医生，为他服用异丙酚（propofol）以起到镇静作用，异丙酚是大小手术中常用的麻醉剂。通常，这种药物较为安全，但据称在杰克逊案中，其没有配合正规的麻醉和苏醒的医疗设备使用。另外，还有一些说法称杰克逊先生可能当时还服用了其他的镇静剂类药物。

耐受性与戒断

所有镇静剂药物，只要经过几周或更长时间的足量使用便会产生耐受性。中枢神经系统为了适应这些药物，会关闭受药物增强的神经抑制系统，因此突然停药会产生重大风险。这就好像汽车的刹车正在作用时，驾驶员必须用力踩油门才能使车子前进，而当刹车突然失去作用，驾驶员来不及松开油门，汽车就会以高速冲出去然后失控。这就是大脑的情况，GABA（γ- 氨基丁酸）系统不再受到增强，并处于衰弱状态，大脑因此失去控制而变得过度兴奋，并可能开始放电，造成癫痫发作。

此外，长期使用会造成心理依赖，也可能只是变得习惯处于镇静状态下。患有长期焦虑或躁动问题的人可能因为这些药物而获得一些缓解，但停药之后会变得更糟，因为他们的问题并未治愈，只是受到压制而已。

苯二氮䓬类药物

苯二氮䓬类药物是什么，如何作用

苯二氮䓬类药物非常出色，可说是现有药物中最接近完美的抗焦虑"灵丹"。只要使用得宜，苯二氮䓬类药物可明显舒缓焦虑而不破坏身体功能。最重要的是，单独使用苯二氮䓬类药物，不与其他镇静类药物（包括酒精）并用时是相当安全的，没有服药过量的风险。偶尔还是有苯二氮䓬类药物的致死案例，但绝大多数都是因为死者同时使用了其他药物。

这些药物的作用机制与一般镇静剂大致相同，都是增强 GABA 的抑制系统。所以问题来了，为什么苯二氮䓬类药物不会抑制呼吸而导致死亡？这是因为苯二氮䓬类药物是通过 GABA 受体分子上一种特殊的苯二氮䓬结合位置（GABA 与神经细胞相互作用的位置）来控制呼吸及其他重要功能的，而 GABA 受体没有太多与苯二氮䓬结合的位置。苯二氮䓬类药物是近乎奇迹的完美药物，因为这种药物的受体位于参与思考及焦虑而不是维生的细胞上。难怪苯二氮䓬类药物会成为目前最常使用的处方药。

苯二氮䓬类药物的问题

那么，苯二氮䓬类药物真是完美的药物吗？并不是。首先，苯二氮䓬类药物会导致嗜睡及肌肉不协调，至少在开始使用的最初几天是如此，因此并不适合需要操作机械的人使用，如汽车、飞机驾驶员，以及重机械工人等。此外，这些药物也会造成学习问题，还可能导致失忆。

最后，人体会对苯二氮䓬类药物产生相当程度的耐受性，使用剂量必须逐步提高，停药后的戒断期则相当长。有些人使用后产生耐受性并增加剂量，经历了戒断，不会达到成瘾程度（强迫失控使用）。

如果突然停用，那么癫痫发作的风险很大。因此，停用苯二氮䓬类药物应该在医生指导下完成。苯二氮䓬类药物的这种依赖／戒断特性常常导致人们很难戒断。

使用苯二氮䓬类药物真的会上瘾吗？我们目前对成瘾的理解

是，能够产生多巴胺的药物和行为不仅可让人产生依赖，而且也能致瘾。一些新的数据表明，苯二氮䓬类药物也拥有促进多巴胺产生的功能，因此导致的也不仅仅是依赖。

苯二氮䓬类药物能增强中枢神经系统的抑制作用，因此可能损害我们在第十三章"大脑基础知识"所讨论的神经重塑过程。也就是说，这类药物能让大脑无法记录和吸收新的信息（参见本书后面有关突触的长效增益作用对于学习的影响）。苯二氮䓬类药物会抑制这个过程，一般镇静剂也会，不过很少有人长期使用一般镇静剂，却有非常多的人长期服用苯二氮䓬类药物。苯二氮䓬类药物也会阻碍学习能力，因此如果使用者需要学习新的知识，要求他们在药物作用下熟记这些知识，无异于天方夜谭。然而一旦停止服用苯二氮䓬类药物，这些影响便告消失，学习能力也会恢复至正常水平。

令使用者无法学习新信息的问题根源在于失忆。苯二氮䓬类药物可能导致失忆，这些药物在社交场合的滥用也因此引起了争议。有报告指出，曾有女性喝下掺有苯二氮䓬的饮料后遭到性侵，却完全不记得事件经过。药效更强的苯二氮䓬类药物氟硝西泮（罗眠乐或 roofies）十分容易取得，可能因此使这个问题受到更多关注。极少量（2 毫克）的氟硝西泮十分容易溶于饮料，且效果强烈。这是最糟糕的滥用药物，因为这种药物所伤害到的，都不是自愿服用的人。

氟硝西泮的黑市交易非常发达，美国政府也已禁止进口这种药物。就我们所能判断，氟硝西泮的作用与更容易取得的安定并无不同，此外别无其他作用。不过，氟硝西泮大约只需 2 毫克，就能发挥与 10 毫克安定相同的药效。氟硝西泮比较容易混入饮料中，与大量酒精混用时，可能导致严重的过量风险。

目前阿片类药物的滥用程度很高，苯二氮䓬类药物也出现了新的问题。研究表明，许多阿片类药物滥用者也使用苯二氮䓬类药物，而且苯二氮䓬类药物似乎增加了阿片类药物过量的倾向。基于此，FDA 发布了苯二氮䓬类药物和阿片类药物混合使用的警告，并建议在医疗处方中二者不要一起出现。

苯二氮䓬类药物的其他问题则大致与一般镇静剂相同，包括造成头昏、眩晕、肌肉协调性差、做噩梦等不适症状。也就是说，大多数人短期服用不会造成依赖和上瘾。

专为助眠设计的药物

在我们的社会中，睡眠障碍是个大问题，因此制药公司致力于开发负面影响小于一般苯二氮䓬类药物的新药物，包括唑吡坦（如安必恩）、佐匹克隆（如鲁尼斯塔）、雷美替胺（如柔速瑞）和苏沃雷生四种药物。

安必恩

安必恩（唑吡坦）是有趣的药物，化学结构虽然与苯二氮䓬类药物相异，却能作用于一种诱导睡眠的苯二氮䓬类受体。然而，安必恩似乎无法减轻焦虑，因此被认为比较不会影响大脑的报偿系统，也因此被认为比一般的苯二氮䓬类药物（如安定）更不容易引起依赖性。安必恩在人体内的效力很短，药效在短短几个小时内就会减弱，一些科学家认为这是安必恩不会产生耐受性的主因。

唑吡坦于1993年获美国食品药品监督管理局核准上市，面世的时间已长得足以使任何可能的问题浮现。一般来说，和所有处方药一样，依照医生指示使用，安必恩似乎是安全的。也就是说，它应该在睡前被服用，而且服用者必须在服后切实地上床入睡。如果服药者保持清醒，唑吡坦的催眠作用将影响驾驶或其他需要肢体协调能力的活动。像其他在苯二氮䓬受体中起作用的药物一样，唑吡坦在其有效期间会使服用者对任何行为丧失记忆。

安必恩不应与其他具镇静作用的药物（如酒精）一起使用，而且应该限于短期使用，为7～10天。流行病学研究显示，这种药物被滥用的可能，事实上比苯二氮䓬类药物来得低，但开立处方给曾经滥用或依赖镇静剂的人时，仍应保持谨慎。

然而，和所有药物一样，意外也会发生。目前出现了越来越多的关于个人服用唑吡坦，其中一部分人梦游般地参与了复杂的活动然后失忆的报告。其中包括驾驶、进食、购物、发送电子邮件、做爱，甚至蒙眬状态下的犯罪行为。我们不知道这些行为发生的原因，但是我们猜测，出于某种原因，大脑的某些部分中药物保持睡眠的作用可能消失得更快一些。这就使服药者产生了一种蒙眬状态，在这种状态下进行一些行为都是可能的，只是高级认知功能还尚未恢复。一个人告诉我们他有反复的梦游和网购经历，而另一个人则报告称他向异性朋友发送了不妥的电子邮件。我们查阅了所有涉案人员在吸食唑吡坦期间所犯的违法驾驶、展示和使用枪支以及谋杀方面的案例，在每个案件中，涉案人都对案情记不起来了。

2013 年，药物滥用警报网 [1]（Drug Abuse Warning Network）出具了一份关于 2005 ～ 2010 年唑吡坦负面作用的报告。报告指出，与唑吡坦副作用有关的急诊病历显著增加。报告认为："患者通常服用唑吡坦来获得有助于安睡的短期镇静效果。包括日间困倦、头昏、出现幻觉、行为改变（例如怪异行为和情绪激动），还有更为复杂的行为，如睡眠间行走和睡眠间驾驶（也就是没有完全苏醒时的驾驶），这些负面作用都发生过。"可能实际上经历过唑吡坦产生的未知作用的人数远远超出去急诊室就诊的人数，因此我们建议慎用这种药物，尤其是在与其他药物并用的情况下。

苏沃雷生

苏沃雷生是一种特殊的安眠药。2014 年，它作为一种助眠产品上市，作用于与其他同类药物不同的受体系统。它阻断了促进觉醒的神经递质——食欲素的作用。食欲素由下丘脑中相对少量的神经元分泌，当作用被阻断时，动物和人类都无法保持清醒。有一种特别有趣的疾病——嗜睡症，病人日常保持清醒，缺乏分泌食欲素的神经元似乎是病因。

苏沃雷生上市时间如此之短，关于其功效和不良反应的信息较少。FDA 出示的处方信息与其他催眠药物的警告几乎相同。它与食欲素受体之间的关系直到最近才被研究出来，而且可能目

1　http://www.samhsa.gov/data/2k13/DAWN079/sr079-Zolpidem.htm.

前还没有关于其所产生不良反应的确凿证据。我们的建议是，使用此类药物时，请遵医嘱。

鲁尼斯塔

鲁尼斯塔于 2005 年上市，与安必恩很相似。鲁尼斯塔不属于苯二氮䓬类，但也作用于苯二氮䓬受体，能使人入睡。它被滥用的可能性与安必恩同样低于苯二氮䓬类药物，需注意的事项也大致相同。其使用注意事项与唑吡坦相同。

柔速瑞

柔速瑞通过褪黑激素受体产生作用，是一种完全不同的安眠药。相关讨论见本书第五章"草本药"。处方上的使用注意事项与唑吡坦相同。

加巴喷丁

加巴喷丁（Gabapentin）非常符合药理学家箴言："每种药物都有两种作用，一种是你知道的，另一种是你不知道的。"它于 1993 年被批准用于治疗带状疱疹后的癫痫和神经疼痛，并以 Neurontin 的药名销售。后来慢慢被"超标"用于治疗由神经刺激或损伤引起的疼痛。其分子结构类似抑制性神经递质 GABA，因此可以抑制神经信号。但后续研究表明，它可能会阻止钙进入神经元，特别是释放神经递质的突触末端。在这里提到它，是因为它具有显著的镇静作用，并且越来越多地作为娱乐性药物单独或与其他药并用。

到 2010 年，加巴喷丁一直被当作良性药物，用于止痛，且并不认为它具有和阿片类药物一样的不良反应，于是处方数量开始增多。2004 年，加巴喷丁的处方为 1800 万张，2015 年为 4300 万张。加巴喷丁通常也开给服用阿片类药物和苯二氮䓬类药物的人。

药物滥用报告表明，阿片类药物使用者正在将加巴喷丁添加到他们的治疗方案中，以获得更高的"快感"。在这一点上，我们不了解它们之间的药理作用，也不知道加巴喷丁是否可以增强阿片类药物的药效，也许使用者只是为了增加镇静作用而服用它。在撰写本文时，美国政府尚未将其列为管控药物，但由于阿片类药物成瘾者使用它，肯塔基州已将其列为管控药物。

GHB（γ- 羟基丁酸酯）

GHB 主要见于流行文化场所，因《时代》杂志的报道而成了热门话题。1996 年 9 月 30 日，《时代》报道了一名 17 岁得州女孩的死亡事件。女孩是优秀的运动员，也是相当有责任感的学生，她在一家舞厅喝了几杯软性饮料，后回家表示有头痛和恶心的症状。24 小时后，女孩因为 GHB 过量死亡。她体内没有其他有毒药剂，也没有证据显示她知道自己吃下了这种药物，因此推测是有人将 GHB 掺入她的饮料。

GHB 是现今在年轻人中常见的滥用药物。网络上充斥着关于 GHB 药效的描述（其中有许多严重错误），甚至还有网页教人如何在家自己合成。GHB 的制作方式很简单，掺在饮料里也不容易被察觉，但有致命之虞，是一种充满危险的药物。

GHB 是什么，如何作用

一般能取得的 GHB 通常是无色无味的液体，偶尔会有咸味。这种药品在欧洲用于全身麻醉，也曾在健康食品店作为健身药出售，但目前在美国大部分地区是非法的，因为美国食品药品监督管理局已经在 1990 年禁止出售非处方 GHB。这种药物目前多在舞厅及锐舞派对中非法出售。GHB 可通过处方取得（即羟丁酸钠），用于治疗嗜睡症（一种让患者在白日频繁睡着的睡眠障碍）。

最初人们以为这种药物是与神经细胞的 γ-氨基丁酸受体结合来产生作用。GHB 确实有这样的机制，但这种药物本身就能成为大脑的神经递质，符合许多神经学家认为神经递质应有的特性。GHB 可在大脑中合成，有特定的受体结合位点及受体位置，作用也会被特定受体拮抗剂阻断。因此，GHB 在大脑中可能扮演特定角色，不过我们还不知道那是什么。尽管如此，这件事或许只有神经学家才会在意。对一般人来说，除了 GHB 因为这样的性质而很容易穿过血脑屏障进入大脑之外，其他的似乎都无关紧要。

正常情况下，因为有血脑屏障，大脑与身体其他部位才有显著的分隔。只有高脂溶性的物质才能在组织间移动，进入大脑。大多数神经递质不会穿越血脑屏障，因此无论摄入多少都不会进入大脑。这是人体非常重要的特性，因为我们吃进身体的东西往往含有一些神经递质。如果没有这种特性，而我们又在某一餐吃下大量特定的神经递质，那么我们将会因为大脑受到过度刺激或抑制而丧命。

那么，GHB 可以从血液进入大脑一事有什么特别的意义吗？这意味着无论 GHB 在正常大脑功能中扮演什么角色，都会受到额外进入大脑的 GHB 的影响。随着药物进入大脑，GHB 受体随机地受到活化，神经回路可能变得紊乱，无法维持正常的连接及运作。这点与其他镇静剂有些不同，镇静剂只是增强受体活性，大脑或多或少还能维持神经网络的正常运作。

无论 GHB 的神经药理机制为何，这显然是一种药效强大的物质。总而言之，依据 GHB 的药效，我们可以视之为重要的镇静剂。GHB 能使人放松、感到轻度愉悦，而后则造成头痛、恶心（有可能）、嗜睡、意识丧失、痉挛、昏迷，甚至死亡。由于 GHB 也可能造成失忆，因此即使在不夺去用药者意识的剂量下，也可能对学习和记忆产生复杂的影响。

使用 GHB 会上瘾吗？临床上使用 GHB 治疗嗜睡症并不会使人上瘾。然而，如果是娱乐用药，在高于建议剂量且使用频繁的情况下，有可能发展成严重的依赖性，下文会详谈。

毒性

正如《时代》的报道所描述，GHB 的毒性可能非常强。当时我们并不知道长期使用的毒性，不过短期效应是很清楚的。GHB 很容易发生过量，症状类似于其他镇静剂药物过量，包括嗜睡、恶心、呕吐、头痛、失去意识、反射消失以及呼吸抑制致死，也可能发生癫痫症状。应注意的是，急诊室的一般中毒筛检通常并没包含 GHB 检测，因此如果患者有任何 GHB 过量的征兆，应立即寻求医疗协助并告知医务人员患者可能服用了 GHB。

GHB 常与酒精一并服用，违反了不并用镇静剂的基本原则。最近一项针对人体的药理学研究显示，这两种药物的毒性有加成效果，能降低血压及血液的含氧量。

耐受性与戒断

GHB 最严重的问题或许就在于耐受性与戒断症状。本书首次出版时，我们对长期使用 GHB 的影响一无所知，但现在我们已清楚了解，影响非常严重。

根据一名长期治疗 GHB 依赖病患的心理医生观察，依赖性的发展历程通常是这样的：某人发现服用 GHB 后会获得饮酒般的快感，剂量较高时则产生镇静作用，因此在社交场合用这种药物取乐，追求愉悦感。某天晚上，他发现自己难以入睡，于是把 GHB 当成镇静剂使用。多次使用之后，他变成必须每隔几个小时使用一次，不分早晚，无法间断。依赖性发展到这般状态的人，他们的睡眠时间无法超过 4 小时，因为服药的需求会让他不断醒过来。

对 GHB 产生高度耐受性及依赖的人，戒断过程也相当难受。在停用 GHB 的数小时之内，患者会开始失眠、焦虑，并可能发生精神病症。生理症状则有点儿像严重的酒精戒断症，会有发抖、易激动、心跳加速及血压升高等症状。在缺乏医疗协助的情况下通常是无法停止用药的，因此患者需要就医，由药瘾治疗经验丰富的医生斟酌给予高剂量的苯二氮䓬类药物或其他镇静剂，让患者逐渐脱离戒断症状。

GHB 的其他来源

GHB 通过多种代谢途径在大脑中合成，这提供了人们不必花钱购买也能获得 GHB 快感的方法。γ- 丁内酯（gamma-butyrolactone，GBL）与 1,4- 丁二醇（1,4-butanediol，1,4-BD）在大脑中会代谢成 GHB，人体摄入这些物质也能产生与 GHB 相同的效果。但 1,4-BD 有个严重的问题，它代谢为 GHB 的过程会受到乙醇的抑制。因此，如果同时饮酒及服用 1,4-BD，那么 1,4-BD 转化成 GHB 的过程会延迟到乙醇排出之后，因此使用者获得 GHB 作用的时间可能延迟。

注意事项

GHB 越来越普及，也十分易于制造。舞厅里很容易取得这种药物，而且掺在饮料中便难以察觉，因此请特别留意你或同伴的饮料是否有被掺入 GHB 的可能。如果某人喝下饮料后产生虚弱、眩晕、头昏或神志不清等不正常现象，应立即送医求助。目前尚没有经美国食品药品监督管理局核准的 GHB 拮抗剂可用，尽早寻求适当的医疗协助，能够避免许多 GHB 所导致的问题。

第十一章

类固醇
Steroids

药物类别 | 合成代谢类固醇。本章所涉及的所有药物都是法律规定的Ⅲ类管制药物（由美国缉毒局划分，具有被滥用的潜在危险，同时也具有被认可的医疗用途）。

药物种类 | 睾酮（testosterone）、甲睾酮（methyltestosterone）、勃地酮（boldenone，如 Equipoise）、美雄酮[methandrostenolone，如大力补（Dianabol）]、司坦唑醇[stanozolol，如康力龙（Winstrol）]、诺龙[nandrolone，如多瑞宝（Durabolin）、右旋多瑞宝（Dex-Durabolin）]、群勃龙（trenbolone，如 Finajet）、乙基雌烯醇[ethylestrenol，如麦克博啉（Maxibolin）]、氟羟甲睾酮[fluoxymesterone，如哈乐斯停（Halotestin）]、氧雄龙（oxandrolone，如 Anavar）、羟甲烯龙[oxymetholone，如康复龙（Anadrol）]、雄烯二酮（androstenedione）、脱氢表雄酮（DHEA）；选择性雄激素受体调节剂（SARMs），包括奥斯塔林（ostarine）、S4（andarine）、利根醇（ligandrol）、卡达琳（cardarine）和依诺波沙姆（enobosarm）。

俗名 | 类固醇、固醇、"果汁"。

迷醉作用｜服用类固醇不会立即发生迷醉，因为类固醇需要几个小时才会产生作用。有些使用者表示，经过几个星期的典型"增肌"疗程后，会出现愉悦感，觉得精力充沛、斗志旺盛，停止使用则产生忧郁感。

过量及其他不良影响｜合成代谢类固醇不像阿片或其他神经刺激类药物等精神药物，急性过量不会致死。然而，合成代谢类固醇会改变许多身体功能，这可能导致重伤或死亡。长期使用高剂量合成代谢类固醇，可能严重损害心脏，甚至导致心肌梗死或中风而死。

合成代谢类固醇是什么？

睾酮以及作用相似的药物称为合成代谢类固醇。"类固醇"是化学结构的名称，而"合成代谢"则指促进肌肉生长的能力。人体在青春期及青春期后产生的睾酮，对于两性的性成熟都具有一定作用，也与男性此阶段的身高、肌肉发育有关。医生为睾酮分泌不足的男性开具合成代谢类固醇。男性和女性运动员，无论职业还是业余选手，使用合成代谢类固醇都是违法的。在医疗上，合成代谢类固醇主要用于治疗雄性激素分泌不足的男性病患，也有专业或业余运动员为了增加肌肉量而非法使用。人体也含有其他天然的类固醇激素，但都不属于合成代谢类固醇。雌性激素与黄体素都是女性体内的类固醇，皮质醇则由肾上腺分泌，通常在遭受压力时产生，是一种能使肌肉分解的代谢激素。正常情况下，人体内的合成代谢类固醇只有睾酮一种。男性的睾酮量远高于女性，不过女性身体也会生产少量睾酮。治疗气喘用的类固醇药物并不属于合成代谢类固醇，而是皮质醇的变体。因此，气喘患者不需要担心自己使用的是危险药物。

根据美国缉毒局的规定，几乎所有合成代谢类固醇及其前体和衍生物都属于附表Ⅲ，只能通过处方获得。唯一的例外是脱氢表雄酮，它是人体内的正常激素，可以转化为雌二醇和睾酮，尽管不能提升运动表现。运动员非法使用的类固醇大多来自正规医疗用药或兽医用药，或是由非法实验室生产的仿制药品。睾酮本身以药丸或注射剂的形式售卖，也有外用的睾酮制剂，包括乳霜、凝胶和释放少量激素的皮肤贴片。睾酮是一种天然激素，优点是使用时不会发生意外，但缺点是代谢迅速。许多合成衍生物如黑市上常见的宝丹酮（boldenenone）、美雄酮（大力补）、司坦唑醇、诺龙和群勃龙都与睾酮作用相同，只是保持活性的时间更长。

黑市上有许多类固醇激素前体产品，包括雄烯二醇（androstenediol）、脱氢表雄酮和雄烯二酮（norandrostenedione），它们的目的都是提高体内原本有限的睾丸激素或其他雄激素水平。但它们也面临一个共同问题：服用这些补充剂很难（但并非不可能）达到激素的合成代谢水平。

生物医学科学家开发了几种选择性雄激素受体调节剂，专门针对肌肉和骨骼中睾酮的合成代谢，不会对生殖器官产生影响，比如奥斯塔林、S4、利根醇和卡达琳。他们都没有得到 FDA 的批准，只作为研究用化学品在秘密市场上流通。它们可能具有不会抑制生殖功能或增加前列腺癌风险的优势。最后，补充剂制造商仍然忙于销售"类似"睾酮的产品，它们大多含有维生素和氨基酸，以及被吹捧为"睾酮提升剂"的草药如蒺藜、胍丁胺、去甲乌头碱、荨麻等。天冬氨酸等对长期保持锻炼的男性无效，但会令久坐不动的男性的睾丸激素少量增加，但这种增加不足以改变肌肉。

正常的睾酮效应

正常男性从胎儿时期就会分泌睾酮，在胎儿发育过程中，睾酮会帮助形成男性生殖器，也涉及男女在生殖及性行为等方面的大脑功能分化。男性在青春期阶段，睾酮分泌急剧增加，使身高快速发育、体毛增厚变粗、声音变得低沉、生殖器官开始发育、长粉刺以及肌肉增生。睾酮会影响血液中脂蛋白的生产，并降低能够预防心脏疾病的"良好"脂蛋白的浓度。睾酮也是青春期青少年性欲增加的原因，随着青春期结束，男性的睾酮浓度在第三个十年之前趋于稳定，然后缓慢下降。

类固醇滥用简史

因青春期发育迟缓、疾病或摘除睾丸造成睾酮不足的男性往往有贫血问题，这很严重，但使用激素疗法就能轻易逆转严重的病情，因此医生常会使用睾酮来进行治疗。睾酮的合成代谢作用也能够促进烧伤患者的组织再生，以及治疗艾滋病患者的恶性衰弱。最近，一些医生使用睾酮恢复不举男性的性冲动和体能，但这可能是一些诊所花言巧语的广告宣传。在由女性到男性的变性手术后，睾酮也可以用来促进第二性征。它在希望获得男性表型的双性人身上应用仍不完善，因为应用于此的激素疗法并不十分有效。

"冷战"将类固醇引入了国际体育竞技中。20世纪五六十年代，东欧社会主义国家使用合成代谢类固醇来提高运动选手的表现，这些选手的体能改善后，表现完全不输给其他国家。一些运动员（如当时东德的女性游泳选手）宣称，他们是在不知情的情况下拿到这些药物，不过他们也知道自己拿到的药物有强大的效果，因为他们发现身体出现了剧烈的变化。后来其他国家也跟进使用，在60年代中期，这种现象相当普遍。到了70年代初期，近四分之三的中距离、短距离跑选手，田径赛选手都承认使用过类固醇，而大部分的举重选手也在此列。1976年，奥委会明令禁止在奥运比赛中使用合成代谢类固醇，其他专业或业余的体育协会后来也慢慢采用类似的禁令。美国国家橄榄球联盟1989年开始对球员进行检测；美国职业棒球大联盟直到1991年才禁止使用类固醇，到2003年才启动禁药检测。因为这些严格的检测，使用类固醇的专业与业余选手人数明显下降。随着禁药检测屡屡建功，钻漏洞的风气也应运而生，运动选手使用尚无检测方法的药物，或学习在比赛前停药一段时间以躲避检测。离我们较近的例子是，巴尔科实验室（Bay Area Laboratory Cooperative，BALCO）所设计合成的类固醇药物四氢孕三烯酮（tetrahydrogestrinone，THG）引发了一些争议，这种分子化合物是睾酮的衍生物，从来没有人使用过，因此也从未被禁用。当某个教练交出装满这种未知类固醇药物的注射器时，加州大学洛杉矶分校检测实验室的唐·凯特琳（Don Caitlin）博士便开始追查。她在 2003 年辨识出这种分子，从那时起，许多优秀运动员的尿液都被检出呈 THG 阳性反应，这些运动员过去所创的纪录和田径成绩也受到质疑。合成代谢类固醇的使用迅速蔓延，引发的担忧也越来越深，美国国会于是将这类药物列入 1991 年《联邦管制物质法案》的管制项目。这项禁令逐渐产生效果，自 2000 年以来，美国高中生承认使用合成代谢类固醇的人数已经下降到 1%～2%。然而"骗局"仍在继续，此类药物的最新成员选择性雄激素受体调节剂出现在运动员的尿样中。

不幸的是，合成代谢类固醇的使用已经成为主流。网络提供了非法购买这些药物的途径。一名合成代谢类固醇研究人员在 2014 年的一篇文章中搜索"出售类固醇"，结果显示有 32.8 万次点击量，今天的搜索结果是 7620 万次。典型的使用者是在 25 岁左右开始举重或进行其他健身活动的人群（尽管官方禁止使用所有合成代谢类固醇），以及城市地区的警察。由于不可逆转的不良反应，女性很少使用。许多类固醇的使用没有被发现，因为它们不会像阿片类药物那样导致立即过量而去急诊，而且医生通常不会询问，使用者也不会主动提供使用信息。

合成代谢类固醇的用途，是否有效？

正常情况下，睾丸会持续释放睾酮，医生治疗睾酮不足的男性患者时，通常会试着给予稳定的低剂量药物。类固醇滥用者的使用方式则截然不同，经验丰富的使用者经常用乳霜或贴片，暂时将体内的睾酮的浓度提升到正常范围内的最高值，这样做可以规避某些检测。测试人员已经有办法防堵这种策略，他们对睾酮的次要代谢物表睾酮进行测试，这种代谢产物的含量与睾酮的比例通常不超过 4 : 1，当比例非常高（超过 6 : 1）时，就几乎可以断定是使用了睾酮。于是经验丰富的运动员就开始使用睾酮和表睾酮混合物。检测人员最近根据尿液中的睾丸激素前体中 C13 与 C12 的比例和代谢物建立评估标准：人工合成药物中的睾酮与人体自然产生的睾酮会产生不同的比例。所有的检测都指向 2006 年环法自行车赛上弗洛伊德·兰迪斯（Floyd Landis）服用违禁药物。另一种造成运动员体内睾酮临时上升的原因就是使用能够刺激脑垂体的（促性腺激素释放激素，即 GnRH）或睾丸（促黄体激素，即 LH，或人体绒膜促性腺激素，即 HCG）的天然激素来产生更多睾酮。

一般来说，使用合成代谢类固醇的"增肌"疗程周期是 4～18 周，从低剂量使用某几种类固醇开始，每隔几周逐渐增加剂量，然后休息几周。这些使用者所摄入的睾酮剂量比一般医疗用的剂量大多了。还有一种常见的治疗计划是一周使用 75～100 毫克睾酮，但若是自行施用的人，使用剂量可能高出十到百倍，一些可以被这样使用的代谢类药物已在本章开头列出，但这个清单会不断扩大。

睾酮常被高剂量使用一事，正说明了大众认知与科学事实之间的差异。多年来，科学研究结果显示，合成代谢类固醇对运动表现没有真正的增进效果。这项结论得自人体实验的研究结果，研究人员以一般身材且睾酮浓度正常的男性为研究对象，进行各种对照研究。他们让受试者展开运动疗程，给予其中一些人睾酮，其他人则给予安慰剂，结果所有男性受试者都因为运动疗程而增进体能。由于男性身体能够自行制造适量的睾酮，额外摄入少许通常作用不大。

但运动员的情况完全不同，他们的体态往往已经非常健美，只是想追求更多一点儿的优势，而且摄取大量睾酮确实能增进体能表现，与他人拉开些许差距。睾酮通常只对专属的受体作用以增长肌肉，但摄入相当高的剂量时，科学家推测这些睾酮会"溢出"并与代谢类固醇受体结合，阻断皮质醇作用。因此，大量合成代谢类固醇不只能增进肌肉生长，或许还能防止肌肉分解。最后，或许光是合成代谢类固醇带来的精力充沛以及心理上的增强作用，就足以实际影响运动表现。也许在高度竞争的环境下，训练有素的运动员所需要的，就是让自己看起来更有优势。

合成代谢类固醇在正常剂量下也确实能增进女性的肌肉量，若服用运动员所摄取的剂量则能使肌肉显著生长。由于睾酮促进上半身肌肉生长的效果较明显，这对于依赖上肢力量的运动（如游泳）影响最大，因此滥用的可能性也最高。

使用合成代谢类固醇有哪些危害？

使用合成代谢类固醇确实会带来后遗症。然而，这项争议的两种说法仍在媒体上唇枪舌剑。科学证据在哪儿？女性使用的后遗症是有明确证据的，因为女性通常只分泌少量睾酮，服用合成代谢类固醇带来的高浓度睾酮会导致身体出现男性特征：额外肌肉增生、声音变得低沉、体毛变得较浓且粗、雄性秃发以及阴蒂变大，而身体结构上的改变（声音变得低沉、阴蒂增大）是不可逆转的。此外，女性血液中的蛋白质组成会发生变化，失去原有对心脏及血管的保护作用，增加罹患心脏疾病的风险。同样，青春期男性使用合成代谢类固醇可能导致青春期提前结束，此阶段身体受睾酮刺激加速生长的作用也将停止，这些作用也有一部分是无法逆转的。青春期男性的睾酮上升通常能刺激骨骼生长，最后使骨骼的生长板"关闭"而停止。生长板"关闭"后就不可能再长高了，使用合成代谢类固醇能够加速这段过程，导致无法成长到应有的身高。

达到运动员服用剂量的睾酮对成年男性的影响是抑制性欲、使精子停止生产。越来越多案例指出，有使用者心脏受到伤害。同样，睾酮也会使男性血液中脂蛋白的浓度发生变化，提高患心脏疾病的风险，但只要停止使用类固醇，这种情况便会逆转。心脏肥大（不断增长）、血小板趋向凝结，还有血脂水平不断提高，可能是造成为提高运动能力而服用合成代谢类固醇的男性心脏病风险提高的原因。目前也有使用特定类固醇造成肝脏疾病及肝癌的个案，还有一些少见案例是某些合成代谢类固醇使肝脏出现充血性囊肿，并可能破裂引起危险的内出血。最后，睾酮确实会让男性身体出现女性化现象，最常见的是乳房发育，这是因为体内部分睾酮被转化成雌性激素——雌二醇，这种情况常发生在使用合成代谢类固醇的举重选手身上。最重要的是，使用代谢类药物还会使男性死亡（任何原因）概率增大，这是与同龄、同健康状况而未服药的男性相比较而言的。

那么"固醇狂怒"又是什么？合成代谢类固醇是否真的使人出现惊人的攻击性，产生无法控制的暴怒与暴力行为？这是这类药物最具争议的作用。毫无疑问，合成代谢类固醇会影响行为，在实验室的研究中，这些药物已成功运用于治疗抑郁症，也有些合成代谢类固醇引起躁狂症的案例。此外，停用这些药物可能导致抑郁症。

然而，目前很难从人体的对照研究中找到证据来证明睾酮对攻击行为的具体影响。已经有一些较为知名的小型研究显示，有一小群犯下严重暴力犯罪的罪犯，血液中睾酮浓度特别高。在特定的动物实验研究（实验对象多为大鼠，也有猴子）中，高浓度的类固醇可能影响攻击。但研究报告所描述的行为，并不是媒体中常见的非理性破坏行为，这些动物大多只是在被挑衅时更快反击，或变得比较能从竞争中胜出，这些研究结果是不足以用来推论人类行为的。我们取得了一些报告，使用者描述自己在合成代谢类固醇的药效下，做出相当不寻常的冲动攻击行为。科学家在增加肌肉量的研究中，因为一开始的实验不足而做了错误的结论，这让我们学到应审慎地检视这些报告。因为目前完全没有对照实验可以让我们得知，运动选手接受高剂量药物疗程，是否对行为有任何影响。

合成代谢类固醇会使人上瘾吗？

合成代谢类固醇绝对满足成瘾物质的首要条件，也就是使用者尽管知道其对健康不利，仍在没有医疗需求的情况下使用。这也是这类药物受《联邦管制物质法案》列管的原因。但类固醇药物真的会使人上瘾吗？使用者服用类固醇药物后确实会产生不同的感觉，但那些感受大多是正面的。他们在停药时也会经历戒断症状，有些使用者表示当药效退去时，会有疲劳、忧郁、食欲不振、失眠、头痛等症状。但是，没有使用者表示用药时出现兴奋感，接受注射后也没有感受到特别的作用。此外，实验室研究显示，动物通常不会主动使用这些药物，不过也有些有趣的例外。合成代谢类固醇不会对大脑造成可卡因、海洛因等其他成瘾药物那样的变化。然而，很明显，人们会对类固醇药物发展出强迫性的依赖，愿意为此牺牲健康，这两者都符合药物依赖的判定标准。最后，有些以仓鼠进行的有趣实验显示，有些动物会自愿服用合成代谢类固醇。由于性激素对大脑造成的影响在每个物种上可能非常不同，我们需要等到更多针对不同物种的研究结果确认，才能把这些结论推用到人类身上。

是否有任何健康上的正当理由，支持我们在体育竞赛中禁用合成代谢类固醇？鉴于这些药物所造成的实际健康问题，禁用确实是有道理的。总体而言，一般的男性身体就可以产生适量睾酮以维持健康活力，而使用超出正常剂量的睾酮只能让肌肉量稍微增加，却要付出巨大的健康代价。不计代价追求成功的想法，让全世界许多运动选手，包括业余选手，对合成代谢类固醇趋之若鹜。我们需要加强宣传类固醇药物的后遗症，让人们在使用或推荐这类药物时更加谨慎。

第十二章

兴奋剂
Stimulants

药物类别 | 兴奋剂。本章涉及的所有药物都是法律上划分的 I 类或 II 类管制药物（由美国缉毒局划分，具有高危滥用风险，无被接受的医疗用途）。用于治疗注意力缺失多动症（ADHD）的药物（安非他命、甲基安非他命、哌醋甲酯）因具有有效的医疗价值而被划分为 II 类管制药物。其他均为 I 类管制药物。购买者必须持身份证件购买如假麻黄碱之类的兴奋剂前驱物。

药物种类 | 可卡因、安非他命［爱得尔（Adderall）、迪西卷（Dexedrine）］、甲基安非他命、哌醋甲酯［利他能（Ritalin）］、卡西酮、甲卡西酮、甲基甲卡西酮（4-methyl-methcathinone，或称 mephedrone）、3,4-亚甲基二氧吡咯戊酮（3,4-methylenedioxypyrovalerone，或称 MDPV）、3,4-亚甲基二氧甲基卡西酮（3,4-methylenedioxymethcathinone，或称 methylone）、阿尔法-PVP（alpha-PVP，俗称"夫拉卡"flakka）。

俗名 | 可乐（coke）、吹气（blow）、糖果、快克、jack、jimmy、岩石（rock）、鼻子糖果、白衣（可卡因）；crank、 bennies、uppers（安非他命）；甲安（meth）、水晶、甲安结晶、冰毒（甲基安非他命）；利他能（哌醋甲酯，即坊间所谓聪明药）；猫、khat、crank、goob（甲基卡西酮）、象牙浪（Ivory Wave）、极乐（Bliss）、气泡（Bubble）、喵喵（Meow Meow）、爆炸（Explosion）、香草天空（"浴盐"）、gravel（"砾石"）、flakka（"夫拉卡"）。

迷醉作用 | 兴奋剂类药物的作用一如其名，能使人感觉精力充沛、警醒、多话和开心，让使用者觉得愉快。同时，使用者会出现交感神经系统受到刺激后的症状，包括心跳加快、血压上升及肺部支气管扩张等。这些药物也会对目的性运动（purposeful movement）产生刺激作用，因此被称为"精神动作兴奋剂"。兴奋剂药物经注射或吸入体内后，会引发强烈的兴奋感。长期使用高剂量，使用者的自主活动常会变成重复动作，就像是在描画重复的图像。

过量及其他不良影响 | 兴奋剂药物有三大危险，最大的危险是，高剂量的兴奋剂可能导致死亡，而使用者可能一不小心就会服用过高的剂量。服用高剂量可卡因可能造成癫痫发作、心脏猝死、中风或呼吸衰竭。安非他命若达到致命剂量，有时会导致癫痫发作，但更常见的是对心脏产生致命的影响，及（或）造成高热（发烧）。这些药物跟阿片类药物一样，单一剂量便有可能致死，其中可卡因尤其危险。第二个危险是对精神状态的影响，连续几天乃至于几个星期重复使用高剂量兴奋剂，容易使人产生敌意和偏执的精神病态，症状如同偏执型精神分裂症，往往难以区分。一些产品，特别是极有效的"浴盐"，一次大剂量的服用会

导致极度兴奋的癫狂行为。最后，所有兴奋剂药物都很容易严重上瘾。

与其他药物并用的危险｜兴奋剂与其他含有抗充血剂的非处方感冒药一起使用可能会产生危险，因为二者的作用结合起来会使血压升高到危急的程度。此外，兴奋剂与单胺氧化酶抑制剂类抗抑郁药一起使用，作用会受到强化，也可能发生危险。任何会影响心脏节律的药物，如某些特定心脏疾病用药，若与可卡因一起使用，对心脏的影响会有加成作用，非常危险。可卡因与任何使人对癫痫更敏感的药物一起使用，也相当危险，例如处方药丁螺环酮［buspirone，即布斯帕（BuSpar）］或极高剂量的黄嘌呤，包括咖啡因或茶碱。

兴奋剂运用简史

可卡因的用法，绝对不是 20 世纪 80 年代的雅痞发明的。南美洲人使用可卡因已有好几百年的历史了。另外，安非他命则是制药业的产物，是药厂成功改进麻黄素以开发气喘药物的成果。

可卡因的故事

可卡因存在于几种植物的叶片中，包括南美洲安第斯山脉的灌木植物古柯树（*Erythroxylum coca*）。从南美洲考古遗址的记录可知，人们早在 6 世纪时就已开始使用可卡因，但实际上可能更早。南美洲原住民咀嚼古柯叶以提振精神、增加耐力，特别是在许多原住民居住的高海拔地区。至今人们仍这样使用古柯叶。

西班牙人在 16 世纪征服印加王国后一度禁用古柯叶，不过他们后来发现，每天配发定量古柯叶会让当地印第安人更卖力开采银矿。

之后古柯叶进口到欧洲，1860 年德国科学家阿尔贝特·尼曼（Albert Niemann）将之提纯，成为可卡因，即新时代开始了。科西嘉化学家安杰洛·马里亚尼（Angelo Mariani）在 1869 年发明了马里亚尼酒（Vin Mariani），一种将古柯叶泡入酒中的"药酒"，在欧洲风靡一时，可卡因因此变得更为知名。不久之后，美国制药厂开始注意可卡因，帕克－戴维斯药厂也制造了一种含可卡因的补药，一举成功，让许多同行竞相仿效，包括佐治亚州药剂师约翰·彭伯顿（John Pemberton），他研发的可口可乐秘密配方也含有可卡因（配方至今仍是机密）。另一位药剂师阿萨·坎德勒（Asa Candler）意识到这种产品的商业潜力，买下配方专有权，接下来就是大家耳熟能详的历史了：坎德勒的可口可乐公司在美国崛起，现在已经遍布全球。

精神分析学之父弗洛伊德也是使可卡因在欧洲声名大噪的主要力量之一。他用当时很普遍的做法来研究可卡因，也就是自我实验。他服用可卡因，并将经验记录下来。初步报告极为正面：他很享受可卡因带来的愉悦及精力充沛感，几乎没有感觉到毒性作用。他热情鼓励朋友弗莱施尔－马克索（Ernst von Fleischl-Marxow）试着用可卡因来戒除吗啡瘾，但事实证明，这是误导他人的错误观念。很快，他的朋友从依赖吗啡转而依赖可卡因，并进一步把使用模式升级为大剂量的静脉注射，直到出现精神病症状为止，留下了使用兴奋剂导致精神病的早期记载。弗洛伊德也指出可卡因能产生局部麻醉（麻木），他向眼科医生朋友卡尔·科勒（Carl Koller）提到这种特性，从此眼、耳、鼻等部位的特定手术就广泛使用可卡因，并持续至今。

那么，为什么后来可口可乐就不含可卡因了？在现今这个产品安全和政府法规都受到公众高度关注的环境下，人们对于故事的发展并不陌生。20 世纪早期，含有阿片和可卡因等药物成分的"补药"在市场上非常风行，完全不受管制。有些补药配方甚至含有高量可卡因（每毫升高达几百毫克，不像原来帕克 – 戴维斯的配方，每毫升只有 0.5 毫克），使得中毒事件大增，终于引起医疗机构的注意。不幸的是，一种带有种族主义色彩的惊悚宣传也是导致舆论哗然的原因之一：有关可卡因使非裔美国人变强大、无法控制的报道，掀起了一波负面宣传。1906 年，"纯净食品与药品法"（Pure Food and Drug Act）要求制造商必须列出所有补药成分，1914 年，"哈里森麻醉药品法"（Harrison Narcotic Act）严格限制阿片和可卡因产品的销售。现在，可口可乐只含有咖啡因，而临床使用可卡因也仅限于几种手术而已。

麻黄素和安非他命的故事

麻黄素与安非他命的故事非常类似。中国早就知道可以用"麻黄"来治疗气喘的呼吸症状。20 世纪 20 年代，礼来公司（El：Lilly Company）的陈（K. K. Chen）博士证明了麻黄的活性成分为麻黄素，麻黄素迅速成为重要的气喘用药。在最早发现麻黄素的时代，麻黄素是非常有用的药物。然而，要合成麻黄素并不容易，必须从原生植物中萃取，产量往往供不应求。若干年后，化学家戈登·阿里斯（Gordon Alles）在尝试研发麻黄素的人工合成方式时，合成了安非他命，当时他并不知道安非他命会这么成功。很快，各种形式的安非他命纷纷上市，包括挥发性的制剂。安非他命鼻腔吸入剂很快就流行起来，部分原因是安非他命不仅能扩张支气管，还能产生刺激和兴奋感，而麻黄素几乎完全没有这些作用。20世纪30年代，安非他命普遍被当成兴奋剂，同一时间，日本科学家也合成了甲基安非他命，以非洛芃（Philopon）为商品名在日本销售，同样很热门。"二战"期间，德国、日本、美国等许多国家都让士兵在长期战斗中使用安非他命以保持警觉。"二战"之后，使用安非他命及甲基安非他命的风气蔓延到一般民众，而日本则经历了史上第一波兴奋剂成瘾风潮，从此之后，滥用这些容易上瘾的兴奋剂酿成的问题便不断传出。在60年代，安非他命的滥用越来越普遍，人们再次发现兴奋剂的危险作用，也兴起了"Speed kills"的口号。目前，美国及亚洲特有的"甲安"（meth），主要是指战后三波安非他命滥用风潮中最近的一波。安非他命在军中仍然很受欢迎，海湾战争的士兵就使用安非他命，而最近的报告显示，美国在阿富汗的战斗机飞行员也使用安非他命，以便在长期的空投轰炸任务中保持清醒，因为极度长途的飞行可能导致飞行员误判（攻击草率锁定的目标）。

人们显然相当缺乏文化记忆，才会不断重新发现精神动作兴奋剂的好处和有毒副作用。20世纪70年代，安非他命没落之后，紧接着出现可卡因滥用。以吸入方式使用的挥发性可卡因（快克）变得更容易获取之后，成瘾及毒性问题跟着浮现，不禁使人回想起 30 年代吸食苯丙胺的热潮。然后，快克的危险不良反应浮出水面，市场随之萎缩，然后新药物出现了。挥发性的甲基安非他命"冰毒"在 90 年代中期迅速蔓延，引发新一波的上瘾与中毒问题。光是在美国加州，与安非他命有关的急诊案例在 1985 ～ 1994 年就增长了 460%，在 1994 ～ 2001 年又增加了 67%。2006 年，美国执法单位将甲基安非他命列为头号毒品问题。今天，滥用"浴盐"的热潮又将引发这些新式兴奋剂的再度登场。不断涌现的新兴奋剂，具有新颖的形式，旨在逃避法律约束。在处方类阿片药物滥用减少的同时，甲基苯丙胺和可卡因滥用却以惊人的速度增加，出现在深受羟可酮、海洛因、芬太尼流行之害的社区。全国药物使用和健康调查报告称，2016 年有 110 万美国人开始使用可卡因，比 2013 年增加了 60%。这项调查无法包含新的冰毒使用者的人数，但入院治疗、过量死亡和其他指标的变化表明，甲基苯丙胺的使用也出现了类似的增长，尽管 2016 年新使用者总数（19.2 万人）低于 2015 年，但在 2017 年有所反弹。

目前常见的兴奋剂

目前在美国使用的主要兴奋剂包括可卡因、安非他命及甲基安非他命（咖啡因除外，已于第二章单独讨论）。虽然执法单位的出版物可能列出不同数字，但是可卡因的使用者仍多过甲基安非他命，比例几乎达到 5∶1。哌醋甲酯（利他能）是治疗注意力缺失多动症的处方药，在学生族群中有越来越滥用的趋势。

最近的研究问卷显示，高达30%的大学生使用过处方兴奋剂，目的是协助学习或娱乐。目前关于滥用兴奋剂最麻烦的新闻就是策划药精神兴奋剂的迅速流行，这些精神兴奋剂药性非常强，它们使中毒性精神错乱、精神病性症状还有服用过量死亡的急诊患者数量不断上升。这些药品常常被冠以人类不可食用的标签被作为"浴盐"和植物肥料出售。

可卡因的医疗用途是局部麻醉剂，街上最常见的两种形式是白色粉末（从鼻腔吸入或可溶解注射）和块状可卡因"快克"（能直接在管子中加热形成蒸气以吸入肺部）。粉状可卡因与快克的备制方式，都是将古柯叶与溶剂混合，再以几道步骤将可卡因从叶片中分离出来，并纯化为结晶体。快克是将可卡因粉末加到碳酸氢钠中煮沸，等溶液沉淀后制成块状可卡因。这道简单的制程能大大影响可卡因的吸收速率，这一点将于后文详细说明。进入美国的可卡因大部分来自哥伦比亚。

可卡因粉末通常还与其他白色粉末混合稀释，如玉米淀粉、滑石粉、乳糖、甘露醇，或其他局部麻醉剂、咖啡因等，有时也加入安非他命。加入某些不具药效的粉末，主要是为了用廉价的物质来稀释昂贵的药物，以节省成本。这些药物能提供一些酷似可卡因的感觉，例如咖啡因或安非他命可以提神，而局部麻醉剂则带来麻木感，但价格却便宜许多。然而，根据美国缉毒局最新提供的统计数据显示，可卡因的纯度到2016年已经开始下降，平均为50%。

粉状可卡因通常通过鼻腔吸入，借助鼻黏膜进入鼻腔的血管。有时则涂抹在其他部位，包括口腔、直肠、阴茎或阴道，但目的都一样，都是通过富含血管的黏膜来增进吸收。

安非他命与甲基安非他命的形式相当多样，包括药丸、不同颜色的粉末或看起来像可卡因的块状物。过去几年来许多美国小型实验室遭破获，墨西哥"超级实验室"（superlabs）成为甲基安非他命供应的大宗。然而，随着制毒者发现了制毒前驱体伪麻黄碱的代用品后，这些本地实验室的数量又有所上升。伪麻黄碱自 2006 年后在美国境内被严格管制，2006 年形成的法律规定购买任何包括苯丙醇胺（phenylpropanolamine）在内的感冒药必须持有本人身份证件。甲基安非他命的出售形式有很多种，包括松散的粉末或块状的"岩石"，以及各式胶囊或锭剂。许多学生会购买治疗注意力缺失多动症的安非他命和甲基安非他命。可吸抽的甲基安非他命呈块状，称为"冰毒"，使用方式类似可卡因的快克，是加热后吸入。冰毒已成为常见的销售形式。哌醋甲酯（利他能）是人们耳熟能详的处方药，用来治疗注意力缺失多动症，也是一种越来越常被学生族群滥用的用于促进学习或娱乐的精神动作兴奋剂。来源主要是拥有哌醋甲酯有效处方的人，或地下实验室改造过的临床用药。

安非他命类兴奋剂的衍生物有很多，包括三甲氧基安非他命（TMA）、2, 5- 二甲氧基安非他命、4- 甲基安非他命（4-methamphetamine，或 Serenity、Tranquillity、Peace，以上名称均有平静之意）、甲氧基安非他命、亚甲双氧安非他命（MDA）、副甲氧基安非他命（PMA），都与安非他命有关，主要由地下实验室合成，形式相当多样，但效果大多与 MDMA 或迷幻药类似，反而不像安非他命（详见第四章"迷幻药"）。

还有一些合成的兴奋剂，具有更典型的兴奋效果，一度很流行用于抑制食欲或治疗气喘，直到人们发现有滥用的可能性。有些地方可以取得非法制造的变化型药物，例如四甲基阿米雷斯〔4-Methylaminorex（4-MAX，U4EU）〕及匹莫林（pemoline）。合成兴奋剂通过改变母药物的分子结构，使之具有不同药效，有时也称为"设计师药"。这些变化型药物有些是合成后用在合法研究上，有些则由非法生产者或吸毒者所制造，以满足特定的偏好。

柯特（Khat，也可拼为 qat 或 quat）[1] 是非洲一种多叶植物中含有的兴奋剂。非洲和中东的原住民在社交场合使用柯特已有数百年，用意是促进对话和社交互动。随着非洲许多原住民聚落都已都市化，使用柯特的风俗也随之传到欧洲的英国，并在最近传到美国。柯特的药效成分卡西酮（cathinone）是温和的安非他命类兴奋剂，合成的衍生物甲基卡西酮正在迅速流行，作用类似于安非他命，但药效要强得多。

卡西酮衍生物最常见的就是 3,4-亚甲基二氧吡咯戊酮、3,4-亚甲基二氧甲基卡西酮和甲基甲卡西酮。MDPV 是美国最常见的兴奋剂。甲基甲卡西酮在欧洲的药物样品中较为多见。3,4-亚甲基二氧甲基卡西酮现在更多地以药丸形式被作为茉莉或MDMA 出售。这些药品相似的种类繁多，包括副甲氧基甲基卡西酮（para-methoxymethcathinone，或称 methedrone）、4-氟甲基甲卡西酮（4-fluoromethcathinone，或称 flephedrone）、3-氟甲基甲卡西酮（3-fluoromethcathinone，或称 3-FMC）、萘基吡咯戊酮

---

1 也被称为阿拉伯茶、咖特或非洲沙拉。——译者注

（naphyrone）、丁烯（bk-MBDB）和苯丁酮，一直到很多常见的种类。值得一提的是，关于阿尔法 –PVP（夫拉卡）有一些令人"发疯"的耸人听闻的报告。它是兴奋剂"浴盐"的成员，效果与大多数其他高剂量兴奋剂相似。

美国缉毒局将所有这些药品划分为Ⅰ类管制药物（高滥用风险，目前没有被接受的医疗用途）。跟可卡因一样，咀嚼柯特叶产生的轻微兴奋作用，已经被药效强烈的高纯度化学合成物质所取代。药物滥用习惯有个有趣的"回流"现象，当柯特滥用的习惯"回流"到非洲后，也有越来越多报道指出过度咀嚼柯特的负面影响，尤其是在非洲的城市聚落。"浴盐"在被列为Ⅰ类管制药物之前，大多数都在主流商店以"浴盐，不可内服"的名义公开销售，但网上销售变得越来越普遍。

兴奋剂如何在体内代谢

可卡因

制造可卡因粉末时，提纯方法会大大影响可卡因在人体内运送的方式。因为可卡因会使血管收缩，而血管又是吸收可卡因的管道，因此从鼻腔吸入会使可卡因较慢被血液吸收，血液中的可卡因含量会慢慢上升，直到大约 30 分钟后才达到高峰。可卡因的"快克"则会形成蒸气，吸入后快速进入血液循环，跟静脉注射一样快，1 ～ 2 分钟就达到最高峰，而且此时血液中的浓度会远远高过从鼻腔吸入等量的药物。使用者往往偏好快克这种快速而激烈的高潮。然而，这种将更多药物快速送入体内的方式，也意味着更快上瘾、更易过量。

大约一小时后，肝脏及血液中的分解酶会分解掉大约一半的可卡因，这意味着使用者通常在 40 分钟甚至更短时间内就想再来一剂。药物在血液中的浓度迅速上升，随后迅速下降（一波快感后立刻陷入疲惫的低潮），往往让用药者想再次体验之前的快感。这种快感与低潮的现象，可能会让人吸入更多可卡因，直到血液中的药物浓度累积达到中毒剂量。这种循环往往不断持续，直到使用者用完药物或癫痫发作或出现其他中毒征兆为止。

从口腔摄入可卡因，药物传送的效率更差，吸收过程较为缓慢，且药物在进入血液循环之前就会被肝脏分解掉大多数。因此，咀嚼古柯叶，血液中的可卡因平均浓度会比吸入快克或从鼻腔吸入粉末低得多。同样，像马里亚尼酒这类专利配方，单一剂量的可卡因含量（每盎司 6 毫克）非常低，喝下单一剂量后，血液中的药物含量也可能相对较低。

安非他命与甲基安非他命

安非他命与甲基安非他命跟可卡因一样，若采用吸入或静脉注射方式，进入血液的速度会非常快，快感也因此来得相当快，产生毒性的风险也更高。跟可卡因不同的是，安非他命与甲基安非他命如果以药丸的方式吞入体内，在肝脏中受到破坏的速度会较慢，进入血液循环时仍有相当的药效。这两种药物的分解速度比可卡因慢，药效持续至少二至四小时，比较不会出现注射后立刻出现快感并随即陷入低潮的经验。然而，重度用药者常会狂用好几天，并在之后出现一段时间的疲惫感，他们称之为 "tweak and crash"（调整与崩溃）。

麻黄素及其代用品

麻黄素几乎都是以药丸或草本茶方式摄入，很容易进入血液循环，作用大约在一小时后达到高峰，并能持续三至六小时。然而，很多制造者已经找到了相似分子结构的物质来代替麻黄素，包括二甲基戊胺（dimethylamylamine）、苯乙胺和辛弗林（苦橙）。这些药品常以药丸的形式售卖，使用者用于增强运动性能。其大多数成分能够被人体吸收，但是只有苯乙胺会进入大脑。在"草本药"一章中有详细介绍。

哌醋甲酯

哌醋甲酯通常做成药丸，很容易从肠道吸收，一般药丸的药效时间通常持续二至四小时，还有很多不同的延长药效的方式。对该药物上瘾的人往往将药丸压碎溶解后注射，这非常危险，因为药丸中的其他成分可能会阻塞肺脏和眼睛的微血管，造成严重伤害。有些学生会试着将药丸压成粉末从鼻腔吸入，希望能产生快感。然而，通过这种形式吸入，吸收速度会很慢，而且大多数药丸的剂量都不高，无法产生迷醉作用，就算有，也跟吃药丸没什么不同。哌醋甲酯会进入大脑，但较之于可卡因和安非他命更加缓慢。因此，很少有人会冲动性地吸食哌醋甲酯。

卡西酮

柯特原本是以喝茶或咀嚼含有它植物的叶子等方式摄取，现在的使用者则通常从鼻腔吸入纯化的卡西酮或采取静脉注射。同样，吸食者鼻吸的"浴盐"、MDPV和醋酸甲泼尼龙制剂通常是药片的形式。这些药丸包含多种化合物，有时还被加入其他药物。这些药物在人体中的扩散还没有被很好地研究，但是都会很快进入大脑。吸食引起的兴奋能够持续几个小时，比单纯吸食"浴盐"时间要长。

兴奋剂类药物对大脑的影响

众所周知，安非他命与可卡因都有提神醒脑、增进注意力及消除疲劳的作用。安非他命在美国很流行，因为它能增进注意力并延迟睡眠，在医疗上，则用来治疗注意力缺失多动症和嗜睡症。连弗洛伊德也认为这些就是可卡因最值得运用的特性："今日古柯的主要用途，无疑延续了数百年来印第安人使用古柯的目的：如果想在短时间内增进体力，并维持一定强度，以备不时之需，古柯就非常有价值……古柯是远比酒精更有效却更无害的兴奋剂，目前还无法广泛运用，原因只在于成本过高。"[1]服用兴奋剂的人往往变得健谈，充满精力、活力和信心，甚至达到焦躁不安和浮夸的程度，以为自己无所不能。

如果兴奋剂只有提高精力与警觉性的作用，那么确实是弗洛伊德所说的医学奇迹。然而，这些药物也会带来独特的愉悦感与

---

1 弗洛伊德的评论来自《关于可卡因》(*Über Cocaine*)，由S. H. 斯奈德（S. H. Snyder）在《药物与脑》(*Drugs and the Brain*, New York: W. H. Freeman and Co., 1995）中引述。

幸福感，造成上瘾。根据注射或吸食可卡因的人所描述，他们会产生一阵激烈的身体快感，往往可媲美性高潮。这些药物若以吸收较缓慢的方式摄入（鼻腔吸入或服用药丸），感受就没那么激烈，也许只是一种愉快的感受。

兴奋剂也会增加活力，这就是兴奋剂一名的由来。使用兴奋剂的人会不断动作，说话、移动、探索，且通常会坐立不安。剂量较高时，这种活力会转变成较为专注的重复动作。使用高剂量安非他命的人会随意画出重复的图案或重复做同一件事，甚至反复抓挠自己的皮肤。动物实验也一样，动物接受低剂量安非他命后，会在笼子里走个不停，像是在不断探索环境；接受高剂量后，会在笼子里来回嗅闻同一个地方，或一直重复理毛或咀嚼动作。

当使用剂量非常高，或者经过了非常长时间的使用时，兴奋剂可以导致类似精神病的状态，使人表现出类似偏执狂的精神分裂症，如果将吸食者立刻送医院治疗，这些症状就会很快消失。这些症状常常是当使用者经过了几天的紧张疲劳，然后血液中药物含量很高时出现的。然而，急诊室里也常出现因新产品"浴盐"而出现亢奋的精神错乱和带有精神病症状行为的患者。其中的一个原因可能是这些药物常以粉末的形式出现，对于相对新出现的药物，吸食者没有经验，就可能过量吸食。传统观点认为，只要吸食者停止服用，这些症状就会消失，但是人们还是怀疑长期（几个月至几年）使用可能会持续存在上述症状。

有时，人们会一起使用可卡因与海洛因或其他阿片类药物，此时药物对大脑和行为的作用有点儿像两种药物的综合。阿片类药物造成的梦幻状态削减了可卡因造成的急躁与兴奋，这种组合可能特别危险。注射可卡因的人，在出现太过严重的不自主颤抖症状时，通常会减缓药物摄取，但是若同时使用了海洛因，这种感觉就不那么明显了，因而增加了过量的风险（无论是可卡因还是海洛因）。喜剧演员克里斯·法利（Chris Farley）、约翰·贝鲁西（John Belushi）和说唱歌手克里斯·凯利（Chris Kelly）在死亡时，就是使用了这种药物组合。快速球（New speedball）是目前流行的新型阿片类药物，使用者将可卡因或甲基苯丙胺与海洛因或芬太尼混合使用。

可卡因与安非他命类兴奋剂会通过对大脑的作用来降低食欲。安非他命是最早的减肥药丸，在 20 世纪五六十年代非常流行，但会使人产生依赖性，作为辅助减肥的药物会带来相当严重的后果，因此当今已经不用这类精神动作兴奋剂来减肥，市面上也有了不会成瘾的替代品。所有兴奋剂都有这样的功效，长期服用后，吸食者的体重就会减轻。

兴奋剂类药物对身体其他部位的影响

反毒警语"Speed kills"非常有道理，反映了 20 世纪 60 年代毒品亚文化如何理解可卡因和安非他命衍生物对身体功能的影响。可卡因与安非他命能模仿交感神经系统的作用：启动身体所有的"战或逃"反应，包括使血压升高、心跳加速、血管收缩（变窄）、支气管扩张、血糖升高，以及为了因应紧急状态的全身反应。这些影响可能是有益的，例如对肺部的作用实际上能改善气喘症状，此外，脂肪会分解以协助启动身体能量，这种作用以及对食欲的控制和过度的身体活动可能就是这些药物能帮助减肥的原因。然而，这类药物对心脏的影响可能过于强烈，可能导致心跳不规律，最终使心血管系统发生问题。上述大多数兴奋剂都有这些作用，过度服用可卡因、安非他命和"浴盐"引发的死亡，都是由这些药物对心血管所起的作用造成的。

大多数兴奋剂也能使体温升高，若在运动时使用安非他命，可能会发生严重问题。但同时，安非他命与可卡因似乎又能增进肌肉工作的能力。这些药物在一些耐力运动员中相当流行，包括自行车选手，还有那些参加通宵狂欢舞会的人，原因可能是这些药物真的增进了肌肉功能、促进血糖运送以供应肌肉活动之用，或只是让人觉得更有能量。即使没有安非他命，激烈的体力消耗本来就会使体温上升，而加上安非他命之后，体温的上升可能会变得致命。

对胎儿的影响

"快克婴儿"（在怀孕期间滥用快克或其他精神动作兴奋剂的妇女所生出的婴儿）受到的影响，可能比任何其他毒瘾的后遗症更能刺激美国公众对此的关注与讨伐。同样，大家也开始关注甲基安非他命婴儿，这些婴儿的大脑与身体病变，是否源于母亲在怀孕期接触的毒品？答案不得而知，部分原因是几乎没有人只滥用一种药物，滥用可卡因的孕期妇女几乎毫无例外地也会抽烟、酗酒。此外，她们往往无法获得妥善的医疗照顾，得不到足够的产前护理。在这些婴幼儿的问题中，可卡因到底扮演什么角色，我们很难区分。

然而，在子宫内接触到这些药物，可能会导致许多严重的问题。许多接触可卡因或甲基安非他命的婴儿都是早产儿，且出生时体重过低，有一些甚至在出生之前便出现重大状况，如中风。准妈妈吸食可卡因，也可能导致胎盘过早从子宫剥离，如此一来，胎儿的血液供应可能会中断，造成大脑受损或死亡。但是，如果胎儿能足月分娩，这些后遗症可能大多不至于太严重。这些婴儿出现先天缺陷的比率会小幅增加，但这并不是主要的问题。许多在子宫里接触到兴奋剂的婴儿，出生时会特别躁动，对任何形式的感官刺激都过于敏感。这种情况通常会改善，婴儿可正常发育。并不是只有可卡因会造成这些影响（出生体重低、早产概率提高），母亲在怀孕时吸烟也有可能造成。尼古丁与可卡因有些共同之处：两者都使供应胎儿血液的血管强烈收缩，让胎儿得不到重要的营养物质。

这些孩子长大之后会发生什么状况？第一波接触可卡因的儿童进入学龄阶段后，研究人员发现他们发生学习障碍及注意力缺失多动症的比例较高，非常像母亲在怀孕期吸烟所生出的小孩。然而，若与社会经济地位较低和家庭生活环境混乱的同龄儿童相比，他们的情况并没有显著不同。这些还未出生就开始接触毒品的孩子，长大后是否也可能滥用药物？我们也没有明确答案。同样，我们也不知道他们出生前接触药品的经验，会否、如何影响其成年后对药物的反应。有些研究发现，这会增加他们成年后对药物的敏感性，而有些研究则发现反应降低。此外，生物学并不能决定一切，许多其他因素也会促使我们把手伸向药物，而不只有大脑的生物化学。由此看来，这些孩童可能还有其他劣势，因为他们很可能成长在滥用药物的家庭。

哌醋甲酯及使用兴奋剂来治疗注意力缺失多动症

哌醋甲酯（利他能）可能是目前美国最具争议的兴奋剂，它虽然既不是最危险的，也不是滥用最严重的，但是科学家、家长、教师及辅导员都对这种药物的医疗价值有很多的意见。在美国，最常用来治疗注意力缺失多动症（ADHD）的处方药就是哌醋甲酯，不过，安非他命与一些兴奋剂和非兴奋剂药物也可能用在这方面。这些药物是否真能提高注意力，至少在科学界都还有一点歧见。几乎每个临床研究都显示这些药物能提高注意力，且对所有人都有效。对于兴奋剂作用的"吊诡"迷思，就只是迷思。兴奋剂能提高正常人的注意力，对注意力不足的病患也有效。有些大学生发现了这个特性，为了提高学习成绩，会向其他学生或上网购买哌醋甲酯，有时甚至跟配合的医生购买。在一些压力大的学术环境，包括大学和医学院，学生将哌醋甲酯视为必要的工具，以求在竞争中得到较好的成绩。

人体影像研究让我们更加了解兴奋剂如何提高注意力。我们已经知道，当我们集中注意力时，部分大脑额叶皮质会变得活跃，并决定如何回应信息。这个区域在我们处理情绪时也相当活跃，并主管我们最高层次的思考，是我们"思考思想"的区域。兴奋剂药物能作用于这些区域，科学家认为，因该区域不够活化而产生的一些问题，也许能借此矫正。但这些都只是假设，兴奋剂到底如何提高注意力，作用原理仍不确定，然而，结果是肯定的。那么，争议在哪里？争议来自确诊 ADHD 的困难。健康而有活力的男孩，与冲动、有缺陷、持续躁动的孩子是有区别的。由于 ADHD 通常首先由老师或家长来认定，不守课堂规矩往往成为"诊断标准"的第一项。许多人忧心忡忡，认为我们不该给孩子吃药来使他们变乖，而医疗专业人士则循循善诱地主张我们必须治疗行为严重失序的孩童。在治疗过程中，药物扮演的角色也引发争议，医疗专业人员坚持吃药并不是唯一的解决方案，最好搭配适当的行为治疗策略，并与病患家属密切合作。这个争议不太可能在短期内解决，然而，科学家正在努力了解 ADHD 患者的大脑解剖或功能是否有任何可见的差异，并正在研究 ADHD 可能存在的遗传因素。最后要说的是，将该药品在学生身上使用，是建立在它能够帮助人们摆脱注意力缺失多动症，重返正常状态的假设前提上的。不幸的是，这个假设不一定成立。你的大脑额叶皮质只喜欢合适剂量的兴奋剂——过少或是过多都会造成其功能退化。另外，关于兴奋剂能够改善学习和记忆能力的都是一些传统证据。它们有可能可以使学生保持清醒来进行学习，也可以帮助患注意力缺失多动症的孩子集中精力做事（如进行考试），使他们可以完成更多题目并取得更好的分数。但是，兴奋剂能够改善学习能力本身的证据还是存在矛盾的。

兴奋剂的作用方式

愉悦感、血压升高、食欲不振和注意力等，到底有什么共同点，使之都受到兴奋剂的影响？这些行为／身体功能都由一群相关的神经递质所调控，也就是生物胺（biogenic amine）或单胺类神经递质。去甲肾上腺素、肾上腺素、多巴胺及血清素都属于这一类，化学结构相近，但各有自己的功能，负责调节一组特定行为。精神动作兴奋剂能增加突触中所有单胺类神经递质的量，它们在单胺的种类和含量上差别很大，有些毒品如可卡因，就三者都含有。产生的作用就像所有释放单胺类神经递质的神经元同时活化了，难怪兴奋剂的影响如此复杂。其他药物如 MDPV，只会增加多巴胺和去甲肾上腺素，效果更有限。研究表明，从柯特到"浴盐"，兴奋剂产生的行为和生理作用与药物增强的每种单胺数量可以预测性地保持一致。

正如我们前文所提，去甲肾上腺素是交感神经系统的化学传导物质，而肾上腺素是肾上腺髓质的传导物质，是交感神经系统中一个很特别的部分，对战斗或溃逃反应尤其重要。去甲肾上腺素也存在于大脑中的一些特定神经元，即去甲肾上腺素神经元，负责管理战斗或溃逃反应的行为部分，使身体和大脑处于备战状态，包括注意周边的环境（不是单纯的维生活动，如吃东西），并对风险做出评估，是否应逃跑。因此，这种神经元也让身体为生理活动做好准备：心跳加快、将葡萄糖和氧气送到肌肉组织，以及舒张呼吸道，以促进呼吸。多巴胺神经元的功能则有些不同，但非常重要：负责增强或奖赏作用（产生愉悦感），我们在第十五章"成瘾机制"中将讨论。此外，这些神经元也控制目的性运动及影响某些激素的释放。帕金森病患者就是因为流失多巴胺神经元而逐渐丧失自主运动能力，导致失能。多巴胺神经元也可能是精神动作兴奋剂能增强注意力和计划性／排序性（执行功能）的原因。血清素参与睡眠及情绪调节，也负责控制食欲、体温及更多"植物性"功能。（这个名称有点奇怪，胡萝卜怎么可能控制体温呢？）

想象一下，一个人服用安非他命类兴奋剂后会发生什么事：他的身体会为战斗或溃逃反应做好准备，在生理方面，他的心跳加快、血压升高；在精神上，则进入高度警戒状态（通过去甲肾上腺素）。他会探索所处环境，四处移动（或许有意识，或许没有），并感到愉悦（拜多巴胺所赐）。他会停止进食，提高体温，并释放许多激素（通过血清素）。其中的一些反应似乎彼此冲突，例如，如果身体能试着降低多余的热度而不是升高温度，对生理活动的准备来说，应该比较好，而过度使用兴奋剂会危害身体，原因也在于此。

兴奋剂阻止单胺类神经递质的"回收"

单胺神经元有一种机制能阻挡神经传导和"回收"神经递质，而兴奋剂的作用便是干扰这种机制，使神经元持续受到刺激。在正常状况下，单胺神经元会启动神经冲动并释放神经递质，这些物质通过突触，作用在其受体上。随后，单胺神经元会将这些神经递质"泵"回神经元，加以回收。这个过程能消除突触中的单胺类，是这些神经元在启动之后还能"关闭"神经传导的主要方法。可卡因、安非他命和"浴盐"这些兴奋剂都能阻止这个泵回神经递质的作用，结果是去甲肾上腺素、多巴胺及血清素在释放之后在突触停留更久，这些神经递质的影响也持续更久。可卡因与安非他命之间有一个细微但很重要的差异：安非他命会运用这个泵回的机制进入神经末梢，并在进入后引发神经递质大量"倾倒"至突触。因此，比起可卡因，安非他命更能大幅增加神经递质的量。任何释放神经递质的兴奋剂，都比只阻断摄取的兴奋剂更有显著效果。

神经递质如何参与兴奋剂的作用	
去甲肾上腺素	血压升高、心跳加快 支气管扩张 促使脂肪分解 唤起作用 影响食欲
色氨酸	体温升高 影响食欲
多巴胺	肢体运动 快感：上瘾 注意力

安非他命与哌醋甲酯或麻黄素有何不同？

安非他命与甲基安非他命、可卡因、麻黄素及哌醋甲酯等药物所造成的精神兴奋作用各有不同，为什么会有这些差异？首先，无法进入大脑的药物，只能影响周边神经系统，麻黄素是很好的例子，因为不容易进入大脑，因此对心血管系统及其他"身体"系统的影响远远高于对情绪或食欲的影响。然而，能否进入大脑并不是影响药效的唯一因素。安非他命、可卡因和哌醋甲酯都能进入大脑，但效果也不尽相同。所有精神动作兴奋剂可能有的作用，可卡因与安非他命都有，包括提高注意力及警觉性，以及可能使人上瘾的愉悦效果。可卡因与安非他命还会增加所有单胺类神经递质的量，使呼吸加快、心跳加速、血压升高，作用就跟交感神经系统受到活化一样。相反，哌醋甲酯影响多巴胺胜过影响去甲肾上腺素，因此对心跳及呼吸的影响较小。了解这些重要的机制已经帮助科学家迅速搞清了新的"浴盐"产品的作用。有一些药品，如 MDPV，只抑制多巴胺和去甲肾上腺素的分泌，药效非常强，会对心血管造成非常危险的刺激。其他一些药品，如甲氧麻黄酮，具有类似安非他命释放所有一元胺的作用。醋酸甲泼尼龙制剂和甲氧麻黄酮更像 MDMA（见第三章"摇头丸"），对多巴胺和血清素具有很大影响，但是也释放去甲肾上腺素。这些药品都具有很强的药效，其作用原理会引起严重的交感神经刺激，也会使体温升高。对于很多其他种类的药品来说，还没有做科学研究，但是似乎都会或多或少地抑制多巴胺的摄取；多巴胺、去甲肾上腺素和血清素之间的平衡将决定最终药效。所有抑制多巴胺的摄取或释放多巴胺的药物都将有使人上瘾的潜在性。所有抑制去甲肾上腺素的摄取或者释放去甲肾上腺素的药物都会刺激交感神经系统，对心血管具有潜在的危险。影响血清素的药物多少与类似 MDMA 的"放心药"有关联，并对人体体温有更大的潜在危险。

对所有单胺类有显著影响的药物	可卡因、MDPV、甲氧麻黄酮、醋酸甲泼尼龙制剂
主要影响多巴胺和去甲肾上腺素的药物	哌醋甲酯、安非他命、甲基安非他命、甲卡西酮、MDPV、阿尔法 -PVP
主要影响去甲肾上腺素的药物	麻黄素

可卡因可能引发癫痫

可卡因的效果非常独特，还记得弗洛伊德的朋友初次使用可卡因的经验吗？他用可卡因来进行局部麻醉——阻断疼痛刺激反应的神经传导。目前，医院不常用可卡因来进行局部麻醉，因为其他药物可以达到同样效果，却不会像可卡因一样造成上瘾。然而，可卡因的局部麻醉作用也许可以说明它独一无二的毒性。当可卡因的使用剂量远大于能对情绪产生最大影响的量时，会引发癫痫发作。其他兴奋剂完全不会这样，或者只在极高剂量时才有很小的可能。由于其他局部麻醉剂也可能引发癫痫，我们认为，可卡因的这种影响是出于麻醉作用。

成瘾、耐受性、依赖性及戒断

可卡因导致上瘾的问题，可以视为科学成功的产物。数千年来，南美洲文化都使用可卡因来增加耐力及工作能力，基本上没有传出上瘾问题。将古柯叶与碱性物质一起咀嚼并吞进肚子里，然后慢慢吸收，只会产生温和的刺激作用，不会出现强烈的快感，且非常安全。

现在使用的可卡因与安非他命配方，与过去完全不同。可卡因之所以使人上瘾，部分原因可能出在进入体内的方式。在血液中的浓度快速上升，可能是重要的因素。和香烟能在短时间内使尼古丁渗入血液中一样，吸入快克也使可卡因迅速进入大脑。近年来，冰毒（吸入式甲基安非他命）的上瘾问题急速增加，让这个见解更为可信。"浴盐"被证明是所有兴奋剂中最具亲脂性的，即使用鼻吸也会很快进入大脑。

动物实验显示了可卡因独特的吸引力，动物会为了单一静脉注射剂量的可卡因或甲基安非他命而按下杠杆数百次。最新资料表明，它们会为了 MDPV 更多次地按下杠杆。相比之下，大多数动物并不会自愿摄取危险剂量的酒精或尼古丁，且往往会以稳定的模式限制海洛因的摄取量。可卡因上瘾者通常表示，只有一个原因能让他们停止疯狂吸食，那就是可卡因用完了。一个用药者这样描述："如果我待在堆满可卡因的房间，我会一直用，直到用光都不满足。"

这是否意味着，所有使用兴奋剂的人都会上瘾？有许多人长期使用精神动作兴奋剂，包括 ADHD 儿童乃至卡车司机，但从来没有出现强迫性使用的模式。医生开出的妥善处方在临床使用上通常非常安全。遵照规定的时间服用药物，而不是"有需要"就吃，也有助于避开自我用药导致强迫性使用的模式。科学家在实验室中也观察到类似的差异，如果让猴子自由使用可卡因，它们会不断增加摄取量，直到剂量足以产生毒性为止，但如果限制它们每天只能用药几小时，就可以维持好几个月的稳定摄取量。另一个影响因素是用药的原因及环境，卡车司机和大学生通常只在特定环境从事特定任务时才服用药物（也就是在道路上驾驶或通宵读书时），一旦身处不同环境，没有任何与用药相关的典型刺激，要戒药就容易多了。

毫无疑问，精神动作兴奋剂会令人上瘾，正如第十五章"成瘾机制"所描述，这些药物作用在多巴胺神经元上，而多巴胺神经元在成瘾上扮演了重要角色。还有，安非他命或可卡因可简单作为天然增强物（如美食与性）的替代品。在本书中，没有任何药物能像这二者这样直接作用于大脑奖赏系统，也不那么容易上瘾。是否有人可以把兴奋剂用在娱乐上却不上瘾？也许有，但我们也知道，人们使用可卡因或安非他命的冲动，往往远高于其他致瘾药物。

长时间使用兴奋剂会对某些刺激作用产生耐受性，如抑制食欲的作用，且持续使用比不规则使用更容易产生耐受性，这也是用安非他命来减肥并不是很有效的原因之一。单次使用也会产生耐受性，使用者因而越来越难得到快感，因此人们会一直增加注射频率（"追高"）。然而，耐受性发展得快，逆转也很快，只要停药几天就可以恢复敏感性。事实上，有些药物作用还会随着时间而逐渐增强，肌肉骨骼刺激作用就是一种会越来越强大的行为模式。人们第一次使用安非他命时，很少会表现出强烈的重复行为，不过，这却是长期使用者常见的行为影响。时间越久，是否也越容易对兴奋剂上瘾？我们真的没有肯定的答案，不过，使用的方式可能确实扮演着重要的角色。

兴奋剂戒断危险吗？虽然兴奋剂戒断有明确的症状，但并没有致命之虞。长期使用兴奋剂后突然停药，会完全失去活力，有一段时间非常疲惫，睡眠时间很长，通常有抑郁症状，可能因长时间食物摄取不足而导致食欲反弹增加，而且在这段时间会非常渴求药物。一个特别难受的症状是无法感到愉悦，即快感缺失（anhedonia），对一个刻意用药物来猛烈刺激大脑快乐中枢的人来说，这样的症状并不令人意外。一旦除去药物，大脑快乐中枢的人工刺激也消失了。在停药的最初几天，多巴胺神经元的活动似乎处于受抑制的状态。从来没有人会因为好几天没有乐趣而死亡，但是在缺乏任何正面感受的情况下，用毒品来让自己更好受的诱惑会越来越强烈。快感缺失被认为是人们停药一段时间后又开始用药的主因，我们不确定这些症状会持续多久，但长期用药者在戒断期间对药物的渴求可能将持续好几个月。

减肥药

最初的减肥药是用安非他命制成的，原理是利用安非他命类药物抑制食欲的功效。不幸的是，这种药物有抑制食欲的作用，也会让人上瘾，因此制药公司投入了数百万美元，希望研发出有效但无致瘾之虞的减肥成分，因而对控制食欲的神经机制有了新的了解。安非他命抑制食欲的作用，可能来自去甲肾上腺素及血清素的释放，而上瘾特性则来自多巴胺的释放。比较新的药物，如西布曲明（如 Meridia，中文叫作"诺美婷"），能更有选择性地作用于去甲肾上腺素及血清素，而没有安非他命的滥用问题。然而，西布曲明中所含肾上腺素的效果会导致心血管刺激，因此这种产品已经在市场上下架了。新型减肥药氯卡色林（lorcaserin），对多种 5- 羟色胺受体（5-HT2c）中的一种起作用，非常有效，且不会增加去甲肾上腺素药物对心血管的不良反应，也没有增加多巴胺药物的潜在成瘾性。此外，与食欲调节机制有关的信息越来越多，也让许多新型药物纷纷出炉，这些药物都不是针对单胺类神经传导系统。

所有能抑制食欲的药物都需要医生处方，然而，药房也有许多非处方药标榜有此效用，实际上却几乎没有效果。铬是目前健康食品店的新宠，标榜能够燃烧脂肪。有些研究显示铬能稍微增进胰岛素的作用，然而，那最多也只有很轻微的影响，且无法确定长期使用安不安全。

麻黄素同时具有抑制食欲和燃烧热量的作用，是减肥人士的另一个最爱。相关的研究佐证稍微多一点，但也不多。如果只摄取安全剂量，麻黄素不会进入大脑，因此无法抑制食欲，可能会增加一点点能量代谢，却严重影响心跳和血压。市场上的麻黄素代用品（如苦橙）也不会进入大脑，它们都会影响心血管功能，但它们对厌食症都不怎么有效（详情参见第五章"草本药"）。

兴奋剂的毒性与过量

精神动作兴奋剂可能导致三个严重的健康问题。首先，单一剂量的毒性就可能过量致死。其次，长期使用会增加剂量，导致特定的行为问题。最后，还有许多与长期使用相关的健康问题，那并不是药物引起的特定作用，而是源于使用兴奋剂的生活方式。

这些药物的娱乐使用剂量全有致命之虞。安非他命、甲基安非他命、可卡因、哌醋甲酯和麻黄素等药物，在临床上适量使用单一剂量很少会导致死亡，除非病患有潜在的健康问题（动脉瘤、冠状动脉疾病等）。不过，使用地下实验室非法合成毒品的人，很少会知道实际服用的剂量。此外，滥用兴奋剂的人经常在很短的时间内重复注射或吸入药物，如此一来，血液中的药物浓度也会逐渐累积到中毒剂量。吸毒者通常会持续使用可卡因或安非他命，直到出现不良反应为止，但如果药物在体内迅速累积，这类警告信号出现时可能为时已晚。这种对剂量掌握的不确定性在新产品"浴盐"中尤为严重。这种药品常以松散的粉末出现，吸食者没有经验加上大量的市场售卖会导致频繁的过量吸食。血液中的药物浓度上升到中毒水平，会发生什么事？第一个作用就是该药物的典型反应放大了：精力充沛和机敏变成焦躁悸动，甚至是偏执或敌意，肢体动作增加，成为没有目的的重复动作，如重复画着紧密的线条，把手表拆开再重组零件，或一直说话却不听别人说话。心跳稍微加快，或因为心跳节律被打乱而心悸或胸痛，还有皮肤因体温升高而潮红。由于药物对血管的作用，常会出现头痛，可能也伴随着恶心和呕吐。这样的中毒剂量也可能导致中风、心肌梗死或致命高烧。可卡因的模式有一点不同，体温升高的情况比较少见，但常导致癫痫发作，因此，一些没有癫痫病史的青少年或年轻成人若因癫痫发作被送进急诊室，几乎都会先进行可卡因筛检。科学家一度认为，反复使用可卡因会减低人体癫痫发作的阈值，但后续研究并未支持这个理论。癫痫发作可能发生在可卡因"吸食生涯"的任何时刻，第 1 次、第 20 次或第 100 次，许多长期使用者到最后都会癫痫发作，原因可能不是出在大脑的一些永久性改变，而是不断提高剂量的使用方式导致血液中药物浓度越来越高。

套句莎士比亚的名言，正如酒精"挑起你的欲望，却压抑你的雄风"一样，兴奋剂，特别是可卡因，可能增加"性致"，却使性行为变得困难。兴奋剂导致阴茎血管收缩，难以维持勃起，并可能延缓射精。事实上，偶尔会有人利用后面这项特点，将可卡因涂抹在龟头上，以延长性行为！

　　长期使用精神动作兴奋剂也会产生一些严重的社会后遗症：血液中的兴奋剂浓度高，使敌意、偏执和好战等情绪越来越强烈，造成蓄意的暴力行为。许多使用高剂量兴奋剂的吸毒者会越来越觉得人们都在"跟他作对"，而他们也变得更容易激动、更容易动手。在枪支管制很宽松的国家，这种状况往往容易闹出人命。涉及枪支的暴力行为常与兴奋剂使用者有关。

　　长期使用兴奋剂会造成许多问题。当使用频率越来越高，那些奇特、重复的动作也变得更加极端。这些吸毒者可能出现许多自导自演的行为，例如不断想挑出假想中藏在皮肤下的昆虫，或重复拆解、组装某些设备；还可能是比较社会性的活动，如重复的性行为或对话。重复挑取皮肤下脏东西的行为，最后往往造成皮肤出现大片伤口，且常会感染。轻度至重度慢性安非他命中毒可能会出现偏执和攻击行为，症状类似偏执型精神分裂症，不过通常不会有后者的思考障碍。中毒者在住院几天之后，往往能恢复正常，但行为变化有时仍持续存在。

　　长期使用安非他命对身体的主要功能有什么影响？部分答案取决于药物的摄取方式。可卡因和安非他命是强力的血管收缩剂，会切断药物所在部位的血液供应。从鼻腔吸入可卡因可能会导致鼻黏膜供血不足而溃疡，而吸入可卡因烟或安非他命可能引起肺部小血管爆裂出血，长期口服甚至通过鼻腔吸入这些药物，可能导致胃溃疡或肠道损伤。此外，心脏疾病也相当常见，长期使用兴奋剂似乎会加速动脉粥样硬化（原因是脂肪块堵塞血管），并可能使心脏因缺氧而直接造成心肌损伤。长期使用兴奋剂造成的问题，有许多不是出自药物的直接影响。这些药物会抑制食欲，长期使用往往营养不良，并因此出现种种健康问题。有些使用者共用不干净的针头，或为了赚钱买药而从事性交易，染上肝炎、艾滋病及其他传染病的风险相当高。

最后，研究也指出，长期使用甲基安非他命可能引起慢性神经毒害，高剂量使用还会对神经元的多巴胺神经末梢造成持久伤害。神经本身并没有死亡，但神经末梢被"剪短"或剪除，使得神经末梢的密度减少，可用的多巴胺及血清素也大大减少。这对神经功能有什么影响？损失刚开始出现时，系统或许可以加以补偿，因此看不到明显的行为问题。然而，当这些人年纪变大，多巴胺神经元开始因为正常的老化而流失，神经元不足就有可能反映在运动或情绪障碍上。如果吸食者戒掉毒瘾，那么有些功能是可以恢复的（目前只有少量数据支持该观点）。此外，兴奋剂重度使用者的大脑也出现许多异常，已有报告指出神经细胞损伤及神经胶质细胞试图修复的证据，看起来与血液供应中断、老化或糖尿病造成的损伤很类似。这些大脑结构的差异，似乎与甲基安非他命重度使用者的记忆和决策困难有关。不过我们还不知道，这些行为改变到什么程度为止是可逆的。最后一个被提出但尚未有答案的问题是，长期使用 ADHD 药物是否会有上述影响？就大部分兴奋剂最糟糕的影响来说，答案是否定的，因为这些损失是由非常高的剂量造成的。然而，我们并不知道，大脑是否可能适应长期的使用，如同在某些方面的适应（如受体敏感性的改变）。这方面的研究仍在进行中，好消息是，大多数的研究显示，接受有效治疗的 ADHD 儿童（包括行为或药物治疗）不大可能对这些药物上瘾。

Part 2

第二部

第十三章

大脑基础知识

事物必须能与中枢神经系统（Central Nervous System，CNS）发生交互作用，才能改变我们对世界的感觉或感知。无论是啜饮美酒、从鼻腔吸入可卡因，还是看见充满魅力的人，都有赖于中枢神经系统的运作。要明白各种药物的运作机制，必须先了解一些掌握大脑功能的基本原则。

基本原则

第一，大脑不仅让我们拥有自我意识与记忆，也控制了非常基本且重要的身体功能，如心跳、血压和呼吸等。而各种药物可能强烈地影响这些功能。

第二，大脑有极度复杂的构造，拥有数千种神经细胞，神经细胞上则有数千种供不同药物作用的位置。不同的人使用了相同的药物，可能会因为这种复杂的特性而产生相当不同的经验。

第三，中枢神经系统依据经验改变自身的能力非常惊人，特别是在儿童和年轻人身上，这就是所谓的可塑性。我们的记忆和学习能力就是这种特性的应用，但中枢神经系统每日面对种种不同的影响，可能会在我们毫不知觉的情况下发生变化。

第四，药物无论用于医疗或娱乐，都可能改变中枢神经系统的可塑性。

神经细胞

想要完全了解大脑的运作方式，可以说是一种荒谬的想法。每当神经学家发现某些神经特性的成因，往往也开启了新的道路，引发新的问题。例如，没有人知道中枢神经系统如何储存记忆，但我们却知道许多能够改变记忆储存过程的方法。

大脑常被比喻为电脑，这个比喻有点泛滥，但并不算太差。大多数人都知道如何使用电脑，也知道要妥善对待光盘，却不清楚电脑如何运作。然而，使用者虽然不了解电脑如何运作，但还是知道如何插入光碟、打开屏幕、执行程序等。同样，我们对神经系统还有许多不了解之处，但只要具备一点知识，就可以帮助维持身体的健康。

首先，我们必须承认，大脑确实具有神奇的构造。神奇的地方在于，即使身处我们造成的艰难状况下，这个复杂的构造仍能良好运作。大脑的刺激作用与抑制作用间维持着相当精巧的平衡，好比跑车奔驰在蜿蜒的乡村道路上，需要以适当的力道踩踏油门（刺激）和刹车（抑制）来维持平稳。大脑的刹车就是抑制性化学物质，这些物质能抑制神经活化，方式是打开细胞膜的通道改变离子流，将细胞改变成无法激发信号（即产生动作电位）的电位。没有动作电位产生时，细胞就不会有任何动作，我们会说该细胞或细胞网络受到抑制。受抑制的细胞网络无法执行任务，功能便停止运作。无论是思考、感觉焦虑、保持清醒、疼痛反射、调节循环系统或者呼吸，都可能停止运作。受到过度刺激的神经网络就如同烧开的沸水或高速失控的跑车，会混乱地放电，随机地活化许多大脑区域，造成各式各样的感觉及动作。我们大多数人在一生中的多数时间里，大脑都维持着微妙的平衡，这使我们能够过正常的生活。这实在是件神奇的事情。

要了解这种微妙的平衡，以及药物如何打乱这种平衡，首先必须了解中枢神经系统的组成单元——神经细胞（或称神经元）。中枢神经系统除了神经元以外，还有许多支持神经元的细胞，但神经元是储存信息、产生感觉以及触发各种动作的地方。

神经元看起来有点像连根带叶的大树，中段是树干，顶部有许多树枝和树叶，另外还有同样有许多分枝的根系，中央的巨大主根则深入地底。许多神经元在显微镜下看起来就是这个样子，神经元"顶端"的接收区称为树突，接收来自其他神经元的信号，"主干"则带有细胞的遗传信息。最后，状似树根的轴突则从细胞体伸出并分枝，连接到其他神经细胞或肌肉细胞以传递信号。

和一般细胞一样，神经细胞也由细胞膜维持结构，细胞膜是脂质和蛋白质的混合物。非神经细胞（如血液细胞、肌肉细胞）的细胞膜构造大致相似，然而，神经元的细胞膜则依据神经元所在部位而有很大的差异。这些差异让细胞得以接收许多不同类型的信号，神经细胞将这些信号整合后，再送出自己的信号。每个神经元都是整体生物化学机制中非常复杂的一小部分，这种复杂性正是人类大脑如此小巧，却能够储存、处理庞大信息的原因。

神经细胞之间的连接

树突（或说接收区）是神经元与其他神经细胞的轴突（传导纤维）接触的部位。接触点称为突触，突触本身即具有复杂的构造，由突触前区与突触后区组成。神经细胞传送信息所用的轴突末端即属突触前区，轴突在此处从细小的神经纤维膨大成一群球状端点，称为突触前端。突触前端含有神经递质，神经递质被释放到突触前端与另一神经元突触后细胞（即接收信息的细胞）的树突之间的空隙。这些神经递质分子与突触后细胞上专属该神经递质的特殊受体发生反应，然后在千分之几秒内，这些受体便能在接收信息的细胞内引发各种电流或生物化学（或两者兼具）的信号。

单一神经元的树突上可能有大量突触，神经元的细胞本体则负责解读来自这些突触的所有信号并做出决定，所谓的决定，就是细胞本身是否要发送电流信号到自身的传导纤维（即轴突）。发送到轴突的信号称为动作电位，动作电位能引发其他部位的反应。当动作电位从神经细胞的突触传送到肌肉细胞，能使肌肉细胞收缩，从神经细胞传送到另一个神经细胞，则可能使接收的神经细胞活化或停止活动，这取决于神经递质所传递的信息类型。

因此，神经元须与其他神经元的突触连接才能获得信息，而要输出信息，则得让轴突发动一连串动作电位。动作电位只是快速的放电作用（约千分之一秒），而放电作用的发生速率，就是信息传送的速率。因此，当神经元在短暂时间内触发许多动作电位（最多可达每秒四百次），便可能对接收信号的细胞产生很大的影响，发动速率缓慢的信号，造成的影响则较小。

有些药物可能影响动作电位的产生和传递给轴突，但是这并不常见。这些药物会引起强烈且往往有害的变化，可能使神经元的活化完全终止。日本人爱吃的河豚的卵巢中有种化学物质就能产生这种作用，名为河豚毒素。河豚毒素的毒性相当强，吃下含有此毒素的鱼肉可能麻痹呼吸肌肉，导致死亡。日本料理的厨师必须接受专门训练且取得执照后，才能处理并供应河豚料理。海地的巫毒仪式也会使用河豚毒素的同类物质，使用者的举止会变得如僵尸一般。

大多数药物都是作用在突触前端，也就是神经递质释放的地方，或在突触后端神经递质受体的膜上。大部分影响人类行为的药物，主要作用位置都是突触。因此，要了解药物是如何影响中枢神经系统的，必须先了解突触。

突触前端是神经递质合成、包装、释放的地方，当动作电位从神经元的细胞本体传递到终端区时，电流信号会使驻留在终端区的蛋白质分子形状发生变化。这些分子侦测到电流信号，便在数毫秒内改变外形，在终端区的细胞膜上形成孔洞或通道。细胞膜外的钙离子通过孔洞流入终端区，然后启动一系列生化反应。这一系列反应会让神经递质分子通过终端区的细胞膜，向接收细胞的突触后区移动。

神经递质分子释放后会发生什么事？如果这些分子持续停

留，突触后神经元或肌肉纤维会不断受到影响，便无法接收到传递信号。因此，释放后的神经递质会经过三种管道移除，第一种是神经递质逐渐扩散到没有受体的部位，而后通过大脑的正常体液循环排除。第二种是以特定的化学物质将这些神经递质分解成没有作用的分子，送回细胞中。最后一种是，突触前端有一些特化的位点，能与具活性的神经递质分子结合，将分子运回端点，以供下次释放。有些药物能够对这些输送点作用，借此延长神经递质停留在突触后区的时间，以加强神经递质的作用，可卡因就是这类药物的绝佳案例。它能抑制神经递质多巴胺的回收，而多巴胺对大脑报偿中枢具有相当重要的作用。

神经递质的释放过程，可能受到作用于突触前端的化学物质所控制。有时神经元可能带有特定受体，这些受体一与神经递质结合，便能阻止该神经递质进一步释放，借此抑制对突触的作用。有时可能有别的受体也能调节同种神经递质的释放，而这些受体都是药物可能影响的重要位置。

受体的作用

我们接着来看看神经细胞的突触后区，这是神经递质受体分布的区域。突触后区的脂质细胞膜里嵌着能与神经递质分子发生反应的蛋白质，这些蛋白质的结构非常复杂，属于三维式的立体构造，其中具有的位点能与神经递质分子结合。事实上，这就如同锁和钥匙的原理，来自突触前端细胞的神经递质分子是钥匙，而突触后端的受体就是锁。当神经递质与受体分子结合，借此将钥匙"插进"锁头，锁便开始运作，生物电流活动也跟着启动。

锁与钥匙是个不错的比喻，但当然还是过于简化了。要打开门锁通常只有一种动作（将闩推进门里），但受体不一样，受体发挥作用可能需要多个动作，且每个步骤都可能受药物影响而改变。受体的头两个动作便是引发电流和生化反应，而以电流反应的速度最快。

受体分子与神经递质结合后，便能改变形状，开启进入细胞的通道（孔洞）。这些通道让带电的分子（即离子）能够进出细胞，而电荷移动便产生穿越细胞膜的电子信号。

神经元带有电荷，通常细胞内的电位相对于细胞外是负的（约 0.1 伏特），这就是静止电位（resting potential），此时神经元不触发任何动作电位。当细胞内部电位往正值提升到某个程度（约 0.04 伏特）时，动作电位开始启动，细胞便将动作电位传导至下一个细胞。

因此，突触释放的神经递质改变突触后受体附近膜上的电荷，从而控制细胞是否发动动作电位。例如，当受体打开细胞通道让离子进入，使负电荷变低，细胞便逐渐形成动作电位。假设受体开启细胞通道后，细胞内的负电荷变得更强，细胞便难以发动动作电位。神经细胞有数百万个突触，细胞必须汇总所有电流活动，以总和的量来决定细胞是否启动动作电位。这些促进或抑制细胞启动（兴奋性与抑制性）的电流活动，都发生在神经元的细胞体及其周围，也就是动作电位产生的地方。因此，细胞的所有突触活动都汇集在细胞体，让细胞依据细胞膜两端的电压来决定是否要发动信号。

中枢神经系统中，最常见的两种神经递质是氨基酸 GABA（γ- 氨基丁酸）和谷氨酸，分别属于抑制性及兴奋性的氨基酸神经递质。中枢神经系统中瞬息万变的处理过程，大部分都是由这些神经递质负责。任何一种神经递质受到强烈阻断时，都会严重干扰中枢神经系统的正常运作。这些神经递质的受体有许多亚型，每一种亚型具有不同的特征，某些药物借助活化特定亚型，而非该种亚型所属的全部受体，就能产生十分独特的药效。

受体能够在神经细胞内启动一系列的生化事件，无论是让钙离子进入细胞，还是直接活化细胞内的酶，活化的受体可能多方面地改变细胞的生化环境。生化信号则能改变不同传导物质的受体数量，改变受体辨识传导物质的程度，或者甚至改变细胞的基因调控系统，确切而言，这牵涉到数千种不同过程，难怪与受体交互作用的药物能够发挥如此独特且强大的效果。

拜丰富多样的受体和生化信号路径所赐，人类大脑比计算机复杂得多。人脑中可能有多达一百种神经递质。不只一个正或负的信号，而是有无限多种信号，每种都由不同的神经递质产生——从上文描述的微小快速的兴奋，到长时间、缓慢、强大的抑制。这种多样性也使人类能够设计出具有特定效果的药物。本书提到许多作用于特定受体、受体调节位点或生化信号路径的药物，虽然我们已经非常了解这些化学物质的运作方式，但我们应该把药理学家的口头禅谨记在心："每种药物都有两种作用，一种是我知道的，一种是我不知道的。"

神经元集合组成大脑特化的区域

神经元是大脑的基本组成单元，神经元之间的连接方式决定了所属区域的功能。有个幽默老漫画是这样的，一名神经外科医生在手术室说："嗯，轮到钢琴课了。"幽默漫画在戏谑中往往也有些事实根据，这幅也不例外。大脑分成许多特化区域，分别控制语言、听力、视力、精细动作、大动作、学习、愤怒、恐惧等许多功能。

若能了解这些功能背后的信号传递分别由哪些神经递质和受体负责，将会带来很多好处，因为这样我们就可以设计出作用专一的药物，精准调节这些功能。然而，这方面的知识目前仍相当匮乏，就算我们确实了解，也得面对另一个复杂问题——神经元之间的联结模式。神经化学固然重要，但神经元的联结模式也同样不可小觑，这些联结非常专一，尽管我们对大脑区域间的整体联结路径已颇有认识，但对于较小区域内神经细胞的联结方式，却所知有限。

所有行为，不论简单或复杂，都仰赖神经元之间复杂的联结。即使是灰尘进入眼睛时眨眨眼这最简单的反应，都涉及许多相连的神经。因此，药物改变某个过程所带来的效用，也必须取决于该过程在神经网络运作中所扮演的角色。我们对于神经细胞联结方式的有限知识，使我们无法完全了解药物的所有作用。

中枢神经系统控制身体的基本功能

在以下章节，我们将讨论大脑功能中最令人兴奋的部分，学习和记忆。不过，我们必须明白，中枢神经系统几乎控制着我们的一切：我们如何通过感官（视觉、听觉、嗅觉、味觉、触觉）感知世界；从想去做到完成一件事，我们是如何行动的；我们的动机和情绪（悲伤、兴奋、沮丧、焦虑、高兴、困惑等），以及我们如何组织它们。当你闻到甜甜圈的味道时，会流口水，会感到饥肠辘辘，也许还会因为想吃东西而感到高兴。于是你变得有动力去找甜甜圈，用你的其他感官去做，激活你的运动系统。大脑还控制着维持生命的一些非常重要的身体功能。这些功能很无趣，然而一旦发生异常，就会立刻引起关注。中枢神经系统所控制的三大维生功能包括循环系统（心脏及血管）、呼吸系统和反射系统（反射是指我们面对威胁时下意识做出的瞬间反应）。

人体的循环系统能够自主调控以维持某种稳定状态，但大脑能够轻易调节这种平衡点。例如，当我们愤怒和沮丧的时候，心跳率、血压都会上升，中枢神经系统也会刺激呼吸系统，导致呼吸加速。大脑判断此刻身体不应维持在"一般"状态，而是要为战斗或溃逃做好准备。相反，当我们心情平静，或者在冥想状态下，心跳率、血压都会下降，呼吸也会减缓。

中枢神经系统的反射系统也同样重要，但往往被人遗忘。一般人讨论药物和用药安全时，往往会谈到心跳和呼吸，却较少提及反射系统如何确保我们的安全。举例而言，当手碰到高温表面时会马上缩回，这是一种纯粹由脊髓传导信号所引发的反射动作。手指和手的感觉神经向脊髓送出强大的危险信号，这个信号刺激了引发运动的神经元，然后通过一种略微复杂的过程将手缩回，这一连串过程甚至在大脑意识到疼痛信号之前就已结束了。

有个更重要的例子，是清除呼吸道以利于呼吸顺畅的反射。你可曾注意，当异物碰触到喉咙后方的呼吸道时，身体的反应是多么快速而激烈。这项反射可说攸关性命，假使这种反射遭到药物抑制，那么在异物（如呕吐物）堵塞气管时，身体很可能无法清除异物，使人缺氧而死。能够影响身体基本功能的药物不胜枚举，这部分药效不是很有趣或引人入胜，但却是每个人都必须了解的。

中枢神经系统的可塑性：从经验中学习

本章第三项基本原则提到，中枢神经系统会从经验中学习，也就是说，中枢神经系统会重整部分神经化学反应及神经联结模式，让大脑记住特定经验。我们必须了解，这种可塑性是个广泛的概念，中枢神经系统不仅能记忆我们的意识所经历的事件，也能因应各种信息（如药物的持续存在）而做出改变。

中枢神经系统可塑性最令人熟悉的形式，就是单纯地记忆各种经验的能力，如记住面孔、气味、姓名、讲课内容等。我们尚未完全了解这种学习过程背后的神经生物学机制，但已有一些线索。突触似乎对学习功能非常重要。

如上所述，神经细胞的突触非常复杂，突触前区与突触后区牵涉大量的生化机制运作。我们认为，记忆是许多突触逐一改变所建立的：某些反复受到刺激的突触会改变运作方式（学习），而这种改变会维持很久。这是学习能力在电流信号上的表现形式，科学家称之为长效增益（long-term potentiation，LTP），这是两个神经元间的突触受到刺激时，神经元间的电流信号获得持久性强化（增效）的一种现象。

我们不知道这是如何发生的，也许与神经元释放或接收神经递质（或两者兼有）时的一连串生物化学变化有关。就突触前端而言，增加突触前端数量，或者在数量不变的情况下释放更多神经递质，以及减少对神经递质的移除作用等，这些都能强化突触。就突触后端来说，增加受体数量、改变受体的功能特性、改变突触后的位点与神经元其他部位的耦合方式，或者改变突触后神经元的生化特性，也可能强化突触。关于长效增益的真正作用机制，科学界尚有争议，这个问题可能在短时间内无法厘清。

几乎所有神经元都能以多种方式调整自身运作来适应各种状况，包括增加或减少神经递质产量、改变细胞表面的受体数量、改变负责向轴突传递电流刺激的分子数目等。当神经回路被过度刺激，可能会去除一些刺激性神经递质的受体，借此减少刺激。此时就算神经回路接收到大量信号，也不会产生那么强烈的反应。另外，如果神经回路接收到的刺激远少于平常，也可能借助提高对刺激的敏感性来加以适应。这就是大脑保持平衡的方法。

这样的生化可塑性无时不在，这是大脑正常功能的一部分。然而，这也可能导致大脑功能异常。例如，我们认为抑郁症患者的情绪剧烈变化，是由大脑特定神经元所受的刺激改变，引起神经递质的受体数量跟着改变所造成。

　　神经元与突触能够"学习"，那么也可能"遗忘"吗？答案似乎是肯定的。上文提到，以特定方式刺激神经路径会使神经路径"学习"而产生不同的反应方式。以另一种方式（缓慢且持续）刺激神经路径则可能引发去增效作用（depotentiation），这项作用似乎与长效增益作用正好相反。这件事有何意义呢？去增效作用就像是突触的"失忆"，因此相当重要。持久、缓慢的活化，或强烈而频繁的活化（如癫痫发作时的活化）都能引发去增效作用。这可能是种保护机制，防止癫痫或脑损伤所产生的新信息被传送到中枢神经系统的神经回路。同样，这项作用很可能也是通过神经细胞的信号传递路径完成的，因此也可能被药物影响。

　　神经联结中电流信号强度逐渐改变的过程似乎相当复杂，但记忆很可能就以这种方式形成，这件事凭直觉就不难了解。大脑真的发生了实体的改变吗？我们过去认为，人一旦成年后，大脑就不再改变。然而，越来越多的研究显示，神经元也可能因为早期经验而发生实际的形状变化。我们知道，大脑有某些神经元会受几种激素影响而改变形状。至少在动物实验中，对动物施以特定激素能够刺激神经元的树突长出小突起，或称"尖刺"（spine）。还有其他研究显示，突触历经不同程度的活化后，能逐渐自我重塑，因此，神经元之间的联结可能消失，也可能重建。举例而言，长时间遭受压力似乎能使神经元树突上的突触萎缩，这或许正是人长期承受压力会引起认知失调的原因。

　　我们很早就知道低等动物会有这样的现象，例如鸟类学习新的鸣叫方式时，大脑特定部位的结构会发生改变。人们一度认为哺乳动物的大脑缺乏这种结构可塑性，然而，最近的研究显示大鼠的大脑也有类似的变化，因此科学家认为，这可能也是所有哺乳动物共有的现象。

神经可塑性研究近来最令人兴奋的进展，是我们发现大脑其实能够制造新的神经元。过去人们一直以为，这种神经新生（neurogenesis）大多发生于胎儿发育阶段。但现在我们发现，成人的大脑也会发生这种现象。神经新生是神经干细胞转化为功能性神经元的结果，转化发生的概率似乎会随着身体遭受伤害或其他病理因素而增加，长期承受压力则会降低这样的概率。就如同大多数神经科学研究，这些数据主要来自动物实验，实验对象通常是大鼠，因此研究结果是否适用于人类，也同样有待确认。

关于药物对动物神经新生的影响，目前已经有一些有趣的发现。抑郁症似乎会抑制神经新生，而以抗抑郁药治疗则能恢复神经新生作用。美国北卡罗来纳大学的富尔顿·克鲁斯（Fulton Crews）有项惊人发现，恰与本书主题相关：让大鼠暴露于大量酒精之下，这会抑制其大脑的神经新生作用，特别是青春期阶段正在快速发育的前脑。这项发现具有相当大的潜在意义，因为青少年可能常以狂饮方式摄入酒精，这样的行为是否会损伤大脑发育？其他药物是否也会带来类似影响？这个现象确实会发生在人类身上吗？未来的研究应该能解答这些问题，但现在我们所能获得的警讯就是，滥用药物很可能对青少年的大脑发育造成深远影响。

大脑所有区域都能够学习吗？

以上所描述的各种现象，不只发生在单一区域。大脑确实存在特化的神经网络，特别是在海马回中。海马回是大脑主掌学习与建立记忆的区域，这个区域受损的人无法学习新的知识，但记得受损前发生的事。回头来说，大脑任何部位都可能发生各种形式的可塑性，调节所有的大脑功能。

大脑所有运作程序都必须健全，才能维持人体正常运作。所有神经传导系统也都必须运作正常。当刺激过于强烈或不足时，为了恢复平衡，大脑必须针对经验逐渐自我改变，也就是学习。

发育中的大脑

虽然成年人的大脑经常在改变，但若与发育期相比，简直是小巫见大巫。大脑的组合是一段缜密的过程，牵涉神经元的增长，以及周围的化学信号传递。神经元逐步寻找正确的位置后相连，并维持这些联结。在这段过程中，大脑结构的实体变化是相当惊人的，每天都有新的突触快速联结。成长中的大脑也会"遗忘"，许多增长的神经未能联结到任何目标，于是在成长过程中死亡。其他神经元则不断重塑彼此的联结，直到完全正确为止。在激烈的生长过程中，神经元必须保持活跃，否则无法进行适当的联结。因此，所谓的变化在成人的大脑中不过是将某个路径关闭一段时间，但对发育中的大脑来说可能会产生严重后果。

生长中的神经元会受到许多作用影响，但这些作用不见得能影响成人大脑的神经元。例如接触抑制细胞生长的物质只会对成人大脑产生些许影响，但对发育中的大脑而言却是巨大的冲击。具有神经毒性的汞就是很好的例子，汞会影响成人大脑的功能，并可能导致严重但基本上可逆的脑功能损伤。然而，胎儿的大脑若接触到汞，发育将会受到全面干扰，造成严重的智能迟缓。日本的沿海小镇水俣，就曾经因为工业用的汞外泄到附近水域，使该水域的鱼类遭受污染。而这些鱼类正是当地人的食物，许多成人因此罹病。虽然成人最后都能痊愈，但是许多出生在这个时期的儿童，大脑发育受到严重影响，因此终其一生都处于智能迟缓的状态。

近年来医学影像技术的发展，使我们终于可以研究人类出生到成年各阶段的大脑发育。有些有趣的研究，是利用核磁共振成像（MRI）技术侦测大脑白质，大脑白质是神经细胞轴突上具绝缘作用的髓鞘。大脑发育成熟后，细胞间的联结也永久固定，髓鞘便担负起隔绝功能。因此，观测髓鞘的影像能让科学家了解大脑区域的发育程度。值得注意的是，人脑直到青春期后期都还没发育完全。最后发育完成的区域是额叶区，额叶区关系到我们抑制不当行为、处理复杂任务以及做出事前规划的能力。当我们讲述这项发现时，常会提到从大脑的角度来看，青少年不是"年轻的成人"，而是"大孩子"。

我们认为，让孩子知道自己的大脑在青春期阶段仍在发育，是一件很重要的事情。这意味着让他们有机会去稍微掌控大脑最重要区域的最后发育阶段。

我们或其他研究者的实验室都纷纷开始研究药物对青少年大脑的影响。这些研究大多集中在酒精与其他药物的急性效应上，但一些流行病学研究也检视了药物滥用与大脑病理学之间的关联。我们也已在本书相关章节讨论过这些议题，主要是针对酒精和大麻。

药品与大脑可塑性

无论大脑学习能力的确切机制为何，我们已经掌握了有效的证据，能够支持突触变化、神经可塑性与学习之间的关联。其中最有力的证据来自药物研究，能阻断长效增益作用发展的化学物质，往往也能阻断神经可塑性的其他表现形式，尤其是学习。

例如，有一种称为 AP-5（D-2-amino-5-phosphonopentanoate）的药物能阻断兴奋性神经递质谷氨酸的某些亚型。这种特定亚型的谷氨酸受体，也就是 NMDA 受体，具有一种特性：在细胞接收到其他突触的兴奋性信号后才让钙离子进入细胞。这些钙离子进入细胞后能在突触里引发长效增益作用，因此，NMDA 受体就像细胞记忆功能的开关，当细胞接收信号且 NMDA 受体被活化时，细胞便借助强化突触来"记住"这个信号。

我们何其有幸能找到 NMDA 受体，因为在学习及其他形式的神经可塑性当中，这似乎是最重要的受体。NMDA 受体可以让我们更加了解记忆形成的机制，以及药物如何干扰记忆。在实验室的实验当中，如果我们以化学物质阻断 NMDA 受体，使谷氨酸无法与受体结合，那么长效增益作用便不会发生，于是大鼠无法学习走迷宫，中枢神经系统受伤后也无法重新联结神经。我们完全有理由相信，人的学习能力和神经可塑性也可能受到类似的阻断作用抑制。

酒精会阻断大鼠的 NMDA 受体，抑制长效增益作用和学习走迷宫的能力，因此，现在我们终于完全了解，为什么我们无法记得喝醉后所做的事情（详见第一章"酒精"）。

许多药物无疑会影响大脑的学习能力，但是，哪些药物会产生哪些影响，又会持续多久？药物影响学习最经典的例子，来自一名制药公司的业务代表，他在飞机上告诉我们这个故事：他的公司有几名专业人员出国参加短期会议，由于几乎一到达目的地就要开始演讲，因此他们必须在飞机上睡觉。这群人喝了一些含酒精的饮料，然后吃下公司新上市的一种镇静剂（一种苯二氮䓬类药物），开始睡觉。会议一切顺利，演讲也是，于是这些人在几天后回家了。问题是，他们回国后竟表示自己完全不记得会议中发生了什么事，包括他们自己及其他人的演讲。这些人员不知道自己所使用的药物与剂量会造成严重失忆，尤其是在与酒精混合使用时。

这个故事在制药业中广为流传。故事的真实性无关紧要，它正好说明了，即使是以最高标准开发、制造药物的人，也可能无法全面了解自己所制药物的所有作用及其时效。

药物对学习的影响基本上有三种，包括损害大脑储存信息的能力（失忆）、扭曲事实，以及在某些情况下刺激促进大脑学习。

最常见的作用仍属抑制学习，几乎所有具镇静效果或能减少焦虑的药物都会阻碍神经储存信息。虽然我们尚未明确了解机制，但科学家已经提出三种突触层级的作用机制。

第一种机制是增强抑制作用。我们知道，许多具镇静作用的药物都能增加 GABA 中介的突触活性，因而抑制神经元活化。

实验数据显示，这种抑制作用的加强，能够减少长效增益作用所需的神经元活化，因而影响神经可塑性。

第二种机制是降低兴奋作用。某些药物（如酒精）不但能强化 GABA 功能而达到抑制效果，也能抑制谷氨酸中介的兴奋通道（NMDA 受体通道），防止钙离子进入神经元。进入的钙离子减少，也就阻断了神经元内部的信号传导机制，抑制突触的长期变化。

最后，还有一些药物，如大麻中的 THC，是通过专属受体来改变细胞的生物化学作用，因而损害学习能力。就我们对这些药物在生化效应上的了解，这些药物能够直接调节细胞内主掌突触活化强度的信号处理路径，可能是通过抑制中介长效增益作用的信号，或是加强与去增效作用有关的运作来达成。

如今我们已对长效增益作用和去增效作用有较多了解，因此能够想象必然有些原因会使中枢神经系统减少某些路径的活动，借此"忘记"一些神经可塑性的变化。因此，我们也完全可以理解，肯定有某些药物能够增强这种类型的信号，降低学习能力。

从正面角度来看，神经生物学家正在研究如何利用药物来增进学习，这项研究对于许多阿尔茨海默病患者或其他受脑部疾病影响损害学习能力的患者而言，相当重要。而一般人往往也希望自己能够学得更快、更多。目前已有一些非常诱人的线索指出美梦可能成真。

最有趣的线索来自一个几乎每个人都有过的经历。那就是被问道："你还记得当……发生的时候，你在做什么吗？"每个世代至少都有一个标志性的事件被当成问题的参照点，对于美国老一辈的人来说，这个问题可能是，当他们听到肯尼迪被暗杀时正在做什么。而今日几乎所有人都记得发生举世震惊的"9·11"事件当天早晨。试着回想看看，你第一次经历某个非常重要且充满强烈情绪的经历是什么，无论正负面皆可。

那么，为什么我们能清楚记得一些经历，而且不仅止于事件本身，还包括我们当时穿什么衣服、房间是什么样子、吃了什么等？目前有许多实验正在进行，试图了解这个现象。美国加州大学尔湾分校的詹姆斯·麦高（James McGaugh）博士找了两群相似的人，把他们分别安置在独立但类似的房间里，里面安排了各种线索或装饰。研究的目标是让这群人听一个带有情绪的故事，看看他们事后记住了多少故事和环境（房间）的细节。

这个实验有趣的地方，是给其中一组人服用一种能够阻断 β- 肾上腺素受体亚型的药物 propranolol（商品名"健心宁"），这种受体在人体遭遇生理或情绪上的压力时，能使心跳加快、血压上升。"健心宁"是该受体的阻断剂，用来帮助病患控制血压及心跳。因此，有一组受试者的状态完全正常，而另一组的兴奋性肾上腺素活性则遭到阻断。

然后实验人员向受试者讲述一名受伤的孩子令人心碎的故事，过了一段时间之后，两组受试者离开房间，然后被要求回想在房间里听到的故事以及周围环境的细节。两组受试者都能顺利回想起故事内容，然而只有正常的（没有用药的）那组人记得房间环境的细节，接受药物的那一组则不太记得。

这让我们了解到什么？我们向来知道人比较容易记住自己感兴趣的事情，也较能记住带有鲜明情感的事件，现在我们终于了解了原因。显然是因为肾上腺素系统向大脑发出了信号，加强我们学习、记忆与强烈情感事件有关的环境信息。这可能是人类和其他动物共有的非常重要的特性，因为这能帮助我们记住美好或危险的事件和地点，让我们据此调整未来的行为。因此，现在我们终于了解，为什么某个气味、脸孔或场所能够给予你正面或负面的感受，即使你无法立即想起原因——因为你的大脑回想起了某段情感经历。

就几个方面来说，这种对于学习能力的认识是非常有用的。首先，这说明了保持警醒与感兴趣对学习是重要的。当我们昏昏欲睡或心情忧郁时，学习效果一定不好，一部分是因为肾上腺素系统没有被活化。我们若想要真正学习或教导某些东西，必须先导入情感成分。

此外，这项实验显示，我们有可能借助操纵大脑的化学物质来增进学习。神经科学家已经知道，肾上腺素系统不是唯一能影响学习能力的系统。然而，要想增进这些系统的功能，又不产生任何不良反应，是相当困难的事。

就此而言，目前还没有一种药物获准用于促进学习。在任何药物获得批准之前，各位读者只能借助学习令你兴奋的事物，以及让自己对所学习的事物产生兴趣等方式，来"欺骗"你的大脑。

除了在学校学到的东西或亲身经历之外，其他的学习和记忆呢？多种神经递质和神经回路都会参与大脑的重塑，结果并不总是有益的。

创伤后应激障碍（PTSD）是神经功能重塑的典型案例。一个人反复经历极其可怕或痛苦的事情时，大脑的恐惧系统就会变得反应过度。患有创伤后应激障碍的人会发现自己非常敏感，对极其轻微的感官或心理刺激反应迅速，不幸者比如战场幸存归来的军人，反复受到虐待的儿童。在写作这本书的时候，并无任何方法可逆转这种神经重塑，就像没有人能够改掉一段愉快的回忆。目前正在进行的重大科研工作，希望可以找到治疗创伤后应激障碍的方法，为患者提供帮助。

另一个神经重塑和大脑"学习"的例子是癫痫。在多数情况下，癫痫发作开始大脑某部位的损伤，这个部位的神经元以高度兴奋、协调的模式放电。这种神经元兴奋性被传递到大脑的其他正常区域，导致它们"学习"以同样的方式放电。最终，足够多的神经元"学会"以这种方式放电，发展成全面癫痫。抗惊厥药可以抑制过度兴奋，但是我们没有药物可以消除"习得的"产生癫痫的倾向。

在"成瘾机制"一章中，我们讨论另一种病理性神经重塑现象——奖励系统如何学会渴望药物或愉快的行为。这些形式的神经重塑都涉及神经元行为的改变，都依赖于 GABA 和谷氨酸以外的神经递质。娱乐性药物通常以微妙但有害的方式改变神经递质的功能。虽然所有可能性都超出了本书的范围，但是你要知道，如果一种药物正在改变你对世界的感知或对环境的反应，那么它很有可能会使你的大脑以一种永久性的方式改变，长远来看，绝非好事。

最新脑成像技术

现在我们目之所及的都是媒体公布的一些关于能够描绘大脑

行为的最新科学技术故事，大多数技术都是采用功能性磁共振成像（functional Magnetic Resonance Imaging，fMRI）手段来达到的。这是一种能将人类和其他动物大脑实时活动有效呈现的强大工具。结构性磁共振成像能够复原大脑的"静态"影像，而功能性磁共振成像则采用磁场而非辐射来为大脑组织成像。据我们所知，目前将此方法长时间、多次数应用于人体也是不存在安全问题的（除非你的身体里有可以被磁化的部分）。

血红蛋白是血液红细胞中输送氧的蛋白质，它向全身包括脑部在内的器官输送氧，功能性磁共振成像依靠血红蛋白的一种特殊性质工作。你也许在生物课上学习过，氧在血管中与血红蛋白结合，当血液进入需要氧的器官时再从血红蛋白中释放出来以制造能量。血红蛋白的磁性特征在它释放氧时会发生改变。因此，功能性磁共振成像系统就在器官消耗氧时在磁性信号中寻找发生的变化。这个信号就叫作血氧水平依赖（blood oxygen level dependent，BOLD）信号。

当神经回路运动时，相应区域的血流量就会增加，血液中血红蛋白中的氧就会被剥离。因此，血氧水平依赖信号就会发生改变，并反映出携带有氧的血红蛋白数量的改变。所以理论上说，一个人可以躺在功能性磁共振成像仪器中，想象挥动拇指，然后在设备中看到与此相关的大脑活动。事实上，你看到的是大脑控制这个动作的区域血流和氧消耗量的改变，而不是脑电活动。血氧水平依赖信号较之于脑神经活动会滞后一到两秒，目前还存在究竟是什么触发了血流量和输氧量的增加的争论。但是至少我们可以说，功能性磁共振成像正在测量大脑的活动。

功能性磁共振成像也存在局限性。首先，如前所述，存在时间差问题，因为较之于神经元放电率，血氧水平依赖信号比脑神经活动滞后很多，因此就产生了空间分辨率的问题。最好的功能性磁共振成像分辨率（本书撰写时）是边长 1 毫米的方块，这也就需要机器上携带磁力非常强、非常贵重的磁铁。边长 1 毫米的方块包含了大量的神经元和其间的神经突触。因此，使用功能性磁共振成像来检测大脑回路就有点像是看一台低分辨率的电视机——图像上固然存在信息，但是达不到我们所期望的清晰水平。另一个问题就是，大脑区域中的血氧水平依赖信号是否因该区域传送或接收信息而产生，这点很难确定。我们能够确定的就是，该区域正在活动。另外，我们并不知道这个活动的结果——它有可能激发周围的神经元，也有可能因激活了使碰触的同类放缓活动的神经元而关闭周围的神经元。

最后，血氧水平依赖信号与背景活动相比非常微小。这就要求功能性磁共振成像系统平衡图像，以反映出相应大脑区域的相关活动。为了进一步加强活动区域的图像，系统会增强该区域的颜色和对比度。这些科学技术对科学家来说非常有用，但是可能会对普通大众产生误导。我们曾经被一家主流电视台的脱口秀节目访问过，讨论了关于大脑影像（不是功能性磁共振成像，不过无所谓）对吸食摇头丸者所起作用的反映。当时，图像具有极高的分辨率，看起来服用摇头丸者的大脑似乎有一些"孔洞"。事实上，真实的信号只存在微小的差别，而图像因为特别的增强而显示出极大的差别。无论如何，这些图像都反映了摇头丸会使服用者大脑出现"孔洞"的现象。

功能性磁共振成像技术已经在很多研究中被用于监控大脑活动，这些研究范围很广，从癫痫症的治疗到测谎都可以应用。这项技术也被科学家用于描绘大脑对多种不同毒品的反映，以确定一种毒品会对大脑的哪个部位起作用并使人的行为发生改变。比如说，在某种程度上，这项工作可以使我们比较可卡因的使用者和非使用者，我们可以向非使用者展示可卡因的照片，记录他们的脑反应，然后向可卡因使用者展示照片，并记录其脑反应，将二者做比较。血氧水平依赖信号在大脑不同区域可以呈现出差别很大的图像。但是要搞清楚这些差别究竟意味着什么，目前还是一个难题。

首先，不同人之间存在个体差异，这让我们很难对具体人的具体反应下定论。对几组人进行研究，为了得到可靠的结果，不同组的结果被平均化，但是我们还没有达到为个人大脑精确成像并做出确凿结论的程度。其次，即使大脑的区域在某种情况下被可靠地激活，我们对大脑的了解程度还是不够，我们并不能了解究竟每个区域的具体功能。或许最重要的是，大脑活动由不同区域间的联动信号来执行，功能性磁共振成像技术可能检测不到信号漂流的方向或者每个区域所扮演的角色。最后，信号强度的差异会影响解释的正确性。如果一组神经元在一个更大的回路中发挥了很大的作用，那么上述情况就很有可能发生。少数能够初始化大脑活动的神经元，其血氧水平依赖信号可能根本就不可见，而更大回路中的神经元则占据了主体，并被认为是脑活动的来源。

所有这些并不是说功能性磁共振成像技术还有其他脑成像工

具应该被忽略。它们的确是能够让我们开始了解人类行为和脑活动之间关系的完美工具。随着不断改进，它们将能够反映出具有诊断意义的个体差别。但我们目前的建议是，看非科学性的媒体报道要抱着一定谨慎态度，不要被绚丽的图像误导了。

为什么人人都应该关心这些事？

我们希望本章能使读者明了，为什么我们应该尊重大脑以及支持大脑的身体，并稍微了解药物能够发挥各种效用的原因。这对青少年尤其重要，因为正如青少年所想的：他们与成人是不同的。

成人可能没有发觉，这些青少年的想法是对的。我们早已知道未成熟的大脑（如婴儿的大脑）有许多特点与成人大脑不同。现在我们发现，青少年的大脑可能也非常不同于成人的大脑，两者对药物的反应可能不同，学习方式也可能不同。

美国杜克大学的心理学家大卫·鲁宾（David Rubin）博士进行了一系列有趣的实验，显示年轻人的确与成年人非常不同。实验的基本方法是选择不同年龄层的成年人，并询问他们生命中每个十年期所发生的事件，其中包括不少生活琐事。当然，受试者对于最近发生事件的记忆都还算不错，但除此之外，受试者记得最清楚的都是年轻时（11～30岁）的事情。这意味着，年长者对于青春期的生活事件以及当时世界上所发生事情的记忆，甚至比近年的记忆都还要清楚。

如果我们对这项研究的结论是正确的，那么，在我们的青春期阶段，无论是大脑的生物化学机制还是心理状态，都必然存在某种特殊之处，使我们能够储存生活经验。不管真正的原因为何，其意义相当明确，我们年轻时期的经验无论是好是坏，都能相当完整地储存在我们"清醒"的记忆系统中，并且让我们在未来也都能记得。因此，当青少年说他们跟成人不同时，并没有说错。当大人说"这些都是成长必经的阶段"时，他们也是对的。

第十四章

药物基本知识

基本原理

第一，药物指任何能改变精神状态或身体功能的化学物质。

第二，不同药物进入人体的方式不同，效力也大有不同。口服通常是最慢到达大脑的方式，而吸食或静脉注射则是最快的途径。如果某种药物有致命之虞，那么以吸食或注射方式快速摄入就是最危险的使用方法。

第三，各种药物影响中枢神经系统的时效差异非常惊人，有些药物在短短几分钟内就被排出，有些则会停留好几周。无论使用哪种化学物质，务必先了解它对身体的效应将持续多久——包括你不会留意的。

第四，药物的效用会随着时间而改变，因为我们的身体会去适应药物，这就是所谓的耐受性。当我们停止使用，体内不再有药物时，这些变化就会使身体功能运作失常，这就是所谓的戒断。

"药物"一词，对于竞选中的政治家、高中生以及医生来说各有不同的意义。药物是能够改变精神状态或身体功能的化学物质，包括大剂量维生素、健康食品店出售的草本药、避孕丸、非处方感冒药、阿司匹林或啤酒。精神药物能够影响大脑，人们可以从很多途径"吸食"精神类药物，它们可能存在于食物或饮料（如咖啡）中，也可能被医生开立处方以治疗脑部疾病（如癫痫），也可以从食品店或街头毒贩等很多途径获得，以用于娱乐。符合药物简单定义的化合物有上万种，若请各位读者试做一张自己用过的药物清单，即使是"从来不服用药物"的人，可能至少也能列出 20 种。

有些人把特定食物也视为药物（最常见的是糖和巧克力）。同样，某些成瘾治疗计划也把强迫性性行为、购物、电子游戏和赌博等事情等同于成瘾药物。在本书中我们排除了食物与行为，然而在完成本书之前，我们也注意到科学研究提出了令人信服的证据，显示这两者确实与药物的定义有些许相符之处。赌博、暴食和性等行为，以及某些食物（如糖）都能活化大脑的报偿系统，作用多少跟可卡因类似（见第十五章"成瘾机制"）。至少已有一项研究显示暴食者大脑中的多巴胺受体数量较少，与酗酒者相似，这表示从事这些行为也可能影响受体。然而，我们还是没有足够的证据来进一步确认。这些变化可能只是大脑对过度的天然刺激所产生的正常适应反应，不足以证明这些行为等同于药物。

毒物在定义上与药物有别，指的是会伤害身体的物质。但药理学家开玩笑说，药物和毒物的唯一区别就在于吃进多少。这种说法多少有点道理。许多药物在一定剂量下对身体有益，但在较高剂量下却有不良效应。然而，药物和毒物还有一个不同之处，服用药物通常是有目的性的，但毒物不一定。我们经常无可选择地接触毒物，包括食物中的农药残留、空气污染物及加油时吸入的油气。最后这项例子凸显了二者的定义非常模糊，汽油含有一种称为甲苯的微量物质，是吸入性药物的活性成分，有些人会吸食甲苯以追求快感。甲苯是毒物还是药物？两者皆是。无论自愿吸入与否，甲苯都对人体有害。

药物的作用机制：受体

药物与称为受体的分子结合而产生作用，各种分子都可能是药物的受体。位于细胞表面并对血液中激素起反应的蛋白质、在细胞内控制能量流的酶，甚至像微小管（microtubule）之类维持细胞形状的结构，都可以是受体。受体可能存在于身体任何部位：大脑、心脏、骨骼、皮肤。药物只要与影响细胞功能的细胞结构结合，便能够影响该细胞所参与的身体功能。

与受体结合后能活化受体的药物称为致效剂，这代表药物本身具有某种作用。与受体结合后却不活化受体，同时阻止其他能够使受体兴奋的分子与受体结合，这种药物则称为拮抗剂。拮抗剂通过阻止某些正常程序而产生作用，本书所讨论的许多精神药物正是通过阻止正常神经递质作用来发挥效果。

毒镖上所涂抹的毒素就是鲜明的例子。南美箭毒（curare）是这类毒素中的活性化合物，会阻止神经递质乙酰胆碱与受体结合发挥作用。乙酰胆碱是大脑传输信息给肌肉并使肌肉收缩的必要神经递质，南美箭毒阻断乙酰胆碱的作用，使人肌肉瘫痪，并因为控制呼吸的肌肉麻痹而死亡。

药物的作用强度：剂量反应

药物的作用强弱取决于摄取剂量。通常摄取剂量越高，药物效果越强，直到达到最大效果为止。药效达到最大值时通常代表所有可用的受体都已被药物占据，摄取超量药物是无意义的。

为什么某些药物需要摄取较高剂量？电视广告往往标榜 X 品牌的药丸只要一小颗就等于三颗 Y 品牌。有些药物与受体的结合相当紧密，因此不需太多的量就能活化所有可用的受体。这类药物效果非常强，例如 LSD 只要百万分之一克便可引起幻觉。所以，你应该高兴地选择 X 品牌，而不是 Y 品牌吗？这可能取决于价钱。假设 X 品牌售价是 Y 品牌的三倍以上，虽然你可能只需要服用 1/3 的剂量，但还是没有占到便宜！

X 品牌和 Y 品牌之间的何种差异才是我们应该在意的呢？有些药物与受体结合得并不非常紧密，但只要剂量够高仍能活化所有可用的受体，有些药物则结合得非常紧密，但活化受体的效果不是很好。药物的功效是指药物实际的作用，也就是改变受体功能的能力。如果 X 品牌的功效强过 Y 品牌的原因不是有效成分含量能抵三颗 Y 品牌，就很需要注意了。举例来说，阿司匹林与强效阿片类药物（如吗啡）都能减少疼痛感，然而阿司匹林的功效较差，无论多高剂量的阿司匹林，缓解疼痛的效果都比不上吗啡。那么，为什么我们不服用吗啡而服用阿司匹林呢？首先，吗啡可能致命，因为有效剂量与毒性剂量间仅有些微差异。其次，吗啡会使人成瘾，为了治疗一般的紧张性头痛冒险使用吗啡是非常不值得的。然而，对非常严重的偏头痛患者来说，有时确实需要阿片类药物提供的较强药效。

药物如何在人体内代谢

进入人体

药物必须与受体结合才能作用，例如抹可的松软膏缓解常春藤毒素造成的皮肤发痒时，可的松软膏必须通过含有大量脂质的细胞膜，才能治疗受到刺激的细胞。

大多数药物的作用途径远比这长得多。例如治疗体内深层肿瘤的药物，必须从投药位置经过血液传递到位于远处的器官。有些药物在细胞内的溶解度很好，涂抹在皮肤上便能穿过所有皮肤组织，进入最下层的微血管，并通过微血管壁进入血液，尼古丁便是其一，这也是尼古丁贴片能够有效发挥作用的原因。还有一种治疗运动疾病的药物也具有相当高的脂溶性，足以穿过皮肤到达大脑。这种药物的独特之处就是它可以穿透一种脂肪含量极高的细胞膜。但是，大多数药物的脂溶性并不好，不足以移动这么长的距离。

通过黏膜吸收可以使某些药物更容易进入体内，因为人体黏膜的表面比较薄（例如鼻黏膜），微血管也更接近表面。因此，有些药物能从鼻子、口腔或直肠给药，这是一种高效率的给药途径。可卡因和安非他命就非常容易经由这些位置吸收，人们往往通过鼻腔吸入这些毒品。相反，抗生素就不会从鼻腔给药，因为抗生素是一种喜水厌油的药物，它不能穿透细胞膜。

要让药物进入血液，最有效的方式是直接注射。注射针筒的发明，提供了药物进入人体最直接的方法。我们将药物注入静脉中，然后药物进入心脏，并跟着血流分布到全身各处。血液中药物浓度的高峰值发生在注射药物后的一至二分钟内，然后药物穿过微血管进入身体组织，血液中的药物浓度也随之逐渐下降。

药物也可以注射到其他部位，大多数疫苗接种都是注射到肌肉中（肌内注射）。这种方式的药物输送稍微慢了一点，药物必须先离开肌肉，进入微血管，然后才分布到全身。药物也可以注射到皮肤下方（皮下注射），许多刚开始使用海洛因的人都是采用皮下注射，之后才改为静脉注射。

药物以烟雾形式进入肺部，流通速度可能几乎跟静脉注射一样快，吸烟便是利用这种特性，将尼古丁迅速传递到大脑。药物只需溶解进入肺部气囊就能进入微血管。由于肺部表面积非常大，因此尼古丁之类的脂溶性药物能够迅速通过广大的表面，而且肺部的血液会直接进入心脏并运送到其他组织，以这种方式用药，能够使药物快速进入身体组织。不过只有某些药物能采用这种方式，因为这些药物必须非常容易溶于脂肪，且在加热后必须能够形成蒸气或气体。很多种药物都是如此，包括可卡因与甲基安非他命。只要是从碱性溶液结晶制成的药物都非常容易形成蒸气，在这种情况下，每个分子的氮原子都不带电荷（没有来自氢离子的正电荷）。这些特质使得这类药物能迅速进入血液循环。用药者称这种吸食方式为 freebasing。香烟制造商将烟草制成碱性，也是为了相同的效果。

最常见的用药方式是口服，药物必须通过胃壁或肠壁，然后才进入微血管。口腔吞入的药物有相当比例无法输送到身体其他部位，因为这些药物在肝脏中就被破坏了。肝脏正好位于进行这项工作的绝佳位置，所有将肠道中的营养物质输送到身体的血管都必须先经过肝脏，而肝脏能去除其中的有毒物质，这样的设计能保护身体不至于吸收到食物中的有毒物质。口服可能是最简单的用药方式，但也是最慢使药物到达身体各部位的方式。正因为如此，我们吃下布洛芬片剂之后还要等五分钟，头痛才会缓解。

再次提醒，服用药物的方式（给药途径）与剂量决定了药物的效力。用静脉注射或吸入烟雾的方式摄入，几乎瞬间就能达到效果，因为血液中的药物浓度会上升得非常迅速。迅速获得药效也会诱使人选择静脉注射海洛因或吸食快克烟雾，这比鼻腔吸入快得多了，但这两种方式的过量风险也是最高的。海洛因之类的药物非常容易致命，因为这些药物通过静脉注射进入体内生效的速度相当惊人，使用者可能还来不及求救便吸收到致命剂量。同样剂量的药物，若用口服方式就不会达到这么强大的效果，因为口服的吸收过程是渐进的，有些药物会遭代谢分解。

药物的作用位置

药物一旦进入血液循环，要进入大多数组织通常都不成问题。大多数微血管都有不小的孔洞，药物能自由进出多数组织。大脑是个重要的例外，因为大脑有种特别严密的防卫机制，即血脑屏障。本书讨论的所有药物都具有精神作用，部分原因是这些药物能够轻易通过血脑屏障。

坊间传闻药物会"躲藏"在身体的特定部位（如摇头丸或LSD 会在脊髓中藏匿数个月），其实不会。由于大多数精神药物的脂溶性高得足以进入大脑，因此也能够聚积在体脂肪当中。THC（大麻的活性成分）及 PCP（苯环己哌啶，俗名"天使尘"等）特别容易聚积在脂肪组织。这些药物最后仍会离开脂肪组织，再次通过血液循环进入大脑，但通常浓度很低，产生的影响也非常小。

药物储存在脂肪组织的现象会牵扯一些法律方面的问题。例如 THC 很容易储存于脂肪组织中，使用者最后一次用药后数周内，尿液中仍可检测到这种物质。在勒戒计划中，常有人尿液测试结果始终呈现"无禁药"，但随着勒戒期间体重持续下降，便突然呈现阳性反应，原因是当囤积的脂肪萎缩，药物便从脂肪中释出。

排出体外

与药物进入的方式不同，药物大多是通过肾脏与肠道排出人体，但有些药物如吸入剂等，则是经过肺部进出。许多药物在肝脏中会变成容易从尿液排出的形式，药物遭代谢并从尿液排出的过程决定了药物的时效。要改变时效非常困难，人体摄入一定剂量的药物后是无法加速摆脱药效的。在极端情况下，有些急诊室的紧急处置方式能够加速肾脏排出某些药物，但除此之外，都必须等待。

有些药物能很快从大脑和血液中排出，如可卡因。可卡因的作用开始得快，结束得也快，这可能导致使用者反复用药。药物浓度直线上升，然后直线下降，使用者经历了强烈的快感，随后"掉落谷底"，这会诱使他们反复使用。有些可卡因使用者先经历反复使用的循环，最后演变成高剂量一次使用，这种模式往往导致用药过量，因为使用者会在药效减退时急着使用下一剂，但前一次的药效尚未完全清除，使得大脑中的药物浓度逐渐累积到危险程度。

大麻的情况正好相反，大麻的活性成分 THC 非常容易溶于脂肪，会积存在体脂肪里。THC 的代谢产物也是具有活性的化合物，在身体试图清除 THC 的过程中，仍持续发挥精神刺激活性。大麻的这两项特征意味着吸食者在吸食后数小时乃至数天之间仍受到大麻影响。

药物的效用随时间改变

大多数人回想起第一次喝酒的经历，都会认为如果现在喝下等量的酒，不会醉得像当时那么严重。这不只是因为记忆逐渐模糊，也是因为人体长期固定使用一种药物后，效用往往小得多。这种效用减弱的现象称为耐受性。对药物反应减弱，通常归因于过去使用该药物或类似药物的经验，但遭受强烈压力也可能改变人体对某些药物的反应。

试想我们平日为了努力投入工作而服用的药物。例如早上喝的咖啡，偶尔因为头痛而服用的阿司匹林（天知道我们这辈子究竟会吃下多少阿司匹林），还有吃完大餐后服用的制酸剂，即使已经服用相当剂量，这些药物还是有用，为什么？原因是我们通常只持续服用很短的时间，或间歇使用。服用药物的频率越高且剂量越高，越可能发展出耐受性。因此，每周甚至每天使用一次阿司匹林，在两次用药期间身体还是有充分的时间恢复。

每天早上来杯咖啡或茶，让一天有个愉快而振奋的开始，咖啡因的提神作用历经多年也依旧有效。然而，人体确实会适应每天喝下的那杯咖啡（见第二章"咖啡因"）。如果是经常喝咖啡的人，咖啡因的作用确实比不曾摄入咖啡因的人来得小。人体确实会对咖啡因产生耐受性，但是每天摄入正常剂量通常还不至于使咖啡因完全失效。

某些药物的耐受性可能相当戏剧化。例如，海洛因成瘾者也会迅速对阿片类药物产生耐受性，长期上瘾的人，可能在第一次使用阿片类药物时便因服用过高剂量而死亡。这种耐受性可能持续达数周甚至数月，之所以这么久，是因为成瘾者通常每天使用多次，有时可能持续用药长达数年，于是身体的某些变化也持续很久。阿片类药物也证实了不同组织对药物适应速度的不同：当呼吸系统对阿片类药物产生耐受性时，收缩瞳孔的能力仍对此类药物具有抵抗力。这在药物过量的情况下很有用，因为医务人员可以迅速评估是否有可能涉及阿片类药物。但不幸的是，对阿片类药物抑制疼痛的耐受性很容易形成，因此随着长期使用，药效会减弱。

那么抗生素呢？每个人可能都记得自己曾被医生告诫，在疗程中一定要每天按时服药，且要尽量（但可能往往没办法）每隔六到八小时服药一次。虽然没有单一细菌能够适应抗生素，但是整个细菌群落往往就有可能。由于细菌每天复制至少一次，新一代细菌不断出现，如果刚好有对该药物具抗药性的细菌产生，这个抗药性细菌及其后代存活下来，便可能形成具有抗药性的疾病感染问题。随着抗生素使用情形渐广（如牛肉中的抗生素、儿童疾病用的多种抗生素等），越来越多的人身上都带有具抗药性的细菌群落，目前可用的抗生素也难以治疗。耐受性的发展是以群落层级为单位，而非个别细菌层级扩散，这已逐渐成为全球问题。

有些药物其实会随着使用日久而逐渐增强效果，可卡因的某些作用会因为累积使用而变得越来越强。这种现象可能有好的一面：药物越来越有效之后，降低使用频率仍能维持效果，这当然能够降低用药成本！有些研究指出，抗抑郁药就属于这一类，因此可能没有必要每天使用。

幸运的是，许多治疗疾病的药物，一般使用的剂量都不足以引发耐受性，因此长时间使用也仍有效。对于高血压等慢性疾病用药来说，这一点尤其重要。

人体对药物改变的反应

人体对药物的耐受性与敏感性是怎么产生的？人体往往会去适应持续存在的药物，让身体机能在药物存在的情况下维持正常。在众多适应方法中，我们将说明最重要的三种。

在长期使用药物的情况下，肝脏是最先产生适应反应的地方。肝脏中有某些酶让药物失去活性，变成另一种肾脏可以排泄的形式。消除药物活性的酶专一性并不高，因为如果所有酶都具有高专一性，肝脏便会需要数百种以上的酶，而肝脏中负责代谢所有药物的酶只有 20～30 种。

酶的活性会随着经验而变，当肝脏频繁接触某种药物，需要某种酶来去除活性时，肝脏便会启动"增援"机制，制造更多能清除该药物的酶，这样一来，身体就能更快清除这种药物。这个过程会导致耐受性，原因很简单：身体中能与受体结合的药物变少了。吸烟者每次吸烟都会摄入许多物质，代谢各种药物的速度比不吸烟的人还要快，那是因为香烟烟雾中的许多物质一直存在于他们体内，使得肝脏中许多药物的代谢酶也增加了。当吸烟者生病就医时，这种现象可能会干扰治疗。同样，重度酗酒者的肝脏代谢药物的速度也更快。

鼻减充血剂是说明耐受性第二项成因的良好范例。鼻减充血剂可治疗鼻塞，是一种非处方药，借助附着于鼻腔血管上的受体来发挥作用。药物一活化，这些受体就会引发血管收缩，因而降低鼻子的血液量，也有助于减少发炎症状和肿胀。这种药物的效果能维持一段时间，然而，带有受体的细胞会发现自己受到药物过度刺激，为了重新建立平衡，细胞会移除表面一些受体，结果便是鼻减充血剂不再有效！鼻减充血剂的药瓶上通常写有警语，提醒使用者不要连续使用数日，就是因为这点。这样的变化是产生耐受性的常见成因，大脑适应药物大致也是相同的原理：受体被过度刺激，导致神经元移除受体，使刺激程度降低至正常状态。相反，如果药物的作用是抑制受体活性，细胞就会制造更多的受体。

巴甫洛夫的狗听到晚餐的铃声便流口水，这正可说明耐受性的第三种成因。大脑通过"学习"对药物产生预期，并采取因应行动。有时大脑采取的行动是活化某个运作程序，使药物效果受到抑制。在熟悉的环境中使用药物（服用成瘾药物的人多是如此），便能学会将用药的环境与药物经验联结。例如，海洛因成瘾者通常都向同一个毒贩购买毒品，并且在常用药的场所用。很快，这个场所便会与药物经验互相联结。当海洛因成瘾者进入该场所时，身体便开始加快呼吸，以抵消注射海洛因造成的呼吸减缓作用。这个过程非常强大，使用者若服用平常能耐受的剂量却仍然发生了过量问题，通常是由于在陌生的地方用药的缘故。

不幸的是，这类预期反应也可能以相反的方式作用。当海洛因成瘾者戒治成功回家，往往只要回到过去使用药物的场所，就会唤醒过去用药的感受，因而重新唤起对药物的渴求。这会形成一股非常强烈的冲动，因此许多戒治计划都会鼓励成瘾者大幅改变生活方式，并避免接触与用药经验相关的人物与场所。

停止用药会发生什么事?

当药物不再存在于体内，身体所有奇妙的适应措施就会产生反效果。让我们回到鼻减充血剂的例子，试想一下，某人使用鼻减充血剂长达两周，可能为了克服耐受性而逐渐提高用量，一旦停止用药会发生什么事？此时鼻腔血管的受体数量已不正常，使用者之所以不鼻塞，是因为鼻减充血剂疯狂地刺激仅存的少数受体。一旦少了药物，留下的少数受体无法正常运作，鼻塞只会卷土重来，于是原本的治疗反成了病症。

这段过程虽称为戒断症状，其实只是耐受性的另一面。使用者不是对鼻减充血剂上瘾，只是单纯产生了耐受性：鼻腔开始依赖药物。这是一般人对于戒断与成瘾常有的误解（详阅第十五章"成瘾机制"）。即使是像滴鼻剂这种非成瘾药物，还是可能使人体产生依赖并出现戒断症状。

玩笑归玩笑，戒断的后果可能危及生命。例如，酒精是减缓神经元活化的镇静类药物。如果神经元每天都受到酒精抑制，合理的反应便是尽各种可能使自己更频繁地活化。如果大脑许多细胞长期受到酒精影响，便会借助增加刺激神经元活化的受体以及减少抑制活化的受体来加以适应。想象一下，有个经历此种情形的酒精成瘾者接受戒酒治疗，此人的多数神经元已变得非常活跃，中断饮酒便可能造成神经系统过度兴奋，进一步导致癫痫和死亡。幸运的是，如今已有药物可以帮助治疗酒瘾，在酗酒者大脑恢复正常的过程中控制这些戒断症状。

了解药物如何运作不单纯是了解各种药物的效用，尽管这是首要步骤。每个人都必须明白以某种方式使用药物的安全性为何、药物进入人体的速度如何、在体内停留多久以及如何排出。对于我们服用的每种药物，我们都应该了解长时间使用及戒断的后果。

停止使用某种药物后，任何身体组织，包括大脑，能够多快恢复正常？答案取决于用药剂量、时间长短以及发生变化的程度与种类。有些改变能够非常迅速地扭转，使用滴鼻剂的人只要停止用药几天，鼻子就能维持正常。即使是长期酗酒者体内的某些受体变化也可能迅速扭转，戒断症状最严重的阶段只维持短短几天。然而，有些变化需要更长的时间才能扭转，最持久的变化应属于仰赖学习机制产生的反应，就像巴甫洛夫的狗。但各种变化终究都会逆转，如果你预期某事件频繁发生，该事件却未发生，你的大脑会逐渐改变反应。但这可能需要几周甚至几年的时间，这种类型的变化通常来自需要很长时间才能恢复的成瘾现象。

第十五章

成瘾机制

基本原理

第一，成瘾是重复性、强迫性使用一种物质，尽管这会对使用者造成不良影响。

第二，成瘾药物一开始会活化大脑中的某些神经回路，这些神经回路会对食物和性等令人愉悦的事物起反应。每个人的大脑都有这些回路，因此每个人都可能对某种药物上瘾。

第三，无法停止用药的原因有很多，包括大脑发生变化、希望借助药物得到快感以及逃避戒断的不适感等。

第四，许多个人生活因素，如家族史、个性、心理健康、社会和自然环境、生活经验等，都会影响药瘾的发展。

什么是成瘾？

成瘾（有些人也称之为心理依赖）是重复性、强迫性使用某种物质，尽管这种物质会对生活、健康（或两者兼有）产生不良影响。使用可卡因或海洛因都是非法且不益于健康的，但不是所有使用的人都一定会上瘾。同样，成瘾不同于生理上的依赖，后者纯指停止使用所发生的变化（如许多爱喝咖啡的人没有喝到上午的咖啡会感到头痛），这是一种生理依赖，但不一定是上瘾。药物成瘾的人往往会同时对药物产生心理和生理性的依赖。

强迫性、重复性使用酒精、尼古丁、海洛因、阿片类药物以及可卡因和其他兴奋剂，显然符合成瘾的定义，但是强迫性的暴食、赌博和性等活动，算不算上瘾呢？有些人过度从事这些活动，已经对自己（及家人）造成不良后果。有些人赌掉自己所有一切，或者严重滥交到有感染艾滋病或其他性病之虞。这些行为都很像药物成瘾者对药物的渴求行为，而且越来越多研究显示，这些情形可能都涉及同样的神经回路。

瘾是如何开始的：掌管愉悦的神经回路

什么样的诱因会使人宁愿放弃自己的工作、家人和生活方式，或者忽略饮食与生殖等最基本的维生冲动？"成瘾者"必然拥有某种与常人非常根本的区别，使他们陷入极不正常的生活方式而不可自拔。成瘾已被归因于个人特质，包括缺乏"道德"、大脑的化学机制不同于一般人，或有精神病、极端心理创伤等。尽管以上因素都会影响成瘾，但必然有某种更原始的成因。对药物成瘾的神经机制存在于所有大脑。瘾能够影响大脑基本的维生功能，因此可说非常强大。这些机制存在于每个人的大脑中，因此任何人都可能对药物上瘾。成瘾的最大原因在于一个复杂的神经回路，这个回路让我们懂得珍惜使我们感觉良好的事物。科学家推测，这个神经回路的功能就在于让我们能够享受各种维持生命所需的活动或物质，这个回路运作得宜，我们就更可能再次从事这些活动。

这个愉悦回路如何运作？让我们以美食为例。假设有人在一家面包店吃到了极美味的糕点，他会为了美味的食物而再次造访这家面包店。美味的食物是种增强剂，增加了这个人从事相同行为（去面包店）的可能性。所有动物都会努力去获取食物、水、性，以及探索环境（也许是为了寻求食物、水或性）的机会，人类也不例外。这些事件或物质都是"天然增强剂"，都能激励我们的行为。

在实验室中，动物学会按下杠杆以获取食物，而这个实验场景就好比面包店。大脑中有个重要的神经回路会促成这个行为，如果这个回路损坏了，即使是极度饥饿的动物也不会按下杠杆。我们认为，这种神经回路是让动物或人类将增强剂当成愉快经验来体验的路径，这有时也被称为报偿路径。一旦这个路径被破坏，动物便失去对食物、性和探索环境的兴趣，但还是能够从事这些行为，只是没有动机。相反，正常的动物会非常努力执行任务（按下杠杆或做其他事情）来开启刺激该路径的微弱电流，那种行为表现就仿佛很享受该路径被电流刺激的过程，这就是所谓的自我刺激。

药物与愉悦回路

不难想象，成瘾药物也是一种增强剂。如今已有压倒性的实验证据证明，大多数实验动物（鸽子、老鼠、猴子）都会为了注射可卡因、甲基安非他命、海洛因、尼古丁和酒精而按下杠杆，却不会为了 LSD、抗组胺药等许多药物而这么做。即使是果蝇和斑马鱼都会停留在它们此前受到过强化刺激的环境中，这是人们进行的另一项对物质潜在上瘾性的实验。实验动物愿意卖命取得的药物，与明显能使人类成瘾的药物清单完全相符。

我们知道，成瘾药物的愉悦效果是由同一种神经路径所中介，这得自两个十分有力的论据。首先，当实验动物的这条路径被破坏，便不会为药物工作。其次，科学家将电极放在动物的报偿回路上，结果发现被注射可卡因或海洛因的动物只需要较小的电流就能产生更"愉悦"的感觉。在成瘾者的大脑中，同样的系统也会受到活化。让可卡因成瘾者观看可卡因的照片或吸食快克的器具，同时监测他们的大脑活动，在他们表示对可卡因产生渴望的同时，大脑的报偿路径也呈现活化的状态。

成瘾药物（兴奋剂、阿片、酒精和尼古丁）其实可以代替食物或性，这说明了为什么大多数使用者会将注射可卡因或海洛因的"高潮"比拟成性高潮的快感。这不只适用于缺乏意志力或生活荒唐的人，也适用于所有人。这也让我们很容易理解，为何成瘾问题在不同文化中都如此普遍。

虽然新闻媒体炒作了太多"哪种药物最容易上瘾"的测验，但很明显，动物会为某些药物更卖力工作。老鼠会为了注射一剂可卡因而按下两三百次杠杆，为了"浴盐"甚至会按下更多次。而酒精和尼古丁等药物在不会让身体感觉不适的情况下，可能会诱使动物自我给药更多次。人类似乎特别能够忽略这些不愉快的副作用，以求取药物的增强作用。如果把人类最不愿停止使用的药物定义为成瘾性最高的药物，那么毫无疑问，尼古丁将荣登榜首。究其原因，正如我们下面所说的，上瘾有两个过程：开始时的快乐和停止时的痛苦。两者对吸毒行为都产生强烈影响。

多巴胺的特殊作用

神经递质多巴胺似乎在一般的增强作用以及成瘾性最强的药物效应中，都扮演了重要角色。之前我们提到，大脑中有一群多巴胺神经元会直接通向报偿回路，如果这些多巴胺神经元被破坏，动物就不会为了食物、性、水或成瘾药物工作。此外，天然增强剂与成瘾性最强的药物都能使神经元释放更多多巴胺。我们最喜欢的实验来自一位加拿大的科学家，他把一只母大鼠放进公大鼠的笼子里，并测量公鼠的大脑在母鼠出现前后的多巴胺释放量。不难想象，接触到可能的性伴侣，能使公鼠大脑报偿回路的多巴胺浓度大幅上升。

用药物取代自然增强剂进行相同实验，得到的结果是一致的。可卡因、吗啡、尼古丁、大麻或酒精会导致大脑的多巴胺大量增加，且发生作用的区域与性相同。大多数神经科学家认为，成瘾药物会影响通往多巴胺释放回路的神经元，并通过各种方式来刺激神经元活化。

任何享受过美味蛋糕的人都知道，瘾的作用绝对不仅止于"愉悦的事情发生时多巴胺会分泌更多"这样而已，多巴胺如何参与这一过程也绝不足以说明瘾的作用。为了说明这点，我们要从第二次造访面包店讲起，当你第一次去面包店时，品尝美味蛋糕这种前所未有的体验让你的多巴胺上升，第二次（或第三次、第五次）造访时，你只要看到面包店的招牌就开始期待蛋糕了。从猴子的实验中，我们知道在预期即将到来的报偿时，多巴胺便开始上升，不必等到实际得到报偿。科学家现在认为，多巴胺有项重要的功能，是引起对已知报偿的期待。这与我们所认为的嗜吃蛋糕不等于吃食物就上瘾的常识相符。迈向成瘾的第一步，或许是在想到蛋糕时就开始努力取得蛋糕，多巴胺可能便参与了这个决策过程，然而，这还不算是上瘾，如果有必要，你还是会改变决策。

此外，多巴胺神经元并不是处理愉悦的神经路径"末端"。很明显，这些神经元也与其他神经元相连，而我们才刚刚开始了解大脑中其他区域所扮演的角色。

成瘾的黑暗面：疼痛、不快乐

享受药物带来的快感，只是成瘾的部分原因，成瘾者受到的影响来自正反两面的相反作用。一旦身体适应某种药物，并产生生理依赖，便会陷入用药、获得愉悦、药效逐渐减弱并出现戒断症状的循环周期。每一种药物的戒断症状都不一样，有些并不明显（各种戒断症状详见各章节）。例如，阿片类药物的作用逐渐减弱时，会使成瘾者感到病恹恹，就像感冒的前兆，用药者会有畏寒、盗汗、流鼻涕、腹泻和全身疼痛等状况，酒精成瘾者则会感到不安和焦虑。然而，所有成瘾药物的戒断症状都有一个共同点：感受正与用药带来的良好感觉完全相反，并可能伴随对药物的强烈渴求。渴望逃避戒断症状带来的不适，以及为了满足获得更多药物的欲望，都可能强化用药的动机，而不只是为了获得愉悦。

黄瓜与腌黄瓜：大脑的变化

一旦你成为真正的松饼迷，每天在面包店门口等待开门，因而忽略了工作，或忘记还要送孩子去学校，即使蛋糕口味变差也不改变行为，那么，这之间到底发生了什么变化？这种不顾后果的强迫性、重复性行为，就是专家所认定的成瘾。

使用成瘾药物的情况也颇为类似，很多人会偶尔喝点酒，甚至有时在派对上吸食可卡因。然而，某些人在社交场合用过药，就会逐渐演变成持续性使用，喝酒就是个很好的例子。美国成年人中约有 50% 会偶尔喝酒，其中约 10% 是重度饮酒者，约 5% 的人有酒瘾。

这些上瘾者显然发生了某些变化，使他们对药物的需求如此强烈，愿意尽最大的努力以取得药物。到底这些人的大脑发生了什么样的改变呢？我们曾经听戒毒成功者说，他们觉得自己在行为与生活上的变化就像黄瓜变成了腌黄瓜，而且一旦变成，就再也无法回头。这个比喻贴切吗？如果真是这样，那么在匿名戒治计划中，让酒瘾者终生禁绝药物的做法似乎颇有道理。

大多数科学家认为，人体一适应持续存在的药物，大脑的报偿回路就会逐渐发生变化。然而，我们不完全了解哪些变化对于成瘾来说最为重要。最简单的变化很容易理解：大脑报偿系统每天受到成瘾药物的刺激，因而开始"期待"这种人为刺激。当用户突然停止用药，报偿系统便被关闭，因为报偿系统为了维持正常功能已适应了每天对药物的"期待"。我们对所有成瘾者大脑中生物化学性变化的了解可以对此进行解释。酗酒者、甲基安非他命上瘾者、海洛因上瘾者，甚至嗜吃者的大脑都表现出相同的生物化学特征：它们拥有低水平的多巴胺受体。这说得通，为了不断阻挡多巴胺，接受它的细胞自然就试图关闭了。正在进行戒治的海洛因成瘾者经常表示，每次注射海洛因时，他们都试图找回初次体验海洛因的感觉，那是一种再也无法达到的兴奋感。

此外，一些戒毒中的可卡因成瘾者表示，停止使用后，他们有一段时间完全无法感到愉悦。试想在戒断期间，当所有令人开心的事情都变得无趣时，停止使用予人无比快乐的药物，是多么困难的事情。这种无法感到愉悦的状况，可能是可卡因难以戒除的主因。如果用药者随手就能拿到立即带来良好感受的物质，显然，这样的冲动是难以抗拒的。我们认为，上述多巴胺受体的缺失是导致无法体验快乐的一种大脑变化。然而，与腌黄瓜相反，这些受体在戒断毒品后的几周内恢复正常。研究表明，对药物上瘾的动物的大脑中会发生许多类似变化，停止吸毒时，许多变化会逆转。但是科学家还没有确定这些关键的变化，也没有确定其中哪些是可逆的。

反复使用成瘾药物的人，大脑所产生的变化都只是学习的结果。让我们再次回到面包店的例子，这名蛋糕成瘾者每天都会到面包店报到，因此他会记得路线，并期待街上飘着新出炉的蛋糕的香味。很快，就算他还没来到面包店，光是闻到这样的味道就可能使他对蛋糕产生强烈渴望。当这名蛋糕成瘾者发现每天为了蛋糕跑到面包店太费时间，或者价格调涨太多使他买不起蛋糕时，会发生什么事？假使他发生戒断症状，因此毅然决定完全戒掉蛋糕，那么他最好换一条路线去上班，因为他会发现，前往面包店的路、蛋糕的气味以及许多与前往面包店有关的经验，都会使他对蛋糕产生强烈的渴望。这样的渴望也曾让许多人的节食计划失败，而这种类型的学习也对成瘾有着重大的影响。只要让曾经用过可卡因的人观看快克吸食管的照片，就会引发他对可卡因的强烈渴求。针对大脑活动的最新研究显示，用药者看到这些照片时，大脑中参与记忆的区域有活化的现象。

药物成瘾者的大脑还有另一种"学习"现象使得他们难以戒断药物，这牵涉到大脑负责规划未来的部分。正常情况下，人类或其他动物如果发现了某种增强剂，大脑会记住这一事物是如何、在哪里发生的，并计划在下一次需要食物或性的时候前来查看。这种计划未来的能力，可能是我们的大脑功能中最复杂的。然而，对吸食快克的人来说，大脑的这部分功能最关心的就是找到快克。以这种增强剂反复刺激大脑，同样也可能影响这些规划中枢。因此，让成瘾者渴望使用药物的原因，并不只是药物引发的快感，也包括我们记下并为未来的愉悦进行规划的能力，这种大脑变化极为持久。

新的研究显示，在成瘾的最后阶段，用药会变得跟系鞋带一样自然。多巴胺系统中有个部分会帮助我们将学习转变为自动行为，科学家已经证明这个部分也会逐渐改变，但是速度较慢。最后，按下杠杆以获取药物将成为习惯，这种行为已经成为自动行为和支配行为。

药物成瘾是因为大脑化学机制有缺损吗？

如果任何人都可能上瘾，那么为什么相较之下真正的药物成瘾者这么少呢？有没有可能是某一群特定的人愉悦回路有某种异常状况，因此这些人特别容易受药物吸引？或者，是否因为有一群人的愉悦回路功能较差，使他们比较容易借助喝酒、吸烟或吸食可卡因等方式来让自己感觉正常？或许这两类人都有。研究这些成瘾问题时，确实有点儿像是在讨论"鸡生蛋，蛋生鸡"的迷思。当成瘾者出现大脑功能异常，我们不可能知道这个异常是由多年的药物滥用所致，还是在开始用药前就已经存在。这是对之前提到的对多巴胺的发现的挑战之一。有些科学家试图通过研究酗酒者的孩子来解决这个疑问。科学家注意到有些酗酒者与他们儿子的脑电图观测结果有些异于常人之处，然而，我们并不真正了解这所代表的意义。要确定两者的关系，唯一的方法是研究这些孩子成人后的情况，并比较这些异常是否与酗酒有关。这类研究正在进行中，且需要很长的时间，但我们可以先用动物来进行。我们发现，即使让实验动物自由使用可卡因，也只有一定比例的动物（约五分之一）会发展成强迫使用。

这些差异是否来自可修复的基因缺损？人类基因组图谱确实让我们可以更快搜寻出与成瘾及其他疾病有关的基因。科学家已经找出许多可能的基因，其中有些是与特定成瘾有关的特定基因。例如，某种与乙醇作用的受体在基因上的变异可能与酒瘾有关，而某种与麻醉药物作用的受体的基因变异，则与麻醉药物成瘾有关。其他受体的基因，如多巴胺 D2 受体的基因，则与所有成瘾有关。还有一些令人惊讶的发现，例如，有一种基因非常适合用来预测某人是否容易对尼古丁产生依赖，但这是控制肝脏分解尼古丁的基因，完全与大脑功能无关。最后，还有一些基因似乎能预防人们上瘾，包括两种与酒精分解有关的基因（见第一章"酒精"）。因此，许多科学家判断药物成瘾是种复杂的疾病，可能涉及许多基因。我们是否能够修复这些基因？目前还不能。但我们想这么做吗？由于这些基因大都会影响大脑的正常活动，我们甚至无法预估改变这些基因能否治疗上瘾并且不造成其他问题。而且即使我们知道怎么做，这也将引发非常大的伦理问题。

最后，重要的是，我们必须了解生物学并非绝对。人的行为不只受到基因控制，环境也有一定影响，而且人拥有自我意愿，能控制自己的行为。即便某人拥有某些酗酒者大脑中的特定基因，也证明不了这个人必然会酒精成瘾。只要这个人滴酒不沾，便永远不会出现问题，也许这轻微的基因异常还能够带来某些我们无法理解的益处。另外，没有成瘾相关遗传倾向的人，也可能因为悲惨的生活处境（如童年曾遭性侵）而发展出强迫性酗酒行为，或企图使用其他药物疗愈心理创伤。重点在于任何人都可能遭遇成瘾问题，但由于人类大脑非常多样化，很可能有些人比其他人更容易受到药物经验影响，但我们还不确定，无法抗拒药物可能受到的是大脑中哪种化学机制影响。

人格特质与药瘾

正在阅读本书的读者，有多少人曾经担心自己或亲人可能拥有"容易成瘾的人格特质"呢？虽然某些药物滥用治疗专业人员、心理学课程以及自助手册很喜欢提到这个概念，但是，目前学术界对于容易成瘾的人格特质并没有共识。此外，人们所认为的容易滥用药物的人格类型，往往随时代而变。在过去，有强迫个性的人往往会被描述为有滥用药物的倾向；在今日，人们担心爱好冒险与冲动的人更可能滥用药物。这些想法可能都有一定的道理，例如，如果某人天性上较乐于尝试新的事物，包括带有风险的事物，这个人可能更愿意尝试药物，也因此更有可能上瘾。正如上文讨论的遗传基础，我们应该记住，拥有这样的人格特质也不代表某人就一定会染上药瘾，许多热爱冒险的人会把精力投注在高空弹跳等需要胆量的活动上。

生活经历与药瘾

生活经历必定对某人成瘾与否有所影响。曾进出用药场所的人的生活史显示，药物滥用的人常可见某些特征，这些特征在没有药物滥用问题的人身上则较少见。

药物滥用者很可能来自滥用药物的家庭，酒瘾也可能源于与酗酒父母共同生活的经历（不过这样的经历往往也会让人选择不饮酒）。在父母有酗酒问题的家庭中成长，是否会学会用酒精来应对压力？也许是。有酗酒问题的孩子，往往也较可能曾经受到父母的身体和精神虐待，而经历身体与精神虐待也是许多药物滥用者的共同特点，尤其是女性。科学家针对住院治疗的酗酒者进行研究，有 50% ～ 60% 的人表示在童年时期曾经被虐待。

为什么童年时期不好的经历会导致成年后的药物滥用问题呢？有一方理论认为，药物滥用背后有心理方面的成因。然而，一项猴子的研究结果衍生出一派生物学理论。美国国家卫生研究院与其他研究机构的科学家已经证明，某些被母猴忽视或虐待的幼猴，在成年后会出现一些行为问题。这些幼猴成年后往往非常好斗，如果让它们有机会喝酒，它们往往会喝过量。这不见得全是受遗传倾向的影响，因为如果将完全正常的母猴生出的幼猴交给不尽职的母猴养育，幼猴成年后也会展现这些倾向。这一点毫不意外，令人惊讶的是，这些行为问题都伴随着大脑变化，在酗酒成猴的大脑中，神经递质血清素的浓度较低。这项研究显示，这些早期的生活经历可能造成大脑持久的变化，而这些变化会影响这类行为。

我们知道，与用药的同伴交往，会增加某人尝试药物的机会。此外，如果某人很早就开始吸烟、喝酒或吸食大麻，之后使用其他毒品的机会也较高。这种关联使得药物成瘾的"闸门理论"相当流行。该理论的立论基础是，科学证据指出大多数使用非法成瘾性药物的人，最初都是从喝酒、吸烟或吸食大麻开始，而这些药物便被视为更危险药物的敲门砖。然而，绝大多数吸烟、喝酒和抽大麻的人却从来不曾使用这些"硬性"药物。虽然统计数据是正确的，不过这使我们想起，我们最喜欢的统计老师经常说，统计数据并不能证实事情的成因。喜欢冒险的人、患有精神病的人，或在复杂家庭中成长的人，或与一群越轨的朋友为伍的人，都比较可能尝试各种越轨行为，包括使用成瘾药物。滥用药物也可能只是某种问题的表面现象。

精神疾病与药瘾

抑郁症与某些精神疾病也较常见于药物使用者，这些问题是否由药物所引起？或者是这些问题导致滥用药物？任何人一旦因为药物成瘾而使生活变得复杂，这样的混乱当然可能导致抑郁症，这也使得精神疾病与药瘾间的复杂关联更难以厘清。然而，有些戒治中的成瘾者所自述的用药循环则完全相反，这些人因为焦虑或抑郁的情绪而开始喝酒或使用其他药物，以应对无力或绝望感。然后，随着用药越来越频繁，滥用药物变成了主要问题。这种"自我疗愈"行为也可能是许多人成瘾的原因。

成瘾问题的重点

成瘾问题的重点在于，任何人都可能对药物上瘾，然而大多数人并没有成瘾，这背后有许多原因。首先，如果某人不曾尝试成瘾性药物，便不可能成瘾。其次，如果某人心理非常健全，拥有稳定的家庭生活和工作（包括支持他／她的不吸毒的同僚），而且也没有滥用药物的家族史，此人便缺乏某些重要的因子，药物成瘾的风险就少得多。不过，只要是拥有大脑的人，就肯定有成瘾的可能性。在 20 世纪七八十年代的可卡因热潮中，许多积极向上、拥有高学历与良好工作的专业人士，虽然过着不错的生活，却也染上了可卡因的毒瘾。

最后，有些人可能因为能从药物中获得特别强烈的快感，因此使用药物的动机比其他人更强烈。如果这些人不曾尝试过毒品，这种基本特质并不会造成问题。但是，如果他们有渠道尝试药物，并且也选择尝试，那么这些人成瘾的风险就会非常高。在美国，医疗人员的用药率是所有专业人士中最高的，这绝对不是偶然现象，因为他们很容易获取这些药物。

以毒攻毒

很多通过节食减肥的人都知道想成功且不反弹有多难，尽管有很多方法可用：书籍、减肥产品、网络教程、团体支持、医生帮助，甚至吃减肥药。大多数人发现控制饮食是我们生活中最难做的事情，原因之一就是我们的奖励系统让我们"兴奋"地吃东西。这是一种强大的维生神经生物学必要性。考虑到控制进食和使用药物在愉悦方面神经回路的重叠，暴饮暴食的药物治疗被视作药物滥用治疗的隐喻。

和节食一样，治疗毒瘾的方法也有很多。从自己尝试"突然戒断"到治疗，包括住院、医生咨询、门诊、参加团体如匿名戒酒会和匿名戒毒会等。大多数人在成功之前会反复尝试。一些研究统计，吸烟者在成功戒烟前平均要尝试 5 ～ 10 次。

我们不打算比较所有方法，但想解决药物在成瘾治疗中的应用。许多药物可以抑制人们对吸烟的渴望，大多数都基于一个简单的原则：他们的目标是提供少量的药物，刚好足以抑制渴望，但不足以让人"兴奋"。目的是在一段时间内让可以逆转的大脑变化发生。随着大脑变化，药物的量逐渐减少到非常低的剂量，甚至停用。尼古丁贴片对大多数人来说都很熟悉，它贴在皮肤上，释放尼古丁来抑制人们对香烟的渴望。其他产品如含尼古丁的口香糖、鼻喷雾剂等也是同样原理。这些产品的目标都是逐渐降低摄取尼古丁的剂量，直到成功摆脱尼古丁。

同样，阿片类药物成瘾也有有效的治疗方法。几十年前，阿片类药物美沙酮被证明可以抑制渴望，减少吸毒，帮助人们恢复正常生活。一种新药丁丙诺啡也有类似作用。它们都是通过提供小剂量的恒定阿片类药物来防止患者在逐渐恢复正常的过程中产生渴望。类似地，阿坎普罗酸成为酒精的"替代品"。此类药物疗法已被证明可以帮助药物依赖患者保持戒断。不幸的是，目前还没有相似药物治疗兴奋剂成瘾。

对成瘾药物治疗的普遍批评是，使用这种药物，是在"维持成瘾"吗？让我们回到对上瘾的定义来反驳这个说法。成瘾是不顾后果反复、强迫性用药。一个每天早上吃药、上班、维持健康的人际关系、在社会上正常运作的人并不符合这种描述！药物治疗使病人的生活变得更好，而不是更糟。

再说一下节食。有几种药物可以通过降低食欲来帮助减肥，其原理都是基于对参与饮食调节的神经回路的科学理解。尽管有效，但大多数人在药物减肥后体重会反弹，就像许多人接受了药物治疗仍旧病复发一样。药物只是"拐杖"，从长远来看是没用的吗？就像用于控制食欲的药物一样，用于治疗成瘾的药物并非终身使用，而是为了给病人的大脑尽可能多的时间来适应改变，来学习替代策略。就像超重的病人必须学会更好地控制饮食和锻炼一样，依赖药物的人必须学会如何应对生活，而不求助于他们所选择的成瘾药物。这就是上面列出的所有策略珍贵无价之处。研究表明，咨询和药物治疗二者相结合，是最有可能摆脱成瘾的。

目前我们所听到的对成瘾适用的另一种定义是由美国国家药物控制政策办公室（ONDCP）的前负责人汤姆·麦克莱伦（Tom McClellan）提出的，他将吸毒成瘾定义为"阶段性神经重塑的慢性复发障碍"。这就是我们在本章描述的过程。如果我们将肥胖定义为一种饮食失调，那么将成瘾称为一种失调似乎也是合理的。我们不需要援引某些人认为不恰当的"疾病"定义。如此类比，为什么不使用现有策略来帮助人们恢复正常生活呢？

第十六章

法律问题*

　　有句话说得好，人的生命可能在几秒的瞬间永远改变。当一个人身陷酒精或其他药物与法律问题时，很可能就此改变一生。基于许多原因，大多数国家的立法机构，尤其是美国，都决定压制非法药物的使用，严格且明确规范药物相关的法令。所有以非法方式使用药物的人，都有被判刑的风险，而这可能会毁掉自己和家人的生活。

　　使用本书讨论的药物几乎都有可能违反法律，但仍视实际情况而定。这些药物有许多在任何情况下都是非法的，无论是制造、售卖或持有。有些则可以合法用在医疗上，但不能作为娱乐之用。还有一些药物如酒精，成人可以合法使用，但禁止未成年人使用，也禁止在某些活动时使用，如驾驶车辆或船只时。

　　本章的目的在于使读者了解与毒品议题相关的基本法律和原则，而不是建议如何应付执法机关或司法体系。如果你觉得你需

---

* 本书所依据的皆为美国法律或各州法律法规，读者在阅读时，可参照《中华人民共和国刑法》中相应条款及其他各项关于毒品管制的司法解释进一步了解。——译者注

要这方面的建议，请向律师咨询所有相关问题，以免违反法律。

基本原则

第一，虽然美国执法人员依法有权搜查别人的汽车或房子，但针对个别案例，这个非常复杂的问题往往主要由法庭决定。一般来说，你在自己家里能拥有最大的"隐私期待"（expectation of privacy），在汽车里的隐私期待较低，而在公众场合是最没有隐私的。

第二，如果执法人员怀疑你有犯罪行为，且非常想要搜查你或你的车子，无论你是否同意，都会被搜查。如果你同意，那么这项搜查多半会被视为合法；如果你拒绝被搜查，这项搜查可能不合法也可能合法，但可能无论如何都会发生。法院体系会针对这项搜查是否经过允许以及是否合法展开辩论。为了避免麻烦，最简单的方法就是避免在任何随机和无预期搜查的情况下被搜出违法物品。

第三，没有前科的人，若与某个因持有毒品而被逮捕的人在一起，可能会因此卷入法律纠纷，直到证明清白为止。但是在那之前就可能已经造成沉重的经济负担（例如雇律师的昂贵花费），使家人担心，而且可能被拘禁一段时间。

第四，从事与毒品相关的非法活动，处罚可能非常可怕，尤其美国的联邦司法系统对贩卖毒品的处罚又特别严厉。许多偶尔吸毒的人往往没有意识到，光是拥有适量的毒品，无论是否真的打算出售，都可能自动被视为"意图散布"毒品。

第五，不一定只有在美国联邦政府的辖区才会违反联邦法律，无论任何时间，联邦毒品法律都适用于美国以及美国领土的任何地方。

第六，州与联邦法律对于枪支犯罪的判刑可能非常严厉，持有枪支，甚至只是在违反毒品法律时在附近被搜查到枪支，也可能使监禁的刑期在原罪的量刑基础上加重许多。

第七，许多人以为他们认识一些当地官员就不会受到严重的法律惩处，或者判刑不会太严重，他们都错了。首先，如果当地官员被控告，那么他有可能被控以妨碍司法公正或公共腐败罪名。其次，由州或地方逮捕的罪犯很可能会转交给联邦检察官处置，不受当地影响。再次，在美国的许多州和联邦的体制之下，吸毒是无法假释的。更糟的是，某些情况还有"最低强制性"的量刑法律，法官几乎完全没有减刑的余地。

第八，美国公民的权利在海外并不适用，在某些地方，违反毒品法律可能被判死刑。

药品法律

本书涉及的药物涉及很多法律。在美国，对于香烟和酒精而言，只要你到了 18 岁（对香烟而言）或 21 岁（对酒精而言），就可以合法持有和使用。在少数几个州，成年人出于娱乐目的使用大麻是合法的，更多的州允许在医疗目的下合法使用大麻。法律变化太快了，我们建议你在做决定之前先向当地法律部门核实情况。联邦法律仍然规定，在任何地方持有大麻都是非法的，违反规定的后果很严重，我们稍后会讨论。

很多非处方感冒药可能被用于制作甲基安非他命（冰毒）的前驱物，还能提取右美沙芬，如果你出示身份证件并证明自己年满 18 岁或 18 岁以上，就可以因个人用途持有一定数量的这些药品。大多数我们讨论过的草本药（除了麻黄素）都可以被任何人合法购买和持有。

其他大多数药物都在《联邦列管物质法案》的制约之内。根据这条联邦法律，一些药物不能被任何人购买或持有，而另一些如果持有医生开具的处方则可以使用。根据滥用危险性和医学用途，这些药物被分为不同的管制等级。下面将就不同管制等级的药物进行详细描述。这些药物只有持相应的执照才能由美国缉毒局获准购买并持有，或者需要持有处方才能从医生处购买并持有。

I 类管制药物：该分类中的药物目前在美国境内没有被接受的医学用途，在医务监督下被认为缺乏被接受的安全性，具有高危滥用风险。这些药物不能被任何人购买或持有。该类别中的一些药物属于大麻（天然和人工合成）、海洛因、全血清素类迷幻药（LSD、裸盖菇碱和它们所有的变种）、摇头丸（MDMA）及其同类，还有所有的卡西酮变种（"浴盐"）。这些药物只有持相应执照为科研用途才能够持有。

II 类管制药物：本类别中的药物具有适合的医疗用途，但同时也具有高滥用风险，会导致严重的精神或生理依赖。这包括多种阿片类药物，如美沙酮、吗啡、阿片、可待因酮、芬太尼、哌替啶和可待因；有一些如戊巴比妥之类的镇静剂，还有包括安非他命、甲基安非他命和哌醋甲酯之类的诊所常用的兴奋剂。

Ⅲ类管制药物：该类别中的药物具有滥用风险，但较之于类别Ⅰ和Ⅱ更低，对该类别药物的滥用会导致中度或轻度的生理依赖或高度的精神依赖。本类别中的药物包括含有阿片类药物的混合制剂，如含有醋氨酚的氢可酮和含有纳洛酮（舒倍生）的丁丙诺啡（用来治疗阿片上瘾），还有麻醉剂氯胺酮以及睾酮。

Ⅳ类管制药物：与Ⅲ类相比，本类别中的药物具有更低的滥用风险。包括许多苯二氮䓬镇静剂，如地西泮（安定）、阿普唑仑（alprazolam，即赞安诺），还有三唑仑（triazolam，即海西恩）。

Ⅴ类管制药物：与Ⅳ类相比，本类别中的药物具有更低的滥用风险，主要由包含少量麻醉剂的物质构成。

上面的列表并不够全面，但是提供了足够的例子。购买和持有这些药品所受的惩处会因药品所受管制的类别和持有量而不同，因此你应该仅将上面的列表当成一个入门指导。你要知道，如果在没有医生开具处方的情况下购买或持有任何上述药物，都是触犯法律的。另外，各州法律可能与联邦法律稍有差别。例如，大多数州都将大麻放入很低级别管制药物的分类中，还有许多州已经为了医疗用途而使其获取自由化了（当然，在任何州都不是完全合法的）。

对于管制药物我们还要提醒一句，尽管上面的列表包括很多种管制级别，但是级别的高低不一定就能正确反映药物的安全级别。例如，大麻属于Ⅰ类管制药物，但因大麻而猝死几乎是不可能的。另外，苯二氮䓬属于Ⅳ类管制药物，但经过长时间、规律性使用，服用者会对其产生很强的耐受性。此时，如果没有医疗干预，要停止苯二氮䓬的使用几乎是不可能的。如果你要服用任何一种药物，一定要先调查好它的相关信息，而不要仅看它在管制药物列表中的排名而保障自己的安全。

不是所有的精神类药物都是受管制的，因此上面的列表中不一定全有，但是这些精神类药物都需要医生开具的处方。多数情况下，如果你没有处方又持有这些药物，那一定是触犯法律的，尤其是在你将其给予或售卖给其他人的情况下。

遭遇搜查

有个关于一只很大的金丝雀的笑话是这样的：八百磅的金丝雀要坐在哪里呢？答案是，想在哪里，就在哪里！同样，美国的执法官员可以想搜查哪儿，就搜查哪儿。最后，法院可以决定该搜查行为是否合法，但如果执法人员有理由相信某种犯罪行为正在发生，他就可以理所当然地启动搜查，然后让律师来帮他搞定一切。

就搜查这个主题来说，美国的法律规定是非常复杂的，部分原因是过去几年来许多法院的判例已经为个人的合法权利做了定义。然而，也有少数一般性原则规范了合法扣押和搜查某人的时机。

首先是"隐私期待"，"一个人的家就是他的城堡"的说法，就是对隐私的期待。搜查住处通常比搜查其他地点需要更严格的法律先决条件，通常要由法官签署搜查令，除非有证据显示有直接并严重威胁公共安全之虞。

　　其次是汽车，这是大多数人面对法律的地方。执法人员看到车辆违反交通法规时，会要求停车，然后怀疑里面正在进行非法药物活动。如果执法人员合理认为可能有犯罪行为，他可能有权扣押车上的人，直到能够进行合法且合宜的调查为止。请记住，执法人员如果认为车上有犯罪行为，他可以要求停车并逮捕某些人，即使他是错的！

　　一位司法人员讲了一个极端的案例：假设歹徒在抢劫银行时犯下谋杀罪，之后开着 2007 年的蓝色四门轿车逃离现场。在紧急时刻，一名粗心大意的 911 勤务人员搞错了，广播说凶手坐上前来接应的 2003 年红色卡车离开现场。一名警员在路上看到一辆 2003 年的红色卡车，拦下卡车，勒令乘客下车，搜查卡车上是否有武器，并发现了非法药物，这项搜查合法吗？因为这名警员有理由怀疑车上的乘客是罪犯，他虽然错了，却有很好的理由，而这些乘客很可能因为他们所犯下的任何罪行而被定罪。

　　同样，也有可能因为警员没有理由就搜查车辆，出现无法定罪的结果，因此大多数警员会在搜查车辆之前先请求允许。有了许可令之后，搜查行动才能合法进行，所有证据才算合法取得。如果没有搜查许可，那么执法人员可能选择进一步扣押这些人，并呼叫"毒品狗"或其他支持来检查该车辆，这个问题会变得非常复杂。

　　在实际操作上，执法人员有相当大的权力可以进行拘押和逮捕，因为美国议院已经认定，能够暂时扣留可能的犯罪分子并讯问他们，是符合公共利益的。即使后来法院证明执法人员是错的，受冤的人还是浪费了时间，同时也许还得面临逮捕、诉讼费、生活大受干扰之苦。

最后，也有一些情形发生在公共场所或走路时，这是最不"私人"的行为，隐私期待也最低。在这种情况下，为了保护执法人员和一般大众，执法人员有更多弹性可以进行搜查。例如，假设一名警员看到一个人走在街上，行迹鬼祟地穿梭于车辆之间，警员有权拦下那个人问话，以确保那个人和驾驶者的安全。如果在拦阻的过程中，警员怀疑他携带武器，便可以进行搜身。如果警员在搜查的过程中觉得这个人身上有他知道的非法毒品，便能扣留这些毒品。这个人可能因为违反毒品法律而被定罪吗？非常有可能，因为这样的搜查是合法的。

同样的规则也适用于以下情形，比如参加音乐会的两名学生明显喝醉了酒在打架，一名警员跑过来阻止，学生们反抗，经过合宜的搜查，警员发现了非法毒品。如果警员选择控告他们，成功率会很高。

执法人员有故意骚扰开车族和参加音乐会的学生、到处寻找药物的变态习惯吗？很少。大多数执法人员把自己的工作当成职责，而不是使命。想想看，每天有多少交通违规事件，却很少有人被拦检。想想看，没有违反任何法律却遭到拦检或在音乐会中被制止的情况，其实并不常见，一般来说，执法人员只是在执行应做的工作而已。

违法行为

与毒品相关的法律相当复杂。在美国，由于每个州都不一样，与联邦体系的规定也不尽相同，因此并没有一个简单的方法能够详细解释这些法令。然而，还是有些影响很大且相对少为人知的法律层面，必须向大家解释。

首先是重罪和轻罪之间的差异。轻罪是较轻微的犯罪，可能被处以罚款、公共服务或较短刑期的拘禁，通常不到一年（在联邦体系）。这通常是针对交通违规、不严重的盗窃，有时是针对持有非常少量的非法毒品。重罪（谋杀、武装抢劫、贩毒）通常会被判刑一年以上，且被视为严重罪行，被定罪的人会失去很多公民权利，包括担任多种高薪工作的权利。遭到重罪定罪确实会改变人的一生，对吸毒者来说，了解这一点很重要，因为持有少量某些毒品可能被视为轻罪，但较大量时则变成重罪。

由于法律总是会以持有毒品量的多寡来设定处罚的轻重，因此毒品量很重要。目前广受争议的是，联邦法律对于持有少量快克的处罚是非常严厉的，但是要持有相当多的可卡因粉末，才会被处以相同罚则。任何考虑使用毒品的人都应该明白，处罚的严重程度会因毒品而有所不同。检察官通常可以自行评估。问题是，这是一项行政决定，在任何情况下、任何时候都可以撤销。例如在一些案件中，地区检察官就行使自由裁量权，对阿片类药物分发致死的指控，将过失杀人罪改为二级谋杀罪。

大多数人都知道，贩毒（散布毒品）的刑罚远比持有毒品更严厉，但人们往往不知道，只要持有超过一定剂量的毒品，就可能被认为是"意图散布"，可能会受到更严厉的刑罚。此外，从法律的角度来看，判定是否散布毒品，不一定要有金钱转手的行为，光是将一包毒品交给另一人，就可能被视为散布。

　　另一个不受注意的犯罪领域是共谋。在毒品犯罪案件中，有许多是因共谋而被定罪的。毒品交易所牵涉的，往往比简单的金钱与毒品交易更为复杂。规范共谋罪的法律既广泛又强大，即使本身没有实际参与犯罪，只是在一旁谋划，往往也会被依法起诉，有时这是为了希望这些人跟司法人员合作，协助定罪。若是经常跟涉嫌持有、散布毒品的人混在一起，你应该要留意，如果执法人员能够证明你了解这些人为什么希望你做一些事，那么你可能会因看似无辜的行为而被指控共谋犯罪，例如把车子借给男友，兑现支票，或把电话借给贩毒的朋友。从执法的角度来看，毒品交易是一种生意（虽然是非法的），如同合法的生意，不同的人扮演不同的角色，每个人的重要程度不等。

　　最后，通常还有没收财产的问题。大多数人都听过毒贩的财产被拍卖，这是因为没收法允许执法单位没收并拍卖毒贩的财物。关于这一点，最惊人的状况是有些无辜的人可能因为违反毒品法而被没收个人财产。例如，假想一下，某个学生在他父亲的家中和汽车里贩卖可卡因，假设这个父亲多少知道一些，并劝导学生停止，但学生不听，父亲也放弃劝说，如果检察官能证明父亲知情，但仍允许学生继续售卖毒品，那么作为对他儿子刑事起诉的一部分，很可能他的住宅与汽车都会因为涉及刑事犯罪而被没收。现在用"兄弟"或"朋友"来代替"父亲"，你就可以看到自己是如何落入陷阱的。

　　那么大麻呢？现在它是合法的，对吗？有一些州，持有医药用途的大麻是合法的；另一些州认定持有少量娱乐用途的大麻为合法或是可以处罚的轻罪。但是美国联邦法律则认定在所有 50

个州，持有大麻都是犯罪行为。总的来说，联邦法律凌驾于州法律之上，所以你可能恰巧身处一个虽然认定持有大麻合法，却要遵从联邦法律的州。在我们撰写本书时，现任美国司法部长比前奥巴马政府更积极地推行大麻法律。联邦法规中有一个相对模糊的部分，规定了同时非法拥有任何受管制药物和枪支的严重惩罚。举个极端的例子，如果你合法持有枪支并持有少量大麻，你就必须遵守联邦法律，即使大麻在你所在的州是合法的。这同样适用于持有管制药物（阿片类药物、苯二氮䓬类药物等）和枪支。当然，联邦法律可以被强制实施的具体情况也没有被限定得十分清楚。因此，要认识到，不管州立法律怎么说，联邦法律还是规定这种药物在美国全境都是违法的。

逮　捕

大多数人都认为他们不会被逮捕，青少年尤其会觉得他们是"不受法律约束"的，但他们确实可能被逮捕。无论是老奶奶、青少年、律师、医生、一般人，只要是地球上的人，都可能面临这个问题。

在许多你想象得到的最随便的事件中，都有人因毒品而被逮捕。在美国弗吉尼亚州，警员拦下一辆车，因为车子的后视镜挂到了某个东西。警员起了疑心，依法搜查车辆，发现了大量的可卡因。另一名转运毒品的人把可卡因塞进果汁罐里，重新封好，以为自己的计划很完美。从加勒比海度假归来的游客常会把食物一起带回国，因此他认为自己可以顺利通过海关。他没想到的是，海关人员知道罐装果汁在加勒比海很贵，在美国却很便宜，因此没有理由从加勒比海买罐装果汁回国，结果是他被逮捕，并因运送价值数百万美元的可卡因而定罪。

即使是老奶奶也不能免于被捕。一对缉毒局警员在北卡罗来纳州的公共汽车站值勤，注意到有个老妇人举止怪异。当他们走近她时，她立刻离开，于是引起警员的疑心，进行合法搜索，结果在她的行李中发现大量可卡因。

一名大学生回到宿舍，发现到处都是校警和市警，虽然她没有涉入任何非法活动，但她的室友在另一个学校的朋友带着一批毒品来拜访，另一名学生遵守校规向校警报案。幸运的是，这名无辜的学生没有被捕，因为她的室友为她澄清，这真的是有惊无险。

执法机构的缉毒工作其实是非常精细的。美国缉毒局在世界各地试图阻止毒品运到美国，在各主要和次要机场甚至客运站都派有工作人员。在大多数州的公路巡逻中，也有缉毒单位投入警力寻找可疑车辆。这些工作的成果并不小，各州和联邦监狱的囚犯都因此急剧增加。

然而，大家都知道，大多数国家往往毒品泛滥，在市区的许多地方和大学校园里通常很容易买到常见的非法毒品。那么，为什么人们会觉得毒品防治无效呢？缉毒并非完全失败，而是被掩盖了。许多人被依法逮捕，但总是有别人来替补每个被抓走的人。长期使用可卡因、快克、海洛因是非常昂贵的习惯，大多数人唯有成为毒贩才能维持这种所费不赀的行为。正如我们在本书其他章节所说的，可卡因和阿片的效果可能非常强烈，但以惯用者的用量来说，代价是相当高昂的。对毒品的依赖和开支往往让使用者摇身一变成为毒贩，直到医疗介入、逮捕或死亡制止了他们。

这与本书的读者有什么关系呢？任何能够阅读这本书的人，无疑应该都有能力从事正派和合法的工作，有成功的人生。这样的读者可能会觉得自己不可能被逮捕，或自己并未交友不慎。这个天真的态度可能最危险，因为和大多数的工作一样，毒品交易也需要知识、技术和人脉。业余的毒贩大部分并没有这方面的知识，或很幸运，并不想做那些全然投入毒品文化所需的事情。因此，他们以业余者的身份来处理所有问题，而且就像很多领域的业余者一样惨遭失败。这种情况的风险特别高，他们可能被捕，损失很多金钱，成为暴力犯罪的受害者，或严重依赖他们所贩卖的毒品。

我们都知道，有些人会觉得自己的机会很少，而且人生苦短，因此不管别人说什么，他们都要贩毒。在他们的生命里，坐牢只是做这门生意的成本。然而，一位曾经起诉过上千起毒品案件的地方检察官提出忠告：一个有家人、教育机会和朋友的人，会因一时失足误入歧途，而失去许多东西。重罪定罪可能剥夺一个人在这个社会中的许多机会，并可能使其家庭蒙受许多痛苦、灾难和财产损失，就算赚到再多的金钱或毒品经验，都非常不值得。

定罪：被罚的下场

美国大多数州的法律刑责都是建立在多年来制定的一系列法

案上，非常复杂，不容易一言以蔽之。持有少量大麻，在某些地方可能无伤大雅，但在某些地方却严重到必须坐牢。其他毒品也一样，即使少量持有，通常也会被看得很严重。在美国，检察官在指控时，对于罪行的轻重通常有一定的回旋余地。问题是，我们很难确定：①法律上的最新变化；②检察官对于毒品犯罪的态度；③检察官会根据州法规还是联邦法规来起诉。（这几个因素决定你可以根据哪些法律被起诉，包括联邦官员是否逮捕了你，犯罪是否发生在联邦财产上，以及州和联邦当局是否一致认为联邦政府应该起诉这种犯罪行为，这可能有很多原因。）因此，持有少量娱乐用海洛因或可卡因，可能被判中等刑期的拘禁，也可能是巨额罚款和长期监禁，这取决于实际的情况，甚至是审理该案的司法人员的心情，或被告的社会地位。

重要的是，必须记住，某些州和某些联邦体系在量刑上确实有一套结构或方针，也就是说，某人一旦因为毒品犯罪而被定罪，他的刑期由法律规定，无论情况为何，法官都无法改变。此外，联邦体系（还有越来越多的州法律体系）规定贩毒不得假释，定罪可能代表长时间的监禁，即使检察官和法官希望采取其他刑罚，也无力改变。

有一个例子可以让我们体会到，酒精加处方药再加上严苛的法律会发生多么严重的后果。威尔基·威尔逊（Wilkie Wilson）作为专家在法律案件中作证，有一桩最近的案子证明了法律、检察官还有法庭可以相互影响，并毁了一个人的一生。一个男人在房子外面与邻居们聚会。他整晚喝了不多不少的一些酒，在某一时刻，他决定去睡觉，并服用了一些安眠药，其中就包括唑吡坦

（安必恩类药物）。在入睡之前，他又返回了聚会现场，并很快表现出喝醉的样子。然后他又回去睡觉。其后不久，他醒过来，然后没有穿鞋也没有戴假牙，也没有戴助听器地走出屋子，显然是一副刚刚醒过来的样子。但是他手持了一把从窗边取来的枪，并谩骂聚会上的人，还开枪两次。虽然没有人受伤，但是人们叫来了警察，这个人被拘捕了。

这个人以故意伤害罪被起诉，每个人都认为他喝醉了。在大多数州的法律中，他的行为被认为是"故意醉酒"，这样就不能对任何起诉进行对抗辩护。他的辩护团队则认为他并不是因酒精而产生了醉酒状态，而是因服用处方药唑吡坦造成的药物反应，这种药物被大家所熟知会使人产生诸如睡眠时驾驶、性交、购物、进食等的怪异行为。如果他的行为真的是唑吡坦引起的，那么就会定性为"非故意醉酒"，这样就可以对抗故意伤害罪的起诉。

陪审团在了解案件之后认定其属于酒精起因的醉酒，因此判其有罪。于是悲剧就发生了。在事发的州，许多（如故意伤害）持枪犯罪会被判以 10 年监禁。如果在犯罪过程中开枪，那么监禁时间将是 20 年。在此案件中，检察官认定要为当时在聚会现场的六个人分别起诉，法律要求最终判决要对每一件起诉单独执行，并可以叠加。这就意味着这个人（在本书撰写之际已经被判决）必须根据法律蹲 120 年的监狱。法官在此案中没有自由裁量权。

这是一个很可怕的例子，它向我们展示了醉酒、严苛的法律、激进的检察官和混沌的醉酒者持有枪支并射击这几重因素相互作用的后果。这名涉案人并没有这样的行为史，并且曾是一位被颁发勋章的军人。很有可能是唑吡坦导致了他的行为，但是检察官和陪审团并不这样认为。

这并不是故事的结尾。一名对此类判决提出上诉的专家受理了他的案件，并向上级法院提交了有效上诉书。他们裁定重审，结果陪审团给出无罪判决。虽然这是一个更幸福的结局，但这个人几乎失去了所有的钱——他的退休金，不得不在监狱里待上一段时间。所以他其实已经付出了惨痛的代价。

这个案件带给我们的教训是，枪支和毒品是可怕的组合，应不惜一切避免；还有，如果一个人选择灌醉自己然后去做违法行为，那么喝醉通常并不能在面对任何起诉的时候作为辩护理由，不管他在犯罪的时候受到了多大其他伤害都不行。

未来何去何从？

在全球范围内，关于毒品合法化或非刑事化的争论正在进行。截至 2018 年，美国已有 30 多个州通过了允许大麻用于医疗和娱乐的法律，其他州也在效仿。但仍然存在争议，且还有额外的问题，如上所述，这些州法律可能与联邦法律冲突。没有人知道最终结果。

国际形势也不明朗。自 2001 年以来，葡萄牙已将娱乐性毒品合法化，他们还没有使毒品合法化，但对少量毒品的处罚已经降到最低。2014 年，欧洲毒品报告[1]显示，葡萄牙的毒品死亡率是欧盟最低的，为每百万人仅有 6 人死亡。相比之下，2016 年美国每百万人中有 185 人死亡。在英国也有一场非犯罪化运动，最近一期《英国医学杂志》上，英国皇家内科医师学会提议毒品合法化。而另一方面，菲律宾总统发起了一场非同寻常的禁毒运动，这场运动已经夺去了大量生命。

很多人认为，吸毒者和毒贩的压力一旦降低，将导致非法毒品泛滥，他们的噩梦是连儿童也能轻易取得非法毒品。不幸的是，毒品已经是任何人都唾手可得的东西，包括儿童和不同经济阶层的人。所以，噩梦已经开始了。

为了降低需求，我们必须加强教育。正如我们在本书其他章节所提到的，有效的毒品教育绝不只是训诫人们拒绝所有毒品，许多人都认为他们使用的毒品是无害的。毒品教育必须教导基本的科学，帮助我们珍惜大脑的复杂和精妙，以及了解到，不同的人可能会有不同的化学反应，而这些我们称之为"毒品"的强力化学物质是如何作用在人体上的，无论是正面还是负面、短期还是长期，我们都所知不多。良好的教育是昂贵的，但我们可以因此更健康，而我们的社会也能节省毒品带来的许多损失，包括无谓的工资、执法与监禁等成本。

1　https://www.statista.com/chart/10320/drug-deaths-in-europe/.

延伸阅读

自己研究

如果本书激发了你的兴趣，让你想要了解更多信息，或者你想直接了解最新的研究成果，最好的办法就是自己研究。

阅读文献回顾原始的研究论文，其实比一般人想象的要容易。事实上，撰写本书的首要步骤之一，就是收集这类研究报告，而许多撰写初版时查阅资料的工作，是由两名大学生完成的，但他们过去都没有任何使用医学文献数据库的经验。如果你决定自己做功课，以下提供一些建议，告诉你如何起步。

一般公共图书馆不可能有太多你所需要的期刊和书籍。由于医学文献出版物相当多，设有医学院的大学，大部分都有独立的图书馆专门收藏这类资料，因此你必须先找到医学院图书馆。如果无法找到医学院，请看看附近的大学是否有生物系，你可以使用他们的图书馆。下一步，到图书馆与管理参考书的馆员搞好关系，因为你会需要他或她的帮忙，才能逐渐熟悉该馆馆藏以及资料搜寻手续。搜寻文献最有效的方式，是使用美国国家医学图书馆（National Library of Medicine）的数据库 MEDLINE 或 PubMed，这能让你搜寻各种与健康相关主题的绝大部分医学文献出版物，你可以依照作者、标题、主题、关键词、机构和许多其他搜索项来搜索。

你所能搜索到的信息通常超出需求，因此建议可以从文献综述开始，文献综述浓缩及摘录了某个领域既有的研究和文献，且通常不会使用太多专业用词。阅读你正在研究的主题的一些新近文献综述，能帮助你对该主题的相关知识建立初步基础。先从某个简单的概念开始练习使用 MEDLINE，例如搜索关于大麻的文章。相关的文章可能有好几百篇，其中许多文章的标题一看就能知道内容十分专业而难以理解。因此，用电脑搜索关于大麻的文献综述，将能显著减少文章量。

如果你已经读过本书，知道 THC 是大麻的活性成分之一，可尝试搜索 THC，会得到更多文章。缩小搜寻范围，用电脑查询关于 THC 的文献综述，得到的结果会跟以大麻为关键词的搜索结果不同。试着用一用这个资料库，搜索各种不同的关键字组合，如 THC 和学习，或 THC 和青少年，你很快就会有个概念，光是关于这个化学物质本身的知识就多到惊人。

你必须了解的是，没有任何单一研究可以让你窥知整个议题的全貌。最后，我们必须提醒你，不要认为你所查阅到的内容都可以直接适用于人体。科学家往往使用非常高剂量的化学物质来测试其对动物的毒性，有时他们在动物身上使用的药物浓度非常高，以人类与实验动物的相对体重来说，是人类常使用剂量的数百倍或数千倍。因此，有些见于动物实验的毒性作用，可能并不适用于人类。另外，动物实验无法揭示这些化学物质的许多复杂作用，特别是对心理的影响，因此动物研究非常可能遗漏一些重要的人体作用。因此，当你阅读科学论文时，记住，这只是有关该药物的一小部分文献，尽管这些数据可能是真实的，重要的是，在解读这些资料时，也要考量该药物的其他背景知识。

综述资料

Brunton, L., B. Chabner, and B. Knollman, eds. *Goodman and Gilman's The Pharmacological Basis of Therapeutics*. 12th ed. New York: McGraw-Hill, 2010.

Drug and Alcohol Dependence, 1–2 June 1998: Entire issue devoted to review articles about drugs of abuse. Topics include addiction, reward, relapse, genetics and addiction, imaging the addicted brain, prenatal effects of drugs of abuse, opioids, stimulants, alcohol, nicotine, cannabis, hallucinogens, caffeine, and inhalants.

Erickson, C. K., and J. Brick. *Drugs, the Brain, and Behavior*. 2nd ed. London: Routledge, 2013.

Hart, C., and C. Ksir. *Drugs, Society, and Human Behavior*. 15th ed. St. Louis: McGraw-Hill, 2012.

Iversen, Leslie L., Susan D. Iversen, Floyd E. Bloom, and Robert H. Roth. *Introduction to Neuropsychopharmacology*. New York: Oxford University Press, 2008.

Karch, S. B., and O. Drummer. *The Pathology of Drug Abuse*. 5th ed. Boca Raton, FL: CRC Press, 2013.

Koob, G., and M. Le Moal. *The Neurobiology of Addiction*. London: Elsevier Press, 2006.

Musto, D. F. "Opium, cocaine and marijuana in American

history." *Scientific American* 265 (1991): 40–47.

Schivelbusch, W. *Tastes of Paradise*. Trans. D. Jacobson. New York: Vintage Books, 1993.

Sowell, E., P. Thompson, C. Holmes, T. Jernigan, and A. Toga. "In-vivo evidence for post-adolescent brain maturation in frontal and striatal regions." *Nature Neuroscience* 2 (1999): 859-861.

Weinberg, B. A., and B. K. Bealer. *The World of Caffeine*. New York: Routledge Press, 2002.

White, A., and H. S. Swartzwelder. *What are They Thinking?! The Straight Facts about the Risk-Taking, Social-Networking, Still-Developing Teen Brain*. New York: W. W. Norton, 2013.

酒精

Acheson, S., R. Stein, and H. S. Swartzwelder. "Impairment of semantic and figural memory by acute ethanol: Age-dependent effects." *Alcoholism: Clinical and Experimental Research* 22, no. 7 (1998): 1437–1442.

Barron, S., A. White, H. S. Swartzwelder, R. L. Bell, Z. A. Rodd, C. J. Slawecki, C. L. Ehlers, E. D. Levin, A. H. Rezvani, and L. P. Spear. "Adolescent vulnerabilities to chronic alcohol or nicotine exposure: Findings from rodent models." *Alcoholism: Clinical & Experimental Research* 29, no. 9 (2005): 1720–1725.

Brown, S., M. McGue, J. Maggs, J. Schulenberg, R. Hingson, H. S. Swartzwelder, C. Martin, et al. "Underage alcohol use: Summary of developmental processes and mechanisms, ages 16–20." *Alcohol Research and Health* 32 (2009): 41–52.

Diamond, I., and A. S. Gordon. "Cellular and molecular neuroscience of alcoholism." *Physiological Reviews* 77 (1997): 1–20.

Herz, A. "Endogenous opioid systems and alcohol addiction [review]." *Psychopharmacology* 129 (1997): 99–111.

Hobbs, W., T. Rall, and T. Verdoorn. "Hypnotics and Sedatives; Ethanol." This is chapter 17 in *Goodman and Gilman's The Pharmacological Basis of Therapeutics*, listed in the general references.

Koperafrye, K., S. Dehaene, and A. P. Streissguth. "Impairments of number processing induced by prenatal alcohol exposure." *Neuropsychologia* 34 (1996): 117–1196.

Monnot, M., S. Nixon, W. Lovallo, and E. Ross. "Altered emotional perception in alcoholics: Deficits in affective prosody comprehension." *Alcoholism: Clinical and Experimental Research* 25 (2001): 362–369.

Musto, D. F. "Alcohol in American history." *Scientific American* 274 (1996): 78–83.

The National Clearinghouse for Alcohol and Drug Information (www.health.org/index.htm) is a national resource sponsored by the US government. For users of the Internet, it has the advantage of providing searchable databases (www.health.org/dbases.htm) that allow the user to search for references to research papers on any topic related to alcohol actions or use.

NIAAA-funded consortium for research on the enduring effects of alcohol exposure during adolescence, http://nadiaconsortium.org/.

Streissguth, A., P. Sampson, H. Olson, F. Bookstein, H. Barr, M. Scott, J. Feldman, and A. Mirsky. "Maternal drinking during pregnancy: Attention and short-term memory in 14-year-old offspring— a longitudinal prospective study." *Alcoholism: Clinical and Experimental Research* 18 (1994): 202–218.

US Dept. of Health and Human Services. *Tenth Special Report to the U. S. Congress on Alcohol and Health: Highlights from Current Research.* Alexandria, VA: EEI, September 2000.

White, A. M., and H. S. Swartzwelder. "Age-related effects of alcohol on memory and memory-related brain function in adolescents and adults." *Recent Developments in Alcoholism* 17 (2005): 161–176.

咖啡因

Cauli, O., and M. Morelli. "Caffeine and the dopaminergic system." *Behavioural Pharmacology* 16, no. 2 (2005): 63–77.

Edwards, B. *America's Favorite Drug: Coffee and Your Health.* Berkeley, CA: Odonian Press, 1992.

Evans, S., and R. Griffths. "Caffeine withdrawal: A parametric analysis of caffeine dosing conditions." *Journal of Pharmacology and Experimental Therapeutics* 289 (1999): 285–294.

Jurich, N. *Espresso: From Bean to Cup.* Seattle: Missing Link Press, 1991.

Lamarine, R. J. "Selected health and behavioral effects related to the use of caffeine." *Community Health* 19 (1994): 449–466.

Lane, J., and R. Williams. "Cardiovascular effects of caffeine and stress in regular coffee drinkers." *Psychophysiology* 24 (1987): 157–164.

Lane, J. D., C. F. Pieper, B. G. Phillips-Bute, J. E. Bryant, and C. M. Kuhn. "Caffeine affects cardiovascular and neuroendocrine activation at work and at home." *Psychosomatic Medicine* 64 (2002): 595–603.

McLellan, T., and H. Lieberman. "Do energy drinks contain active components other than caffeine?" *Nutrition Reviews* 70 (2012): 730–744.

Satel, S. "Is caffeine addictive?—A review of the literature." *American Journal of Drug & Alcohol Abuse* 32, no. 4 (2006): 493–502.

Shapiro, R. E. "Caffeine and headaches." *Neurological Sciences* 28, suppl. 2 (2007): S179–183.

Thompson, W. G. "Coffee: Brew or bane?" *American Journal of the Medical Sciences* 308 (1994): 49–57.

Weinberg, B. A., and B. K. Bealer. *The World of Caffeine: The Science and Culture of the World's Most Popular Drug*. New York: Routledge Press, 2001.

摇头丸

Clemens, K. J., I. S. McGregor, G. E. Hunt, and J. L. Cornish.

"MDMA, methamphetamine and their combination: Possible lessons for party drug users from recent preclinical research." *Drug & Alcohol Review* 26, no. 1 (2007): 9–15.

Kalechstein, A. D., R. De La Garza Ⅱ, J. J. Mahoney Ⅲ, W. E. Fantegrossi, and T. F. Newton. "MDMA use and neurocognition: A meta-analytic review." *Psychopharmacology* 189, no. 4 (2007): 531–537.

Morgan, M. J. "Ecstasy (MDMA): A review of its possible persistent psychological effects." *Psychopharmacology* 152 (2000): 230–248.

Parrott, A. C. "MDMA, serotonergic neurotoxicity, and the diverse functional deficits of recreational 'Ecstasy' users." *Neuroscience & Biobehavioral Reviews* 37, no. 8 (2013): 1466–1484.

Reneman, L., J. Boik, B. Schmand, W. van den Brink, and B. Gunning. "Memory disturbances in 'Ecstasy' users are correlated with an altered brain serotonin neurotransmission." *Psychopharmacology* 148 (2001): 322–324.

Ricaurte, G. A., A. L. Martello, J. L. Katz, and M. B. Martello. "Lasting effects of (±) 3,4-methylenedioxymethamphetamine (MDMA) on central serotonergic neurons in nonhuman primates: Neurochemical observations." *Pharmacology and Experimental Therapeutics* 261 (1992): 616–622.

Rosenson, J., C. Smollin, K. A. Sporer, P. Blanc, and K. R. Olson. "Patterns of ecstasy-associated hyponatremia in California." *Annals of*

Emergency Medicine 49, no. 2 (2007): 164–171.

Rudnick, G., and S. C. Wall. The molecular mechanism of "ecstasy" [3,4-methylenedioxymethamphetamine (MDMA)]: Serotonin transporters are targets for MDMA-induced serotonin release." *Proceedings of the National Academy of Sciences* 89 (1992): 1817–1821.

GHB（麻醉剂、液体迷魂药）

Galloway, G. P., S. L. Frederick, F. E. Staggers Jr., S. Gonzales, and D. E. Smith. "Gamma-hydroxybutyrate: An emerging drug of abuse that causes physical dependence." *Addiction* 92, no. 1 (1997): 89–96.

Maitre, Michel. "The gamma-hydroxybutyrate signalling system in brain: Organization and functional implications." *Progress in Neurobiology* 51 (1997): 337–361.

Mason, P. E., and W. P. Kerns. "Gamma hydroxybutyric acid (GHB) intoxication." *Academic Emergency Medicine* 9, no. 7 (2002): 730–739.

Nicholson, K. L., and R. L. Balster. "GHB: A new and novel drug of abuse." *Drug and Alcohol Dependence* 63 (2001): 1–22.

Van Amsterdam, J. C., T. M. Brunt, M. T. B. McMaster, and R. J. M. Miesink. "Possible long-term effects of gamma hydroxybutyric acid (GHB) due to neurotoxicity and overdose." *Neuroscience & Biobehavioral Reviews* 36, no. 4 (2012): 1217–1227.

迷幻药

Abraham, H. D., A. M. Aldridge, and P. Gogai. "The psychopharmacology of hallucinogens." *Neuropsychopharmacology* 14 (1996): 285–298.

Cunningham, C. W., R. B. Rothman, and T. E. W. Risinzano. "Neuropharmacology of the naturally occurring kappa-opioid hallucinogen salvinorin A." *Pharmacological Reviews* 63, no. 2 (2011): 316–347.

Griffths, R. R., M. W. Johnson, McCann U, Jesse R. "Psilocybin occasioned mystical-type experiences: Immediate and persisting dose-related effects." *Psychopharmacology* (Berl) 218, no. 4 (2011): 649–665.

Halberstadt, A. L., and M. A. Geyer. "Multiple receptors contribute to the behavioral effects of indoleamine hallucinogens." *Neuropharmacology* 61, no. 3 (2011): 364–381.

Holmstedt, B., and N. Kline, eds. "Ethnopharmacologic search for psychoactive drugs." *Public Health Service Publication* no. 1645 (1967).

Jacobs, B. L. "How hallucinogenic drugs work." *American Scientist* 75 (1987): 386–392.

Marek, G. J., and G. K. Aghajanian. "Indoleamine and the phenethylamine hallucinogens: Mechanisms of psychotomimetic action." *Drug and Alcohol Dependence* 51 (1998): 189–198.

Schultes, R. E. *The Botany and Chemistry of Hallucinogens*. New

York: Thomas Press, 1980.

Schultes, R. E., and A. Hoffman. *Plants of the Gods*. Rochester, VT: Healing Arts Press, 1992.

Vollenweider, F. X. "Recent advances and concepts in the search for biological correlates of hallucinogen-induced altered states of consciousness." *Heffler Review of Psychedelic Research* 1 (1998): 21–32.

Zawilska, J. B., and J. Wojcieszak. "Salvia divinorum: From Mazatec medicinal and hallucinogenic plant to emerging recreational drug." *Human Psychopharmacology* 8, no. 5 (2013): 403–412.

吸入剂

Balster, R. L. "Neural basis of inhalant abuse." *Drug and Alcohol Dependence* 51, no. 1–2 (1998): 207–214.

Bowen, S. E., J. Daniel, and R. L. Balster. "Deaths associated with inhalant abuse in Virginia from 1987 to 1996." *Drug and Alcohol Dependence* 53, no. 3 (1999): 239–245.

Brouette, T., and R. Anton. "Clinical review of inhalants." *American Journal on Addictions* 10, no. 1 (2001): 79–94.

Cruz, S. L. "The latest evidence in the neuroscience of solvent misuse: An article written for service providers." *Substance Use and Misuse* 46, no. S1 (2011): 62–67.

Dinwiddie, S. H. "Abuse of inhalants: A review." *Addiction* 89 (1994): 925–939.

Meadows, R., and A. Verghese. "Medical complications of glue sniffing." *Southern Medical Journal* 89 (1996): 455–462.

Nitrites and volatile anesthetic gases are well described in *Goodman and Gilman's The Pharmacological Basis of Therapeutics*, listed in the general references. This book contains numerous references to the research literature.

Sharp, C. W., F. Beauvais, and R. Spence, eds. National Institute on Drug Abuse Research Monograph 129 (1992). This can be obtained from the National Institute on Drug Abuse at 6001 Executive Boulevard, Room 5213, Bethesda, MD 20892-9561; www.nida.nih.gov.

Soderberg, L. S. "Immunomodulation by nitrite inhalants may predispose abusers to AIDS and Kaposi's sarcoma." *Journal of Neuroimmunology* 83, no. 1–2 (1998): 157–161.

大麻

Abood, M., and B. Martin. "Neurobiology of marijuana abuse." *Trends in Pharmacological Sciences* 13 (1992): 201–206.

Adams, I. B., and B. R. Martin. "Cannabis: Pharmacology and toxicology in animals and humans." *Addiction* 91 (1996): 1585–1614.

Aryana, A., and M. A. Williams. "Marijuana as a trigger of cardiovascular events: Speculation or scientific certainty?" *International Journal of Cardiology* 118, no. 2 (2007): 141–144.

Castle D. J. "Cannabis and psychosis: What causes what?" *F1000 Medicine Reports* 5 (2013): 1, http://f1000.com/prime/reports/m/5/1.

Cha, Y. M., A. M. White, C. M. Kuhn, W. A. Wilson, and H. S. Swartzwelder. "Differential effects of delta 9-THC on learning in adolescent and adult rats." *Pharmacology, Biochemistry, and Behavior* 83 (2006): 448–455.

Chang, L., and E. P. Chronicle. "Functional imaging studies in cannabis users." *Neuroscientist* 13, no. 5 (2007): 422–432.

Clarke, R. C. *Marijuana Botany*. Berkeley, CA: And/Or Press, 1981.

Cota, D., M. H. Tschop, T. L. Horvath, and A. S. Levine. "Cannabinoids, opioids and eating behavior: The molecular face of hedonism?" *Brain Research Reviews* 51, no. 1 (2006): 85–107.

Devane, W. "New dawn of cannabinoid pharmacology." *Trends in Pharmacological Sciences* 15 (1994): 40–41.

Ehrenreich, H., T. Rinn, H. J. Kunert, M. R. Moeller, W. Poser, L. Schilling, G. Gigerenzer, and M. R. Hoehe. "Specific attentional dysfunction in adults following early start of cannabis use." *Psychopharmacology* 142 (1999): 295–301.

Grinspoon, L., and J. Bakalar. "Marijuana as medicine." *Journal of the American Medical Association* 273 (1995): 1875–1876. See also the replies to this article in volume 274 (1995): 1837–1838.

Haney, M., A. W. Ward, S. D. Comer, R. W. Foltin, and M. W. Fischman. "Abstinence symptoms following smoked marijuana in humans." *Psychopharmacology* 141 (1999): 395–404.

Hollister, L. "Health aspects of cannabis." *Pharmacological*

Reviews 38 (1986): 1–20.

Justinova, Z., S. R. Goldberg, S. J. Heishman, and G. Tanda. "Self-administration of cannabinoids by experimental animals and human marijuana smokers." *Pharmacology, Biochemistry & Behavior* 81, no. 2 (2005): 285–299.

Lichtman, A. H., and B. R. Martin. "Delta 9-tetrahydrocannabinol impairs spatial memory through a cannabinoid receptor mechanism." *Psychopharmacology* 126 (1996): 125–131.

Malchow, B., A. Hasan, P. Fusar-Poli, A. Schmitt, P. Falkai, and T. Wobrock. "Cannabis abuse and brain morphology in schizophrenia: A review of the available evidence." *European Archives of Psychiatry and Clinical Neuroscience* 263 (2012): 3–13.

Maldonado, R., and F. Rodriguez de Fonseca. "Cannabinoid addiction: Behavioral models and neural correlates." *Journal of Neuroscience* 22, no. 9 (2002): 3326–3331.

Meier, M. H., A. Caspi, A. Ambler, H. Harrington, R. Houts, R. S. E. Keefe, K. MacDonald, A. Ward, R. Poulton, and T. E. Moffitt. "Persistent cannabis users show neuropsychological decline from childhood to midlife." *Proceedings of the National Academy of Sciences* 109 (2012): E2657–E2664.

Neurobiology of Disease 5, no. 6 (1998): 379–553. Series of excellent review articles about the basic biology of cannabinoid receptors and their actions.

Pollan, M. "How pot has grown." *New York Times Magazine*,

February 19, 1995.

Schramm-Sapyta, N. L., Y. M. Cha, S. Chaudhry, W. A. Wilson, H. S. Swartzwelder, and C. M. Kuhn. "Differential anxiogenic, aversive, and locomotor effects of THC in adolescent and adult rats." *Psychopharmacology* 191, no. 4 (2007): 867–877.

尼古丁

Audrain-McGovern, J., D. Rodriguez, and J. D. Kassel. "Adolescent smoking and depression: Evidence for self-medication and peer smoking mediation." *Addiction* 104 (2009): 1743–1756.

Julien, R. M. A *Primer of Drug Action*. New York: W. H. Freeman, 1995.

Naqvi, N. H., D. Rudrauf, H. Damasio, and A. Bechara. "Damage to the insula disrupts addiction to cigarette smoking." *Science* 315, no. 5811 (2007): 531–534.

Picciotoo, M. R., B. J. Caldarone, S. L. King, and V. Zacharious. "Nicotinic receptors in the brain: Links between molecular biology and behavior." *Neuropsychopharmacology* 22 (2000): 451–465.

Porchet, H. "Pharmacokinetics and pharmacodynamics of nicotine: Implications for tobacco addiction apprehension." In *Drugs of Abuse and Neurobiology*, R. R. Watson, ed. Boca Raton, FL: CRC Press, 1992.

阿片类药物

Compton, W. M., and N. D. Volkow. "Major increases in opioid analgesic abuse in the United States: Concerns and strategies." *Drug & Alcohol Dependence* 81, no. 2 (2006): 103–107.

De Vries, T. J., and T. S. Shippenberg. "Neural systems underlying opiate addiction." *Journal of Neuroscience* 22, no. 9 (2002): 3321–3325.

Di Chiara, G., and R. A. North. "Neurobiology of opiate abuse." *Trends in Pharmacological Sciences* 13 (1992): 185–193.

Hammer, R. P. *The Neurobiology of Opiates*. Boca Raton, FL: CRC Press, 1993.

镇静剂

All legal sedatives are well described in *Goodman and Gilman's The Pharmacological Basis of Therapeutics*, listed in the general references. This book contains numerous references to the research literature.

类固醇

Angell, P., N. Chester, D. Green, J. Somauroo, G. Whyte, and K. George. "Anabolic steroids and cardiovascular risk." *Sports Medicine* 42, no. 2 (2012): 119–134.

Kazlauskas, R. "Designer steroids." *Handbook of Experimental Pharmacology* 195 (2010): 155–185.

Kuhn, C. M. "Anabolic steroids." *Recent Progress in Hormone Research*, 57 (2002): 411–434.

Wilson, J. D. "Androgen abuse by athletes." *Endocrine Reviews* 9 (1988): 181–191.

Yesalis, C. E., ed. *Anabolic Steroids in Sport and Exercise*. 2nd ed. Champaign, IL: Human Kinetics Pub., 2000.

Yesalis, C. E., and V. S. Cowart. *The Steroids Game*. Champaign, IL: Human Kinetics Pub., 1998.

兴奋剂

Afonso, L., T. Mohammed, and D. hatai. "Crack whips the heart: A review of the cardiovascular toxicity of cocaine." *American Journal of Cardiology* 100, no. 6 (2007): 1040–1043.

Baumann, M. H., J. S. Partilla, K. R. Lehner, E. B. Thorndike, A. F. Hoffman, M. Holy, R. B. Rothman, et al. "Powerful cocaine-like actions of 3,4-Methylenedioxypyrovalerone (MDPV), a principal constituent of psychoactive 'bath salts' products." *Neuropsychopharmacology* 38, no. 4 (2013): 552–562.

Baumann, M. H., J. S. Partilla, and K. R. Lehner. "Psychoactive 'bath salts': Not so soothing." *European Journal of Pharmacology* 698, nos. 1–3 (2013): 1–5.

Chang, L., D. Alicata, T. Ernst, and N. Volkow. "Structural and metabolic brain changes in the striatum associated with metham-phetamine abuse." *Addiction* 102, suppl. 1 (2007): 16–32.

Everitt, B. J., and M. E. Wolf. "Psychomotor stimulant addiction: A neural systems perspective." *Journal of Neuroscience* 22, no. 9 (2002): 3312–3320.

Hammer, R. P., ed. *The Neurobiology of Cocaine*. Boca Raton, FL: CRC Press, 1995.

Hatsukami, D. K., and M. W. Fischman. "Crack cocaine and cocaine hydrochloride—Are the differences myth or reality?" *Journal of the American Medical Association* 276 (1996): 1580–1588.

Joseph, H., ed. "The neurobiology of cocaine addiction: From bench to bedside." *Journal of Addictive Diseases* 15 (1999).

Karch, S. B. *A Brief History of Cocaine*. Boca Raton, FL: CRC Press, 1998.

Kuhar, M. J., and N. S. Pilotte. "Neurochemical changes in cocaine withdrawal." *Trends in Pharmacological Science* 17 (1996): 260–264.

Lakoski, J. M., M. P. Galloway, and F. J. White, eds. *Cocaine: Pharmacology, Physiology, and Clinical Strategies*. Boca Raton, FL: CRC Press, 1992.

Lehner, K. R., and M. H. Baumann. "Psychoactive 'bath salts' : Compounds, mechanisms, and toxicities." *Neuropsychopharmacology* 38, no. 1 (2013): 243–244.

Smith, M. E., and M. J. Farah. "Are prescription stimulants 'smart pills' ? The epidemiology and cognitive neuroscience of prescription stimulant use by normal healthy individuals." *Psychological Bulletin*

137, no. 5 (2011): 717–741.

Van Dyke, C., and R. Byck. "Cocaine." *Scientific American* 246, no. 3 (1982): 128–141.

Williams, R. G., K. M. Kavanagh, and K. K. Teo. "Pathophysiology and treatment of cocaine toxicity: Implications for the heart and cardiovascular system." *Canadian Journal of Cardiology* 12 (1996): 1295–1301.

Zimmerman, J. L. "Cocaine intoxication." *Critical Care Clinics* 28, no. 4 (2012): 517–526.

成瘾机制

Berke, J. D., and S. E. Hyman. "Addiction, dopamine and the molecular mechanisms of memory." *Neuron* 25 (2000): 515–532.

Dalley, J. W., T. D. Fryer, L. Brichard, E. S. Robinson, D. E. Theobald, K. Laane, Y. Pena, et al. "Nucleus accumbens D2/3 receptors predict trait impulsivity and cocaine reinforcement." *Science* 315, no. 5816 (2007): 1267–1270.

Di Chiara, G., and A. Imperato. "Drugs abused by humans preferentially increase synaptic dopamine concentrations in the mesolimbic system of freely moving rats." *Proceedings of the National Academy of Science* 85 (1988): 5274–5278.

George, O., M. Le Moal, and G. F. Koob. "Allostasis and addiction: Role of the dopamine and corticotropin-releasing factor systems." *Physiology and Behavior* 106, no. 1 (2012): 58–64.

Goldstein, A. *Addiction: From Biology to Drug Policy*. New York: W. H. Freeman, 1994.

Kiyatkin, E. A. "Functional significance of mesolimbic dopamine." *Neuroscience & Biobehavioral Reviews* 19 (1995): 573–598.

Koob, G. F., and N. D. Volkow. "Neurocircuitry of addiction." *Neuropsychopharmacology* 35, no. 1 (2010): 217–238.

Parvaz, M. A., N. Alia-Klein, P. A. Woicik, N. D. Volkow, and R. Z. Goldstein. "Neuroimaging for drug addiction and related behaviors." *Reviews in the Neurosciences* 22, no. 6 (2011): 609–624.

Pierce, R. C., and V. Kumaresan. "The mesolimbic dopamine system: The final common pathway for the reinforcing effect of drugs of abuse?" *Neuroscience & Biobehavioral Reviews* 30, no. 2 (2006): 215–238.

Robinson, T. E., and M. K. C. Berridge. "The neural basis of drug craving: An incentive-sensitization theory of addiction." *Brain Research Reviews* 18 (1993): 247–291.

Ron, D., and R. Jurd. "The 'ups and downs' of signaling cascades in addiction." *Science's STKE* [electronic resource]: *Signal Transduction Knowledge Environment*, 2005(309).

Samaha, A. N., and T. E. Robinson. "Why does the rapid delivery of drugs to the brain promote addiction?" *Trends in Pharmacological Sciences* 26, no. 2 (2005): 82–87.

Volkow, N. D., G. J. Wang, J. S. Fowler, D. Tomasi, F. Telang, and R. Baler. "Addiction: Decreased reward sensitivity and increased expectation sensitivity conspire to overwhelm the brain's control circuit." *Bioessays* 32, no. 9 (2010): 748–755.

Wickens, J. R., J. C. Horvitz, R. M. Costa, and S. Killcross. "Dopaminergic mechanisms in actions and habits." *Journal of Neuroscience* 27, no. 31 (2007): 8181–8183.

法律问题

我们不建议任何人在尚未与法律专业人员讨论前，根据来源不明的信息贸然采取任何可能抵触法律的行动。美国每个州和联邦体系的法律各有不同，而且非常复杂。在某个地方合法的情况，换了一个地方，可能被判为重罪。

如果想查阅关于搜查、扣押和隐私权的一般性资料，建议参阅 McWhirter, Darien A. *Search, Seizure and Privacy*. Exploring the Constitution Series, Darien A. McWhirter, Series Editor. Phoenix, Ariz.: Oryx Press, 1994。

有关美国政府的相关法律、毒品分级，以及罚则条例，建议参考 DEA 网站：www.dea.gov。

网站

点击 www.dukebrainworks.com 获取更多信息。

致　谢

出版这本书的动机，是我们意识到大多数青少年、家长、官员甚至医疗顾问，对于我们经常使用和滥用的药物所知实在太少。在与本书共同作者莉·希瑟·威尔逊和杰里米·福斯特非正式地谈论他们的大学生活，以及回顾我们在课堂上与许多大学生互动的经历后，我们更加意识到这本书的重要性。我们的学生提出了许多难以回答的问题，也诚实地分享了他们的经验，并提供自身的背景研究，我们非常感谢每一位学生 。

我们也要感谢诺顿出版公司（W. W. Norton）的代表史蒂夫·霍格（Steve Hoge）将本书引介给公司的编辑。我们的经纪人里德·包提斯（Reid Boates）非常优秀，他是由另一名杜克大学的作者雷德福·威廉斯（Redford Williams）博士所推荐，谢谢雷德福。诺顿的编辑亲眼见证了我们写作本书的起起伏伏，我们也感谢阿兰·梅森（Alane Mason）和阿什利·巴恩斯（Ashley Barnes）对本书第一版提供的建议与编辑。

有两个人对于我们在"法律问题"一章中所讨论的根本原则给予了莫大的帮助。佛罗里达州北区前第一助理检察官、现任北卡罗来纳州夏洛特 Parker Poe Adams & Bernste 律师事务所的合伙人、董事会成员、该事务所政府干预与职务犯罪团队负责人里克·格拉泽（Rick Glaser）先生明确而详细地解释了联邦法律中关于非法药物交易的一些重要部分，并讨论了在联邦层面上药物起诉的一般性质是什么。格拉泽非常有洞察力且乐于助人（他清楚地表示，他的观点不一定代表佛罗里达州北部地区或北卡罗来纳州中部地区司法单位的意见）。令人尊敬的小詹姆斯·E. 哈丁（James E. Hardin, Jr.）是北卡罗来纳州达勒姆县的前地区检察官（现在是北卡罗来纳州高等法院的法官），他与我们广泛讨论了地方与联邦层面的毒品起诉问题，他对于我们这些非法律人士特别有耐心，解释了关于搜查与扣押的基本法律规则，以及让我们了解地方执法部门如何处理毒品问题，对我们相当有帮助。

感谢在旧金山执业的辩护律师马克·戈罗森（Mark Goldrosen）先生，他特别解释了近年来的法律问题。

尽管我们尽可能收集所能得到的最好建议，但还是要明确说明，撰写本书文字的作者都不是律师，因此读者不应将其视为法律顾问信息。

此外，辛迪还要感谢其丈夫马克的耐心聆听，感谢她的孩子埃琳娜和埃里克为她提供时下年轻人的信息并提出有益的建议；同时感谢杜克大学药理学与癌症生物学系主任唐纳德·麦克唐奈（Donald McDonnell）博士，使她为大学生开设的"毒品与大脑"课程能顺利进行。她还要感谢所有勤学好问的学生，尽管她并不能够每次都给予合适的回答，但学生们与她分享了大量的知识和经验。斯科特要感谢伊丽莎白·考夫曼（Elizabeth Kaufman）和他的孩子莎拉、尼古拉斯还有丽塔，感谢他们在项目过程中与他进行的很多有益的讨论。还有詹姆斯·科里（James Koury）、罗伯特·S. 戴尔（Robert S. Dyer）、安东尼·L. 莱利（Anthony L. Riley）以及 R. D. 迈尔斯（R. D. Myers）等诸位博士帮助他学习如何思考。

　　威尔基要感谢他的女儿希瑟，她看到朋友和认识的人在各种社交场合接触毒品，并非常清楚地描述了所看到的情形，她还强力敦促威尔基尽力找出方法以友善的方式向这些人说明药物的复杂性。她开始参与本书，担任研究助理，她的建议和忠告更应该获得肯定。威尔基感谢希瑟的开放以及对本书的奉献，还有在一些艰难时刻所展现的和善。此外，威尔基还要感谢妻子琳达和女儿斯特凡妮在他撰写本书遭遇困难时给予的支持，她们的爱是文字无法形容的。此外，他还要感谢乔（Joe）与他进行的有益谈话。

第四版译后记

　　本书第一版于 1998 年面世，此后分别于 2003 年和 2008 年出版了第二版和第三版。由于该书丰富的知识量、生动朴实的描述，以及对公众巨大的科普教育意义，台湾译者林慧珍女士倾情将第三版翻译为中文，并于 2013 年在台湾地区出版。可以说，林慧珍女士是本书的真正译者，本人仅将 2014 年面世的英文第四版中新增内容再以中文的形式补充进来，借用了第三版译文中大量的便利，包括专业词汇的翻译、背景知识的介绍、字词的组织形式等，作为"新版修订者"，本人在此对林慧珍女士深表感谢。

　　之所以选择修订这本书，最重要的原因就是它丰富的知识量。2014 年年末，我与三联书店曹明明女士刚刚合作完成了一本译著，私下畅聊的时候，她谈起这本书，并问我是否有意做第四版中文版的修订工作，我听完她的介绍，并翻阅了台译本前言，加之当时正对美国连续剧《绝命毒师》的狂热追捧，就被本书深深地吸引了。本书的内容远远大于其名，深入浅出，从我们日常所见，到闻所未闻，所有的"drug"都一一覆盖，绝不仅仅是一本知识书，还是一部满载教育和警示意义的大作。原作者为细致描述各种致上瘾药物，可以说是穷尽所能，访问了社会各个阶层的人士，全方位向我们呈现了各类"毒品"导致的社会与人体健康问题。本人并非英文专业出身，此前更对生物化学、化工等领域一窍不通，但从事考古学研究的背景使我对人类行为有着浓厚的兴趣。从古至今，人类的社会形态、思维方式、个体行为、群体汇聚性等发生了翻天覆地的变化，这期间固然有生产力的发展、大脑潜力的开发等多重因素，但我却从未思考过外来化学物质对人的思维和行为的影响。也许有些读者一看到书名等信息，自然会想到海洛因、冰毒等"真正"的毒品，而本书除此之外还展现了酒精、咖啡因、尼古丁，甚至草本药等不为人知的一面，从各类看似普通的物质的微观层面探讨了它对吸食者的脑神经、消化、生殖等系统的不同影响，并细致阐述了人体将会对其产生的耐受性、青少年与成年人的人体对其产生的不同反应、不同药品对怀孕妇女产生的后代的影响、大脑所受的长短期影响，甚至相关的美国境内的法律规定等。所以说，从另一个角度看，本书不仅是满篇罗列了化学名词的词典，更是一部充满了社会学讨论的、发人深省的记录文学。

在第四版中，原作者增加了对最新出现的药物的介绍，并对个别小节做了细微调整，可以说非常与时俱进，这对相关部门有重大的帮助，比如地方药物管制部门、海关边境等地缉毒的执行部门、医院、诊所，甚至想要以身试毒的尝试者。它向公众呈现了一个生长存在的毒品网络。随着社会生产力的发展和进步以及科学技术手段的前进，明处与暗处的制药者们竭尽所能地制造新产品，牟取利润，造成了无法描绘的社会安全隐患，而助长这种气焰的原因之一就是公众对相关信息的缺失。本书成功地打开了这个黑暗面，使我们正面面对，了解其中的细节，保护自己和周围的人，既告知瘾君子不要肆意妄为，又让教育者不要盲目全盘否定，其益处自不待言。在整个修订过程中，我几乎每日与人得意扬扬地炫耀自己所学到的新知识、得到的新信息，大家也是如我所料地惊呼"原来如此"，这种愉悦的心情，就是我在修订过程中得到的极大快乐。我甚至还做了一些访问，咨询认识的外国友人某种大麻吸食工具的使用方法与心得，也仿佛获得了一种参与到了本书的写作过程的快感。

　　该书第三版虽已译成中文，但台湾译法难免与大陆的语言表达形式小有差异，如台译本称醉酒后的暂时性失忆为"黑朦"，而大陆表达则似乎更接近"断片儿"；再如毒品"cocaine"，台湾译为"古柯碱"，而大陆则多称之为"可卡因"；毒品"Ecstasy"，台湾译为"快乐丸"，而大陆则多称之为"摇头丸"；另有一些名词（如"网路""讯息"等）、动词、介词与冠词、外国人译名的使用，我们也略做了调整，以更符合大陆读者的阅读习惯。曹明明女士与我在修订过程中已尽力中和了这种表达差异，如有疏忽，请读者原谅；由于本书中遍布化学名词，翻译过程中，我查阅了相关的科技文献、网络词典以及有关的专业网站，但仍难免有所缺漏，也请读者积极指正点评。希望本书在传递给广大读者阅读的欣喜与乐趣的同时，能使大家对这些"瘾药"打破迷思，有一个全新的认识。

关　莹

2015 年 10 月于莲花池